W0344361

Thieme

Pssst ... AINS-Secrets!

Wissenswertes zum Weiterflüstern

Herausgegeben von

Kai Zacharowski

Unter Mitarbeit von

Martin Bergold
Stefanie Eing
Daniel Gill-Schuster
Lars Holzer
Friederike Janshon
Andrea Kindler
Stefanie Kranepuhl
Pia-Alexandra Ockelmann
Sabrina Pflum
Florian Raimann

29 Abbildungen

Georg Thieme Verlag
Stuttgart · New York

Bibliografische Information der Deutschen Nationalbibliothek
Die Deutsche Nationalbibliothek verzeichnet diese Publikation in der Deutschen Nationalbibliografie; detaillierte bibliografische Daten sind im Internet über http://dnb.d-nb.de abrufbar.

Ihre Meinung ist uns wichtig! Bitte schreiben Sie uns unter

www.thieme.de/service/feedback.html

Wichtiger Hinweis: Wie jede Wissenschaft ist die Medizin ständigen Entwicklungen unterworfen. Forschung und klinische Erfahrung erweitern unsere Erkenntnisse, insbesondere was Behandlung und medikamentöse Therapie anbelangt. Soweit in diesem Werk eine Dosierung oder eine Applikation erwähnt wird, darf der Leser zwar darauf vertrauen, dass Autoren, Herausgeber und Verlag große Sorgfalt darauf verwandt haben, dass diese Angabe **dem Wissensstand bei Fertigstellung des Werkes** entspricht.

Für Angaben über Dosierungsanweisungen und Applikationsformen kann vom Verlag jedoch keine Gewähr übernommen werden. **Jeder Benutzer ist angehalten**, durch sorgfältige Prüfung der Beipackzettel der verwendeten Präparate und gegebenenfalls nach Konsultation eines Spezialisten festzustellen, ob die dort gegebene Empfehlung für Dosierungen oder die Beachtung von Kontraindikationen gegenüber der Angabe in diesem Buch abweicht. Eine solche Prüfung ist besonders wichtig bei selten verwendeten Präparaten oder solchen, die neu auf den Markt gebracht worden sind. **Jede Dosierung oder Applikation erfolgt auf eigene Gefahr des Benutzers.** Autoren und Verlag appellieren an jeden Benutzer, ihm etwa auffallende Ungenauigkeiten dem Verlag mitzuteilen.

© 2015 Georg Thieme Verlag KG
Rüdigerstr. 14
70469 Stuttgart
Deutschland
www.thieme.de

Printed in Germany

Zeichnungen: Angelika Brauner, Hohenpeißenberg;
Comics: Dr. Pia-Alexandra Ockelmann, Frankfurt/Main
Umschlaggestaltung: Thieme Verlagsgruppe
Umschlaggrafik: Martina Berge; verwendete Fotos von: MEV Verlag, Augsburg; © snaptitude – Fotolia.com; © beerkoff – Fotolia.com; © Light Impression – Fotolia.com; © mario beauregard – Fotolia.com; © Ljupco Smokovski – Fotolia.com
Redaktion: Julia Waldherr, Billigheim
Satz: Ziegler und Müller, Kirchentellinsfurt
Druck: Grafisches Centrum Cuno, Calbe

ISBN 978-3-13-176911-4   1 2 3 4 5 6

Auch erhältlich als E-Book:
eISBN (PDF) 978-3-13-176921-3
eISBN (epub) 978-3-13-176931-2

Geschützte Warennamen (Warenzeichen®) werden nicht immer besonders kenntlich gemacht. Aus dem Fehlen eines solchen Hinweises kann also nicht geschlossen werden, dass es sich um einen freien Warennamen handelt.

Das Werk, einschließlich aller seiner Teile, ist urheberrechtlich geschützt. Jede Verwendung außerhalb der engen Grenzen des Urheberrechtsgesetzes ist ohne Zustimmung des Verlages unzulässig und strafbar. Das gilt insbesondere für Vervielfältigungen, Übersetzungen, Mikroverfilmungen und die Einspeicherung und Verarbeitung in elektronischen Systemen.

Vorwort

„Hast du schon gehört, was gestern auf Station passiert ist?!?"

So oder so ähnlich machen kuriose, außergewöhnliche, aber auch alltägliche Fälle, die aus dem Ruder gelaufen sind, im Flurfunk die Runde. Jeder Anästhesist, Notfallmediziner, Pfleger etc. erlebt immer wieder Situationen, in denen Kommunikationsfehler oder ungünstige Konstellationen schwerwiegende Folgen haben können. Nur wer solche Fehler kennt, kann Strategien zu deren Vermeidung entwickeln!

Die geschilderten Episoden nehmen circa 10 Minuten in Anspruch und sind direkt auf den eigenen Alltag übertragbar. Das Spektrum reicht von den häufigsten Fehlern, wie zum Beispiel Zahnschäden bei der Intubation, bis hin zu seltenen Situationen wie einer Intoxikation mit Lokalanästhetika.

Bei diesem Werk handelt es sich also nicht um ein traditionelles Lehrbuch, sondern um eine Sammlung medizinischer Kurzgeschichten, die das tägliche Leben abbilden und realistische Ereignisse beschreiben. Die wichtigen Grundlagen und theoretischen Hintergründe werden in Infoboxen gleich mitgeliefert. Locker und amüsant geschrieben und durch handgezeichnete Comics illustriert macht das Wiederholen bzw. Erlernen der Fakten Spaß.

An dieser Stelle sei allen Autoren ganz herzlich gedankt für ihr Engagement, genau die o.g. Flurfunkfälle nachzuarbeiten und mit den aktuellen wissenschaftlichen Erkenntnissen zu garnieren. Ganz besonders möchte ich mich bei allen Oberärzt-(inn-)en der KAIS bedanken, die alle Fälle akribisch mit Geduld gelesen und mit Nachsicht korrigiert haben.

Wie gesagt, es ist kein Lehrbuch, es sind Geschichten aus dem täglichen Leben einer großen Klinik. Ich wünsche allen viel Freude mit dieser Lektüre und den handgemalten Cartoons von Frau Dr. Ockelmann.

Frankfurt, im Dezember 2014
Prof. Dr. Dr. Kai Zacharowski, FRCA

Anschriften

Herausgeber

Zacharowski, Kai, Prof. Dr. Dr., FRCA
Universitätsklinikum Frankfurt am Main
Klinik für Anästhesiologie, Intensivmedizin
und Schmerztherapie
Theodor-Stern-Kai 7
60590 Frankfurt

Mitarbeiter

Bergold, Martin, Dr. med.
Universitätsklinikum Frankfurt am Main
Klinik für Anästhesiologie, Intensivmedizin
und Schmerztherapie
Theodor-Stern-Kai 7
60590 Frankfurt

Eing, Stefanie, Dr. med.
Universitätsklinikum Frankfurt am Main
Klinik für Anästhesiologie, Intensivmedizin
und Schmerztherapie
Theodor-Stern-Kai 7
60590 Frankfurt am Main

Gill-Schuster, Daniel, Dr. med.
Universitätsklinikum Frankfurt am Main
Klinik für Anästhesiologie, Intensivmedizin
und Schmerztherapie
Theodor-Stern-Kai 7
60590 Frankfurt

Holzer, Lars, Dr. med.
Universitätsklinikum Frankfurt am Main
Klinik für Anästhesiologie, Intensivmedizin
und Schmerztherapie
Theodor-Stern-Kai 7
60590 Frankfurt

Janshon, Friederike, Dr. med.
Universitätsklinikum Frankfurt am Main
Klinik für Anästhesiologie, Intensivmedizin
und Schmerztherapie
Theodor-Stern-Kai 7
60590 Frankfurt am Main

Kindler, Andrea
Universitätsklinikum Frankfurt am Main
Klinik für Anästhesiologie, Intensivmedizin
und Schmerztherapie
Theodor-Stern-Kai 7
60590 Frankfurt am Main

Kranepuhl, Stefanie
Universitätsklinikum Frankfurt am Main
Klinik für Anästhesiologie, Intensivmedizin
und Schmerztherapie
Theodor-Stern-Kai 7
60590 Frankfurt am Main

Ockelmann, Pia-Alexandra, Dr. med. vet.
Goethe Universität Frankfurt
Max-von-Laue-Straße 13
60438 Frankfurt

Pflum, Sabrina, Dr. med.
Universitätsklinikum Frankfurt am Main
Klinik für Anästhesiologie, Intensivmedizin
und Schmerztherapie
Theodor-Stern-Kai 7
60590 Frankfurt am Main

Raimann, Florian
Universitätsklinikum Frankfurt am Main
Klinik für Anästhesiologie, Intensivmedizin
und Schmerztherapie
Theodor-Stern-Kai 7
60590 Frankfurt am Main

Inhaltsverzeichnis

Teil XIII Aus der Intensivmedizin

Teil XIV Aus der Notfallmedizin

Teil I

Aus der Anästhesie: Anästhetika

1 Opioide

Lars Holzer, Martin Bergold, Daniel Gill-Schuster

Dr. T. freut sich, da er nach 6 Monaten heute Nacht seinen ersten Dienst hat. Hoffentlich wird der Tagdienst zunächst nicht so anstrengend. Pünktlich um 7:30 Uhr steht er in der Einleitung, um seinen ersten Patienten für eine Narkose in der Urologie zu betreuen. Anästhesiepfleger Felix hat schon alles für die Narkose vorbereitet.

„Ok, was für ein Eingriff wird denn als Erstes durchgeführt und welche Narkose machen wir dafür?", fragt er Felix. „Der erste Eingriff ist der Wechsel einer Doppel-J-Schiene bei einer Harnleiterenge. Die Patientin ist 49 Jahre alt." Dr. T. sieht sich das Protokoll genauer an: Die Patientin ist 160 cm groß und wiegt 80 kg. Als Vorerkrankungen bestehen eine arterielle Hypertonie, ein Diabetes mellitus Typ 2 und eine bekannte Epilepsie.

Felix zeigt auf die Medikamente. Ordentlich aneinandergereiht liegen dort Fentanyl, Propofol und Mivacurium, daneben in einer Perfusorspritze Propofol und Remifentanil. Na gut! Die Patientin kann kommen.

Im Einleitungsraum klingelt das Telefon. Felix nimmt ab und legt ein paar Sekunden später wieder auf. Er sagt: „Oberarzt Dr. M. kommt gleich dazu." „Oh nein", denkt Dr. T. „Der Oberarzt stellt mir immer so viele Fragen." Sein Blick fällt auf die Medikamente, die immer eine gute Möglichkeit für Nachfragen sind.

Einleitung

Um 1804 isolierte der deutsche Chemiker und Apotheker Sertürner das Opiat Morphin aus dem eingetrockneten Milchsaft der Früchte des Schlafmohns *Papaver somniferum*. Als Opiate werden die natürlich vorkommenden Opiumalkaloide bezeichnet. Als Opioide werden dagegen alle Substanzen zusammengefasst, die an die bekannten Opioidrezeptoren binden. Das sind die Opiumalkaloide, die teil- oder vollsynthetisierten Opioidsubstanzen und auch die im Körper vorkommenden Opioidpeptide.

Fentanyl wurde erst 1959 durch P. Janssen synthetisiert. Es ist das erste potente 4-Anilinopiperidin. Schon eine Plasmakonzentration zwischen 1–3 ng/ml induziert eine analgetische und atemdepressorische Wirkung und bei über 20 ng/ml tritt ein Bewusstseinsverlust ein [298]. Fentanyl ist stark lipophil und kann in allen möglichen parenteralen Applikationsformen verabreicht werden. Epidurale Gaben von Fentanyl sind nicht erlaubt.

Die Synthetisierung von **Sufentanil** erfolgte 1974 als Thiamyl-Derivat des Fentanyls. Es hat eine 5- bis 10-fach stärkere Wirkung als Fentanyl. Eine Plasmakonzentration von 0,5–2,5 ng/ml wirkt analgetisch und atemdepressiv. Bei mehr als 5 ng/ml erfolgt eine langsame Bewusstseinseintrübung [298]. Bei hoher Lipidlöslichkeit wird die Blut-Hirn-Schranke schnell passiert. Sufentanil ist für eine epidurale Gabe zugelassen.

Remifentanil gehört zu den Phenylpiperidin-Derivaten mit einer labilen Methylpropanoatester-Bindung [298] und den Eigenschaften eines vollen µ-Rezeptoragonisten. Die extrem kurze Wirkdauer erklärt sich aus der nach Injektion sofort einsetzenden Metabolisierung durch unspezifische Plasma- und Gewebsesterasen. Damit hat es eine sehr gute Steuerbarkeit und macht eine kontinuierliche Applikation nötig. Es kumuliert auch bei hochdosierter Gabe nicht und setzt kein Histamin frei. Wichtige Punkte sind die emetische, bradykarde und blutdrucksenkende Wirkung. Vorsichtig muss man v. a. bei der schnellen i. v. Gabe sein, da hier eine Thoraxrigidität ausgelöst werden kann, die in einem erhöhten Atemwegswiderstand enden kann. Man sollte deshalb bei der Narkoseeinleitung auf Boligaben verzichten.

Wirkmechanismus

Opioidrezeptoren gehören zur Gruppe der G-Protein-gekoppelten Rezeptoren. Man unterscheidet die Untereinheiten μ, δ und κ. Das N-terminale Ende ist extrazellulär, das C-terminale Ende intrazellulär lokalisiert und dazwischen liegen 7 transmembranöse hydrophobe Domänen [480].

Bindet der Agonist an den Rezeptor, erfolgt eine Aktivierung und Spaltung eines G-Proteinkomplexes. Damit kommt es zu einem Abfall der intrazellulären cAMP-Konzentration und einem Einstrom von Ca^{2+}. In der Folge wird die Zellmembran durch die Aktivierung spezifischer K^+-Kanäle hyperpolarisiert [110]. Diese Veränderung führt zur Inhibition der neuronalen Schmerzerregung und -fortleitung.

Im Körper unterscheidet man zwischen zentralen und peripheren Opioidrezeptoren. Die zentralen Rezeptoren findet man im Kortex, Thalamus, Hypothalamus, limbischen System und im Hirnstamm sowie im Rückenmark, vorwiegend im Hinterhorn, wo eine Umschaltung der peripheren Neurone auf die Zentrale stattfindet. Die Rezeptoren sind zu ⅔ auf den prä- und zu ⅓ auf den postsynaptischen Neuronen verteilt ([1], [189]). Damit ist auch die klinische Anwendung und Wirkung von Opioiden in der Spinal- oder Epiduralanästhesie erklärt.

Die peripheren Rezeptoren werden in den Zellkörpern der sensorischen Neurone synthetisiert und an das periphere Nervenende transportiert. Liegen in den Bereichen der Nervenenden pathologische Gegebenheiten vor (Entzündung), nimmt der Transport zu. Dieser Mechanismus könnte dafür verantwortlich sein, dass eine lokale Gabe von Opioiden eine gute Wirkung entfaltet ohne zentrale Nebenwirkungen wie Sedierung, Atemdepressionen, Euphorie und Abhängigkeit hervorzurufen [280].

Wie angekündigt, betritt der OA kurze Zeit später den Einleitungsraum. Im Schlepptau hat er eine gut aussehende Studentin im Praktischen Jahr. „Guten Morgen Dr. T. Wie geht es Ihnen heute? Warum haben Sie denn schon das Fentanyl in der Hand? Es ist ja noch kein Patient da! Sie wollen das gute Zeug doch nicht etwa an sich selbst ausprobieren?" Dr. T. schaut etwas verdutzt. Das war jetzt keine Frage, die er erwartet hat. „Frau Kollegin", der OA wendet sich an die Studentin, „können Sie mir verraten, was alles mit Dr. T. passieren würde, wenn er sich das Opioid Fentanyl i. v. verabreichen würde?" Na, der OA war am Morgen mal wieder gut drauf.

i. v. Gabe und Wirkung

In der Anästhesie gilt die i. v. Gabe als die häufigste Anwendung, da sie am zuverlässigsten wirkt und eine ausreichende Plasmakonzentration am schnellsten aufgebaut wird. Man unterscheidet 2 Halbwertszeiten:

- α-Halbwertszeit: steiler Anstieg der Plasmakonzentration nach i. v. Gabe und Abfall entsprechend der Verteilungsphase.
- β-Halbwertszeit: es entsteht ein steady state zwischen schlecht perfundiertem Gewebe und Plasma und die Plasmakonzentration fällt in Abhängigkeit von der Elimination ab.

Das Zielorgan der Opioide ist das ZNS. Je nach Lipophilie, Ionisierungsgrad und der freien Plasmafraktion penetriert das Opioid schneller oder langsamer durch die Blut-Hirn-Schranke. Bei Fentanyl liegt eine Blut-Hirn-Äquilibration bereits nach 5–6 min vor [472].

Durch den Abbau der Substanzen entstehen aktive und inaktive Metabolite, die kürzer oder länger im Plasma verweilen. Deshalb muss nach repetitiver Applikation oder kontinuierlicher Gabe auf eine Akkumulation geachtet werden.

Der OA nickt. „Aber da gibt es noch eine weitere Halbwertszeit." Die PJ-Studentin denkt nach, kommt aber nicht darauf. Der OA schaut Dr. T. an. Etwas, das er weiß! „Die kontextsensitive Halbwertszeit", sagt er.

Kontextsensitive Halbwertszeit

Bei der kontextsensitiven Halbwertszeit handelt es sich um die Zeitdauer, die benötigt wird, um die Plasmakonzentration eines Wirkstoffes nach einer bestimmten Infusionsdauer mit konstantem Plasmaspiegel auf die Hälfte zu reduzieren.

Bei Fentanyl besteht bei repetitiver Gabe die Gefahr der Akkumulation. Die kontextsensitive Halbwertszeit nimmt deshalb v. a. bei kontinuierlicher Gabe stetig zu. Dagegen hat Sufentanil aufgrund der hohen Plasmaeiweiß-Bindung, geringer Gewebssequestrierung und der hohen hepatischen Extraktionsrate bei kontinuierlicher Infusion eine geringere kontextsensitive Halbwertszeit als Fentanyl.

Remifentanil hat eine ultrakurze kontextsensitive Halbwertszeit, die auch nach mehrstündiger Applikation linearstabil bleibt.

„Und warum ist die kontextsensitive Halbwertszeit bei Fentanyl und Sufentanil so verlängert?", fragt der OA.

Kontextsensitive Halbwertszeit von Fentanyl und Sufentanil

Fentanyl und Sufentanil besitzen ein großes Verteilungsvolumen. Das bedeutet, dass sie zunächst in den peripheren Kompartimenten wie Fettgewebe und Muskulatur sequestriert werden. Sie entziehen sich somit der Biotransformation durch die Leber und die Eliminationshalbwertszeit wird verlängert. Da Remifentanil durch unspezifische Plasma- und Gewebstransferasen metabolisiert wird, hat es das kleinste Verteilungsvolumen, die höchste Clearance und die kürzeste Eliminationshalbwertszeit.

Eine Leberinsuffizienz führt wegen der reduzierten Glucuronidierung und eine Niereninsuffizienz aufgrund der verzögerten Elimination der Metabolite zu einer verlängerten Wirkung.

„So, Frau Kollegin, und jetzt eine letzte Frage: Welches sind denn die Wirkungen und Nebenwirkungen, mit denen wir bei Herrn Dr. T. zu rechnen hätten?"

Wirkungen und Nebenwirkungen

Alle Wirkungen sind abhängig von der Art des Opioids und dessen Applikationsform. Opioide haben zentrale Wirkungen und können eine leichte Sedierung bis hin zum Koma auslösen. Die in der Anästhesie gebräuchlichen Dosen haben einen geringgradig sedierenden Effekt. Ähnlich verhält es sich mit der Atemdepression. Durch die Aktivierung von Opioidrezeptoren im Atemzentrum reduziert sich die Ansprechbarkeit auf CO_2 und das Risiko einer Hypoxie, d. h. eine Stimulation des Atemzentrums erfolgt erst bei höheren CO_2-Werten als normalerweise. Gleichzeitig reduziert sich die Atemfrequenz und das Atemminutenvolumen, die Exspiration verzögert sich und respiratorische Pausen nehmen zu.

Auch Emesis und Nausea werden durch zentrale Wirkungen ausgelöst. Elektronenmikroskopisch fanden sich µ- und δ-Rezeptoren auf den Neuronen der Area postrema, die durch ihre Lage empfänglich für zirkulierende Stoffe im Körper ist. Sie ist das Zielorgan der humoralen Aktivierung von Erbrechen, während das neuronale Zielorgan der Nucleus tractus solitarius (N. vagus) ist. Beide sitzen in der Medulla oblongata.

Tierexperimentell führt eine Aktivierung der µ-Rezeptoren in der Area postrema zum Erbrechen, das durch eine Anwendung von Fentanyl verhindert wird. Dieser Effekt wird durch eine Aktivierung der µ-Rezeptoren im Tractus solitarius, der die Area postrema dämpft, erklärt.

Die Gabe von Opioiden führt im Herz-Kreislauf-System zu einer Hemmung des Sympathikus und einer Aktivierung des Parasympathikus. Es wurden aber auch Opioidrezeptoren im lokalen Netzwerk der Innervation des Herzens nachgewiesen [280]. Opioide können deshalb bei rascher i. v. Gabe und hoher Dosis zu Hypotension und Bradykardie führen.

Prädisponierende Faktoren sind:
- Einnahme von β-Blockern und Kalziumantagonisten,
- Medikamente ohne parasympatholytische, aber mit parasympathomimetischen Eigenschaften (Succinylcholin) und
- vagale Reize.

Fentanyl und Sufentanil bewirken eine Hypotension hauptsächlich durch eine Bradykardie, während es bei Remifentanil zusätzlich zu einem Abfall des systemischen Widerstands kommen kann.

Weitere Wirkungen sind:
- Hemmung des Hustenreflexes,
- Obstipation,
- Muskelrigidität,
- Miosis und
- Pruritus.

Interessanterweise kann v. a. bei der raschen Gabe von Fentanyl (und auch Sufentanil) eine paradoxe Auslösung des Hustenreizes beobachtet werden.

Folgende Mechanismen werden diskutiert: Die Stimulation von sog. cough receptors bzw. eine erhöhte Reagibilität des Bronchialsystems, getriggert durch eine zu schnelle Injektionsgeschwindigkeit [362].

Die Patientin wird in die Einleitung gefahren. „Sie müssen das Fentanyl doch wieder abgeben, Herr Kollege! Ich lasse mal die angehende Kollegin bei Ihnen. Erklären Sie ihr bitte noch ein paar Dinge und beantworten Sie ihre Fragen. Ich hole sie später wieder ab und lasse Sie beide auch mal zur Pause raus." Damit verschwindet der OA. „Hallo, ich bin Dr. T. Ist ein Du für dich ok?", stellt er sich bei der hübschen Studentin vor. „Hi, ich heiße Lisa. Na klar, das Du ist kein Problem." Etwas verlegen, weil er Lisa noch ein paar Sekunden anstarrt, wendet sich Dr. T. an die Patientin, stellt ihr ein paar Fragen zur Vorbereitung und legt ihr einen i. v. Zugang. Schließlich beginnt er mit der Präoxygenierung und Pfleger Felix verabreicht das erste Medikament nach seinen Vorgaben. Während der Einleitung fällt ihm schon mal eine Frage, die er gerne beantwortet hätte, ein. „Du hast dich anscheinend gut vorbereitet. Jetzt mal zu den praktischen Sachen: Warum geben wir eigentlich das Opioid als Erstes und nicht als Letztes?"

Narkoseeinleitung

Opioide wirken analgetisch, tragen in Verbindung mit anderen Anästhetika zum Bewusstseinsverlust bei und unterdrücken autonome und endokrine Reflexantworten. Sie reduzieren damit die notwendige Dosis anderer Anästhetika. Da das Einsetzen der Wirkung länger dauert als bei den gängigen Hypnotika, sollte die Gabe einige Minuten früher erfolgen. Damit kann die maximale Wirkung entfaltet, der Schmerzreiz der Intubation unterdrückt und ein Anstieg der Herzfrequenz und des Blutdrucks vermieden werden. Außerdem wird die Stressantwort reduziert und eine hämodynamische Stabilität gewährleistet. Welches Opioid gewählt wird, hängt individuell vom Patienten, seinen Vorerkrankungen und der möglichen postoperativen Überwachung ab. Das Opioid darf aber in Bezug auf das Aufwachverhalten nicht isoliert betrachtet werden. Kurz wirksame und damit gut steuerbare Substanzen gewährleisten ein rasches Erwachen und eine schnelle Verlegung.

Studien mit Remifentanil zeigten bei Patienten mit einem Alter von über 65 Jahren eine schnellere Erholung von einer Narkose und eine bessere postoperative kognitive Leistungsfähigkeit als nach einer Narkose mit Fentanyl [39]. Jeder Anwender von Remifentanil muss aber bedenken, dass eine frühzeitige zusätzliche Analgetikagabe erfolgen muss, wenn die Narkose mit Remifentanil erfolgt. Eine Beendigung von Remifentanil bedeutet nämlich auch eine Beendigung jeglicher Analgesie.

„Richtig", antwortet Dr. T. „Das Opioid haben wir nun verabreicht. Da wir es in Verbindung mit anderen Anästhetika geben, ist die Dosierung eher gering, um den Synergismus auszunutzen. Welches Medikament folgt als nächstes?"

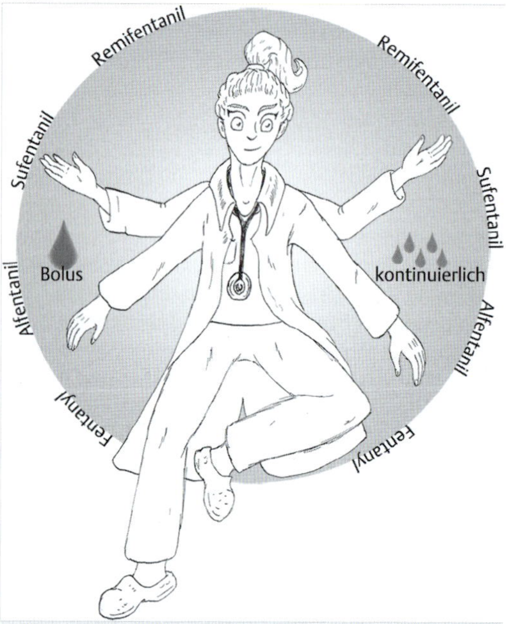

Abb. 1.1

Fazit

- Als Opiate bezeichnet man alle natürlichen Opiumalkaloide.
- Opioide sind alle Substanzen, die an die bekannten Opioid-Rezeptoren binden, also auch die körpereigenen Opioidpeptide.
- Opioid-Rezeptoren sind μ, δ und κ.
- Es gibt sie zentral und peripher.
- Das Hauptzielorgan der Opioide ist das ZNS.
- Die Schnelligkeit der Anflutung wird bestimmt durch die Lipophilie, den Ionisierungsgrad und die freie Plasmakonzentration.
- Bei kontinuierlicher bzw. repetitiver Applikation und nach der Entstehung von Metaboliten muss auf eine Akkumulation geachtet werden.
- Deshalb beschreibt die kontextsensitive Halbwertszeit die Zeitdauer, die benötigt wird, bis die Plasmakonzentration nach einer bestimmen Applikationsdauer um die Hälfte abgefallen ist.
- Fentanyl besitzt durch sein großes Verteilungsvolumen eine hohe Eliminationshalbwertszeit.
- Remifentanil dagegen durch die rasche Spaltung nur eine minimale.
- Die Wirkung von Opioiden neben der Schmerzdämpfung ist vielfältig.

2 Propofol

Lars Holzer, Martin Bergold, Daniel Gill-Schuster

Die Antwort kommt prompt: „Na ich gehe davon aus, dass du die Einleitung mit Propofol fortsetzen wirst!", antwortet die Studentin. „Auch das ist richtig! Kannst du mir auch so eine ausführliche Darstellung wie für die Opioide geben?" Die Studentin nimmt eine entspannte Haltung ein und beginnt zu erzählen.

Einleitung

Die Grundsubstanz wurde 1973 als 2,6-Diisopropylphenol entdeckt, nachdem mehrere hundert Substanzen untersucht worden waren [113]. 1977 erfolgte die Testung am Menschen in einer 1:35-Mischung aus Rizinusöl und Ethylenoxid [204]. Aufgrund der unerwünschten Wirkungen wie Anaphylaxie und Injektionsschmerz konzentrierte sich die Forschung in den folgenden Jahren auf die Identifikation einer geeigneten Trägerlösung. Dabei wurde eine Sojaöl-Emulsion entwickelt, die bis heute als Standardträgerlösung genutzt wird [146]. 1986 erhielt Propofol die Zulassung durch die FDA, 1988 konnte die Eignung zur kontinuierlichen Anwendung erbracht werden und die Zulassung für Deutschland wurde erreicht [338].

Propofol ist gelbklar. Es besteht aus einem Phenolring mit zwei Isopropylgruppen mit einem Schmelzpunkt bei 18 °C und einem Siedepunkt bei 256 °C. Der pKs-Wert beträgt 11. Die Moleküle sind apolar und bilden keine Salze [112].

Die Emulsion ist aus folgenen Bestandteilen aufgebaut: Die langkettigen Fettsäuren im Sojaöl (100 mg/ml) binden das lipophile Propofol. Ei-Lecithin (12 mg/ml) emulgiert die Moleküle, während Glycerol (22,5 mg/ml) eine Isotonozität bewirkt. Das zugegebene Natriumhydroxid stabilisiert die Emulsion bei einem pH von 7–8,5. Es entsteht ein emulgierter Tropfen mit einem Durchmesser von 0,15–0,3 nm, in dessen lipophilem Inneren eine hohe Konzentration an Propofol vorliegt. An der hydrophilen Außenseite ist der Tropfen negativ geladen. Das bewirkt eine Abstoßung der Tropfen untereinander und damit eine Stabilisierung der Emulsion. Darin liegt aber auch die Gefahr: Eine Degeneration der Emulsion durch hohe Temperaturen, starke pH-Wert-Änderungen oder die Anwesenheit von Elektrolyten (Natrium, Kalium oder auch Eisen) oder Medikamenten kann zu einer Verschmelzung der Emulsion führen. Das kann wiederum eine Änderung der Konzentration bewirken oder sogar Mikroembolien verursachen. Eine Mischung der Emulsion mit anderen Substanzen sollte deshalb unterbleiben [123].

Nach der intravenösen Gabe kommt es per Diffusion zur Freisetzung des lipophilen Propofols über die Tröpfchenoberfläche. Im Blut wird es dann an Plasmaproteine gebunden und in die verschiedenen Gewebe transportiert. Der emulgierte Tropfen wird wie die Chylomikronen abgebaut [26].

Mit der Zusammensetzung der Emulsion wurde schon vielfach experimentiert. Eine Emulsion mit langkettigen und mittelkettigen Triglyceriden zeigte den geringsten Injektionsschmerz ([223], [329]). Es wurden auch Versuche mit Cyclodextrin unternommen, bei denen der Injektionsschmerz aber nicht vermindert war [441]. Interessanterweise gibt es auch eine vegetarische Propofolemulsion, die auf tierische Fettsäuren und zusätzlich auf Ei-Lecithin verzichtet. Sie wird v. a. in Ländern mit hohen hinduistischen oder buddhistischen Bevölkerungsanteilen angewendet [70].

„Ach du meine Güte! Das wusste ich auch noch nicht, dass es davon eine vegetarische Form gibt."

Pharmakokinetik

Wird das Propofol aus den Lipidtröpfchen freigesetzt, wird es zu 97 % an Plasmaproteine gebunden und mit einer α-Halbwertszeit von 1,8–4,2 min in die peripheren Körperkompartimente umverteilt. Die verstärkte Wirkung bei älteren Patienten liegt an der höheren Wirkfraktion durch den bestehenden Proteinmangel und an der verminderten Gefäßreagibilität. Außerdem besteht allgemein eine höhere Sensitivität gegenüber Sedativa ([123], [373]). Eine Verstärkung der Effekte ist auch bei Patienten mit einer Leberzirrhose zu beobachten.

Ein Plasmaspiegel von 1,6–6,4 ng/ml bewirkt in der Regel eine Anästhesie. Die Elimination ist geschlechtsabhängig [242], ohne dass die klinische Relevanz bisher geklärt werden konnte. Das Verteilungsvolumen ist hoch und die Elimination erfolgt mikrosomal in Leber, Dünndarm, Niere, Gehirn und Lunge durch Glucuronidierung. Die Metabolite werden anschließend zu 88 % renal ausgeschieden.

Die Anschlagszeit von Propofol beträgt 30–40 s und hat folgende Auswirkungen:

- Anxiolyse,
- Amnesie,
- Bewusstlosigkeit,
- Reduktion des zerebralen Blutflusses,
- Senkung des intrakraniellen Drucks,
- Senkung der zerebralen Metabolisierungsrate und
- Senkung der elektrischen Aktivität.

Subhypnotische Dosen wirken traumfördernd, euphorisierend und sexuell enthemmend.

Die Wirkung wird auf eine direkte und indirekte Aktivierung der inhibitorischen GABA-A-Rezeptoruntereinheiten mittels einer Verzögerung des Chloridkanalverschlusses zurückgeführt [70]. Des Weiteren verstärkt es die Wirkung der GABA-B-Rezeptoren, hemmt die NMDA-Rezeptoren und moduliert die Natrium- und Kalziumkanäle. Andere Wirkungen an Rezeptoren wurden experimentell nachgewiesen. Hierdurch reduziert Propofol die EEG-Aktivität bis hin zu einem Burst-Suppression-Muster bei hohen Dosierungen [360].

Propofol besitzt pro- und antikonvulsive Eigenschaften. Zusätzlich ist die Reflexdämpfung ausgeprägt, was zu einer guten Toleranz von supraglottischen Atemwegsmitteln führt und diagnostische Prozeduren, wie z. B. endoskopische Untersuchungen, erleichtert. Außerdem hemmt es den Barorezeptorreflex, wodurch eine Hypotension nicht effektiv durch eine Reflextachykardie beantwortet werden kann. Die ausgeprägte Hypotension entsteht durch eine Venodilatation und einer, bei hohen Dosierungen, negativen Inotropie. Hierfür scheint, neben der Sympathikolyse, auch gleichzeitig eine Blockade der spannungsabhängigen, myokardialen L-Kalziumkanäle verantwortlich zu sein [125]. Gleichzeitig konnte eine leichte Steigerung des pulmonalarteriellen Drucks und Widerstands, des PCWP (pulmocapillary Wedge Pressure), unter Verminderung des arteriellen Mitteldrucks, des Herzindex, der koronaren Perfusion und eines links- und rechtsventrikulären Schlagvolumenindexes nachgewiesen werden. Eine klinische Relevanz scheinen diese Wirkungen aber nicht zu haben [247]. Auch rhythmisierende Eigenschaften bei supraventrikulären Tachykardien werden Propofol zugeschrieben [447]. Zu guter Letzt zeigen Untersuchungen, dass Propofol den somatosensiblen Schmerz und den postoperativen Analgetikabedarf reduziert ([236], [420]). Der Mechanismus ist aber noch nicht vollständig geklärt.

Nach Aussagen in der Fachinformation ist Propofol absolut kontraindiziert bei Soja- und Erdnussallergie. Außerdem sollten die Patienten bei Anwendung immer überwacht werden. Eine langfristige Sedierung kritisch kranker Patienten unter 16 Jahren (Auftreten eines Propofolinfusionssyndroms; PRIS), sowie die Anwendung von 2 %igem Propofol bei Kindern unter 3 Jahren wird nicht empfohlen [123].

„Aber warum darf ich denn Propofol bei Kindern unter 3 Jahren nicht anwenden?“, fragt Dr. T.

Kontraindikationen

Die Datenlage zu Propofolgabe bei Früh- und Neugeborenen ist sehr gering. Untersuchungen bei dieser Patientengruppe zeigten eine erhebliche Reduzierung der Hirndurchblutung und Gewebsoxygenierung sowie eine gestationsabhängige Senkung des MAP [422]. Außerdem bestehen eine unvorhersehbare Akkumulation und Wirkdauer ([6], [7], [8]). Aus diesen Gründen besteht keine Zulassung für diese Altersgruppe. Die Anwendung bei Kindern wurde dagegen hinreichend untersucht und als sicher erachtet ([97], [123], [252], [268], [401]). Sie reduziert postoperative Übelkeit und Erbrechen (PONV) [343] und Agitationsstadien [208].

Bei schwangeren Patientinnen besteht eine Zulassung zur Allgemeinanästhesie. Aufgrund der plazentaren Vasodilatation und i. v. Hemmung der myometrialen Kontraktion sollte die Anwendung bei einer Sectio caesarea allerdings nicht erfolgen. In einer Studie aus dem Jahr 2009 zeigte die Anwendung von Propofol im Vergleich zu Thiopental einen signifikant niedrigeren APGAR-Score der Kinder und eine stärkere Hypotension der Mütter. Die Autoren empfehlen deshalb die Gabe von Thiopental [80]. In der Stillzeit empfiehlt der Hersteller eine 24h-Stillpause, da Propofol in die Muttermilch übertritt. Da die Konzentration minimal und Propofol nur gering oral verfügbar ist, bewertet eine Untersuchung eine Stillpause als unnötig [297].

Die Anwendung von Propofol in der Traumatologie ist ohne Probleme möglich. Bei polytraumatisierten Patienten ist aber immer mit einer Hypovolämie zu rechnen, die durch die propofolinduzierte Vasodilatation noch verstärkt werden kann.

Des Weiteren besteht eine verstärkte Wirkung von Propofol, was durch den Proteinmangel erklärt wird. Nach Volumengabe bleibt dieser Effekt bestehen [411].

In der Kardiochirurgie ist die Studienlage zur Untersuchung der Präkonditionierung widersprüchlich ([48],[129], [217]). Eine Metaanalyse kommt zu dem Schluss, dass für Sevofluran eine höhere myokardiale Protektion in der Bypasschirurgie besteht. Diese äußert sich postoperativ in einem höheren Herzindex, niedrigeren Troponinleveln, niedrigerer Infarktinzidenz und einem kürzeren Intensiv- und Krankenhausaufenthalt [470]. Eine weitere Metaanalyse aus 2008 bestätigt diese Ergebnisse nur teilweise [406].

In Bezug auf spezielle Erkrankungen kann folgendes zusammengefasst werden:

- Bei der Porphyrie ist Propofol das Mittel der Wahl zur Induktion, aber nicht zur Dauertherapie.
- Bei der malignen Hyperthermie ist Propofol keine Triggersubstanz.
- Liegt eine Epilepsie vor, wird der Einsatz von Propofol kontrovers diskutiert. Einerseits wirkt es prokonvulsiv, anderseits ist es bei der Elektrokrampftherapie gleichwertig zu anderen Hypnotika und ist sogar zur Therapie eines therapieresistenten Status epilepticus zugelassen.
- Bei Patienten mit einer Niereninsuffizienz besteht aufgrund der Hyperalbuminämie ein höheres Verteilungsvolumen. Außerdem ist mit einer verstärkten Propofolwirkung zu rechnen, die aber klinisch nicht relevant zu sein scheint. Es liegen keine Unterschiede in Anschlags-, Halbwerts- und Eliminationszeit vor. Niereninsuffiziente Patienten scheinen sogar bei gleichen Plasmaspiegeln wie gesunde Patienten früher zu erwachen [181]. Zur Sedierung zusammen mit Alfentanil wurde aber eine höhere Apnoerate festgestellt [228].
- Eine Leberinsuffizienz wird durch Propofol nicht verstärkt. Eine Dosisreduktion sollte aber während der anhepatischen Phase einer Lebertransplantation aufgrund der verminderten Clearance stattfinden.
- In den Anwenderhinweisen wird darauf hingewiesen, dass Propofol bei Ei-, Soja- und Nussallergikern kontraindiziert ist. Die Einschränkung ist bei Nussallergikern auf eine Kreuzallergie mit Soja zurückzuführen [139]. Eine niederländische Studie hält diese Kontraindikation aber für unangemessen [107].

Dr. T. gibt das Zeichen, Propofol zu verabreichen. Sofort verzieht die Patientin das Gesicht. „Ich habe das Lokalanästhetikum vergessen!“, sagt Pfleger Felix. „Das ist sehr unangenehm!“, sagt die Patientin. „Das geht gleich vorbei! Entspannen Sie sich. Es wird gleich im ganzen Arm warm werden und Sie werden immer müder. Tut uns leid für diese Unannehmlichkeit!“ Pfleger Felix nimmt die Injektion wieder auf.

Injektionsschmerzen

Der Injektionsschmerz tritt in bis zu 60 % der Fälle auf. Eine Lösung aus lang- und mittelkettigen Triglyceriden löst den Schmerz seltener aus. Warum es zu einem Injektionsschmerz kommt, ist nicht genau geklärt. Man vermutet die Aktivierung von endothelialen Schmerzmediatoren, die durch die wässrige Phase der Emulsionstropfen ausgelöst wird [26]. Die vorherige Gabe eines Opioids senkt das Risiko auf 5 % ab. Die Injektion in eine große Vene, wie z. B. in die Cubitalvene, senkt das Auftreten des Injektionsschmerzes ebenfalls. Werden die kleineren Venen verwendet (Handrücken), können eine venöse Stauung und die Gabe von Lidocain nach dem Prinzip einer i. v. Regionalen den Injektionsschmerz verhindern. Lidocain ist zur gleichzeitigen Verwendung mit Propofol zugelassen [123].

Gelangt Propofol paravasal, ist in der Regel nicht mit größeren Läsionen zu rechnen, auch wenn es einige Fallberichte zu ausgedehnten Nekrosen gibt. Eine intraarterielle Gabe hat meist ebenfalls keine Relevanz oder benötigt keine Therapie. Zusätzlich zu dem bekannten Injektionsschmerz kommt es zu einer Dilatation der Arterie mit anschließender vorübergehender Hyperämie. Fallberichte bestätigen tierexperimentelle Untersuchungen, dass weder Nekrosen noch endotheliale Schäden verursacht werden.

Cave

Nicht alle Lösungen dürfen mit Propofol gemischt werden!

Fazit

- Propofol gehört seit Langem zu den meistgenutzten Anästhetika.
- Nach Identifizierung der Grundsubstanz wurde lange nach einer geeigneten Trägerlösung gesucht, die heute aus einer Soja-Emulsion besteht.
- Diese bildet mit Propofol eine Tropfenform, aus deren Innerem Propofol bei der i. v. Gabe freigesetzt wird.
- Wird es freigesetzt, wird Propofol zu 97 % an Plasmaproteine gebunden und in die verschiedenen Kompartimente umverteilt.
- Bei vermindertem Proteingehalt verstärkt sich der Effekt von Propofol.
- Zielrezeptoren sind GABA-A-, GABA-B- und NMDA-Rezeptoren.
- Neben multiplen intraoperativen Wirkungen soll es auch den postoperativen somatosensiblen Schmerz hemmen und den Analgetikabedarf reduzieren.
- Laut Fachinformationen ist Propofol bei Soja- oder Erdnussallergie kontraindiziert.
- Bei Langzeitsedierung kann es zum Propofolinfusionssyndrom kommen.
- Eine Kontraindikation besteht bei Früh- und Neugeborenen.
- Bei Schwangeren darf Propofol verwendet werden, aber nicht zur Sectio, da es eine plazentäre Vasodilatation und eine myometriale Kontraktionshemmung hervorruft.
- Bei Porphyrie, maligner Hyperthermie, Leber- und Niereninsuffizienz ist eine Anwendung unbedenklich.

3 Muskelrelaxanzien

Lars Holzer, Martin Bergold, Daniel Gill-Schuster

Langsam schließt die Patientin die Augen, sie zeigt keine Reaktion auf Schmerzreize und die Atmung setzt aus. Mit sanftem Druck übernimmt Dr. T. die Maskenbeatmung und nickt nach ein paar Hüben zufrieden. „Du kannst das Muskelrelaxanzium spritzen. Die Patientin ist gut mit der Maske zu ventilieren!", sagt Dr. T. zu Felix. Dieser setzt die Spritze an und gibt langsam Mivacurium. Dr. T. startet die Stoppuhr am Narkosegerät, damit er weiß, wann 2 Minuten vorbei sind. „Die Funktion der motorischen Endplatte und die Wirkung der Muskelrelaxanzien ist ja gut erforscht", sagt Dr. T. zu Lisa. „Du weißt bestimmt auch, dass es unterschiedliche Arten von Muskelrelaxanzien gibt. Jetzt erzähle ich dir mal ein bisschen was über diese Medikamentengruppe."

Einleitung

Im 19. Jahrhundert entdeckte der französische Physiologe Claude Bernard die Wirkung des Pfeilgifts Curare. Er stellte fest, dass es eine schlaffe Lähmung der quergestreiften Muskulatur hervorruft. Ihm fiel aber auch auf, dass die Nervenleitfähigkeit erhalten und die Muskulatur direkt erregbar blieb ([44], [45]). Es musste also eine Verbindung zwischen Nerv und Muskel geben, die wegen ihres Aussehens als „motorische Endplatte" bezeichnet wurde. Da aufgrund des Aufbaus unterschiedliche Strukturen vorhanden und diese durch den synaptischen Spalt getrennt sind, kann keine direkte Übertragung eines Aktionspotenzials stattfinden. Der synaptische Spalt wird durch den Botenstoff Acetylcholin überwunden. Kommt ein Aktionspotenzial am Nervenende an, wird Acetylcholin ausgeschüttet, diffundiert über den 20-50 nm breiten Spalt hinweg und bindet auf der postsynaptischen Seite an die nikotinergen Rezeptoren. Die folgende Kaskade an Reaktionen führt zur Muskelkontraktion.

Der synaptische Spalt befindet sich in der extrazellulären Matrix. Dadurch wird sichergestellt, dass Acetylcholin direkt an den Bestimmungsort diffundiert. Außerdem enthält die extrazelluläre Matrix das Enzym Acetylcholinesterase, das Acetylcholin spaltet und es damit wieder dem Kreislauf zugeführt. Die Hydrolisierungsrate der Esterase ist sehr hoch, so dass nur etwa 50 % des Acetylcholins die postsynaptische Membran erreichen.

Auf der präsynaptischen Seite gibt es auch Rezeptoren für Acetylcholin. Diese dienen nach Bindung von Acetylcholin – im Sinne einer positiven Rückkopplung – der Produktion von Acetylcholin. Im Falle einer vermehrten Erregung ist so sichergestellt, dass genügend Acetylcholin vorhanden ist [124]. Hier erkennt man den ersten Unterschied zwischen nicht depolarisierenden und depolarisierenden Muskelrelaxanzien. Die nicht depolarisierenden Muskelrelaxanzien besetzen auch die präsynaptischen, nikotinergen Rezeptoren und unterbinden damit die positive Rückkopplung. Bei einer immerwährenden Impulsrate wird dadurch nicht mehr ausreichend Acetylcholin bereitgestellt. Dies kann man bei repetitiver Nervenstimulation erkennen, da es zu einem sog. Fading, einer Ermüdung, kommt. Wird eine Nervenstimulation mittels eines Train of four durchgeführt, fallen die Stimulationen nach der 1. Stimulation nur schwach aus. Es kann auch zu einer kompletten Blockade kommen, bei der alle Stimulationen wegfallen. Anders ist dies bei dem depolarisierenden Muskelrelaxanzium Succinylcholin, das nicht an die präsynaptischen Rezeptoren andockt. Hier sind alle Stimulationsantworten gleich erniedrigt und es kommt nicht zu einem Fading [196] (▶ Abb. 3.1).

„Das ist aber nicht der einzige Unterschied zwischen den verschiedenen Muskelrelaxanzien", erklärt Dr. T.

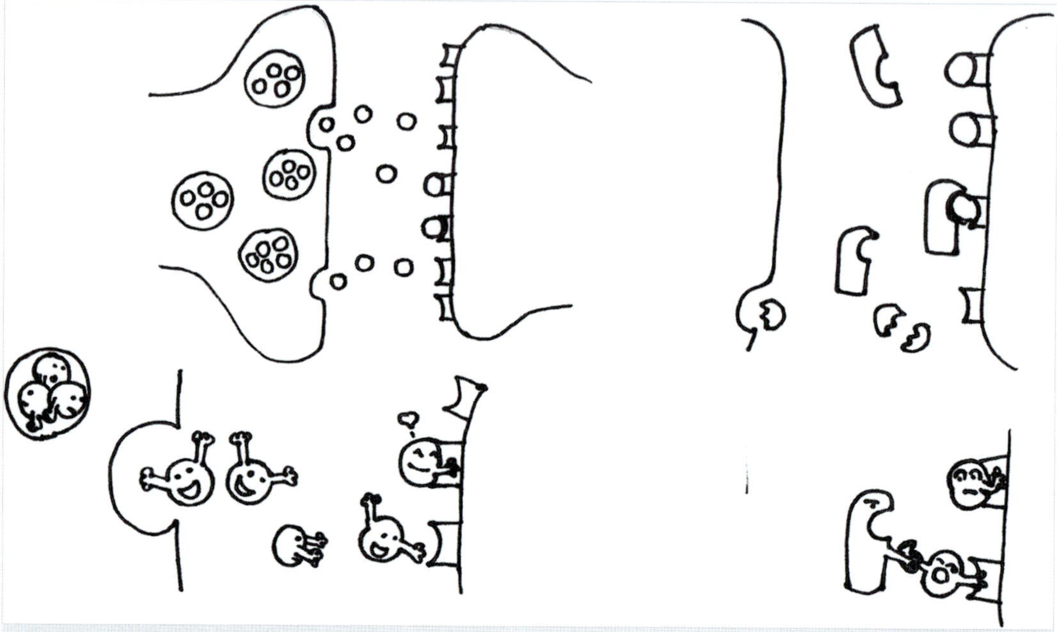

Abb. 3.1 Vorgänge an der motorischen Endplatte.

Kompetitive Hemmung

Die nicht depolarisierenden Muskelrelaxanzien führen zu einer sog. kompetitiven Hemmung. Sie besetzen die Rezeptoren ohne eine intrinsische Aktivität hervorzurufen. Acetylcholin und Muskelrelaxans konkurrieren um den Rezeptor, so dass deren Bindungshäufigkeit durch die Konzentration und die Affinität zum Rezeptor bestimmt wird. Wenn z. B. die Konzentration des Muskelrelaxans sinkt, steigt die Wahrscheinlichkeit, dass Acetylcholin wieder am Rezeptor bindet. Nur etwa 10 % der Rezeptoren müssen durch Acetylcholin besetzt werden, um eine Stimulation des Muskels auszulösen. Dies bedeutet, dass eine ausreichende Sicherheitsreserve besteht.

Man kann eine klinische Relaxierung erst ab einer Besetzung von 75 % der Gesamtrezeptoren durch Muskelrelaxanzien klinisch erkennen. Eine vollständige Lähmung erreicht man erst, wenn 90 % der Rezeptoren besetzt sind. Wenn man klinisch keinen Anhalt mehr für eine Relaxierung hat, bedeutet dies nicht, dass alle Rezeptoren frei von Muskelrelaxanzien sind (▸ Abb. 3.2).

„Auch wenn das jetzt sehr einfach ist, aber mir ist bekannt, dass bei Succinylcholin ein nicht kompetitiver Block vorliegt", erwidert Lisa. „Richtig", nickt Dr. T.

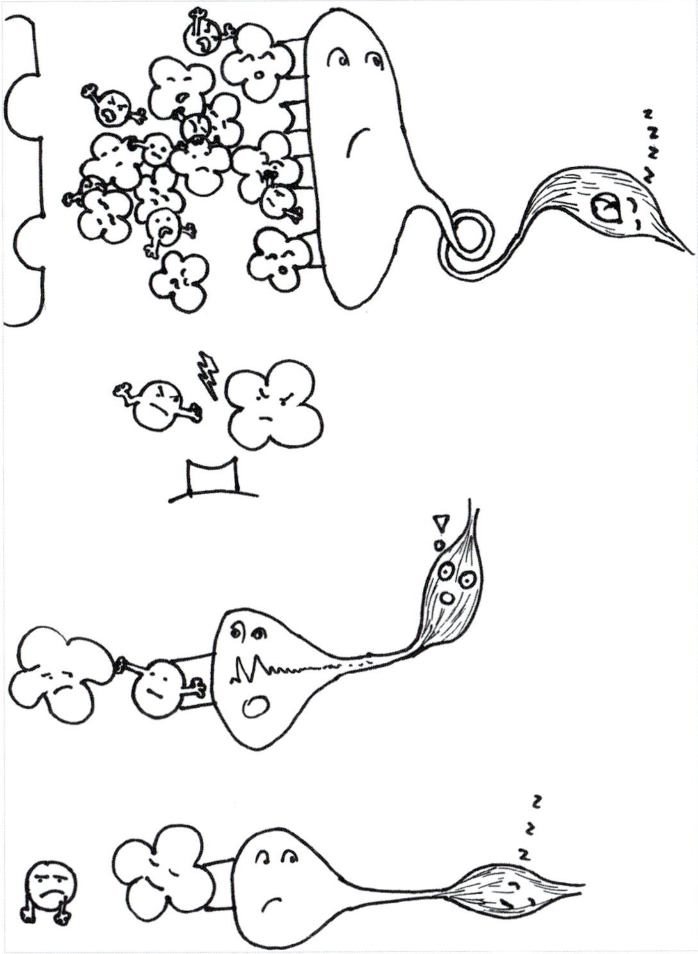

Abb. 3.2 Konkurrenz des Muskelrelaxanziums mit Acetylcholin um die Rezeptorbindungsstellen.

Nicht kompetitiver Block

Der nicht kompetitive Block ist folgendermaßen zu erklären: Das einzige in der Klinik verwendete, nicht depolarisierende Muskelrelaxanzium ist Succinylcholin, das mit Acetylcholin um die Bindung an die nikotinergen Rezeptoren konkurriert. Da Succinylcholin einen partialagonistischen Effekt hat, kommt es nach der Bindung am Rezeptor zusammen mit einem 2. Succinylcholinmolekül oder mit einem Acteylcholinmolekül zu einer Überschreitung des Schwellenpotenzials und zu einer Kontraktion der (quergestreiften) Muskulatur. Dieser erste Vorgang wird auch „Phase-I-Block“ genannt und ist nicht antagonisierbar.

Ist Succinylcholin dann am Rezeptor gebunden, verhält es sich wie ein Antagonist. Wie oben bereits ausgeführt, wird Acetylcholin im synaptischen Spalt hydrolysiert. Succinylcholin dagegen muss wieder ins Plasma zurückdiffundieren und wird dort mittels der Pseudocholinesterase hydrolysiert. Dieser Vorgang dauert länger als die Hydrolysierung von Acetylcholin. Succinylcholin liegt deshalb in ausreichender Konzentration im synaptischen Spalt vor und kann repetitiv an den Rezeptor binden.

Wird Succinylcholin in hoher initialer Dosis repetitiv gegeben oder liegt ein Mangel der Pseudocholinesterase vor, kann es im Verlauf zum sog. „Phase-II-Block“ kommen. Die depolarisierende Blockade geht in einen nicht depolarisierenden Block über. Die muskelrelaxierende Wirkung beruht wahrscheinlich auf einer Inaktivierung der spannungsabhängigen Natriumkanäle und der Zunahme der Kaliumleitfähigkeit an den Membranen [197].

Die restliche Membran repolarisiert, was zu einer schlaffen Paralyse und einer Unerregbarkeit der Muskulatur führt. Der Muskel bleibt entspannt. Zusammen spricht man dann von einem „Dualblock". Hier kann sogar bei repetitiver Nervenstimulation – wie bei nicht depolarisierenden Muskelrelaxanzien – ein Fading beobachtet werden.

Die Phase-II-Blockade ist komplett bzw. der Dualblock ist partiell durch Acetlycholinesterasehemmer antagonisierbar. Durch die entstehende hohe Konzentration an Acetylcholin wird wieder eine neuromuskuläre Signaltransduktion ermöglicht. Zu der Wirkstoffgruppe der Acetylcholinesterasehemmer gehört Neostigmin, nach dessen Gabe es zu einer Erhöhung des Parasympathikotonus kommt. Deshalb sollte immer zusätzlich Atropin in der Dosierung von 1:1 (0,5 mg Atropin und 0,5 mg Neostigmin) gegeben werden, um die Nebenwirkungen abzufangen. Aber Vorsicht: Werden die Cholinesteraseinhibitoren in einer tiefen neuromuskulären Blockade angewendet und somit die Acetylcholinkonzentration erhöht, verdrängt Acetylcholin das Muskelrelaxanzium aus den Rezeptoren und öffnet die Kanäle. Wenn noch Muskelrelaxanzien in hohen Konzentrationen im synaptischen Spalt vorliegen, können sie in die offenen Kanäle eindringen und diese länger blockieren, als dies bei der Bindung am Rezeptor der Fall gewesen wäre. Diesen Vorgang nennt man „Kanalblock".

Cave

Antagonisierungsversuche sollten nicht in einer tiefen neuromuskulären Blockade stattfinden, da die Konzentration an Muskelrelaxanzien zu hoch und die Blockade auf unbestimmte Zeit verlängert werden kann (Kanalblock) (▸ Abb. 3.3).

„Seit einiger Zeit ist ein relativ neues Medikament auf dem Markt. Weißt du, welches ich meine? Es dient nicht als Muskelrelaxans, sondern als Antagonist. Obwohl Antagonismus der falsche Begriff ist. Man spricht eher von einer Reversierung", sagt Dr. T. „Ich habe keine Ahnung, auf was du hinaus willst. Zur Antagonisierung haben wir das Neostigmin und Atropin. Ich kenne sonst nichts dergleichen", antwortet Lisa. „Wir haben Mivacurium ver-

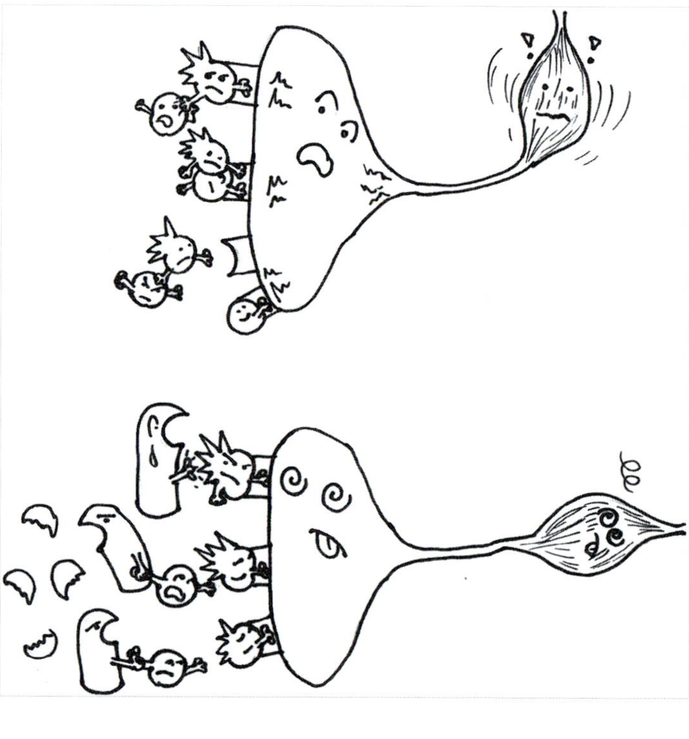

Abb. 3.3 Phase-I- und Phase-II-Block.

wendet. Dafür ist es nicht geeignet, sondern es wirkt hauptsächlich gegen Rocuronium", hilft Dr. T. weiter. Lisa überlegt, schüttelt aber dann den Kopf. „Nein, tut mir leid, ich stehe auf dem Schlauch." „Na gut, kein Problem, das bekommen wir hin. Ich rede von einem Medikament, das eine Kapsel um Rocuronium bildet und es damit unschädlich macht. Die Wirkung ist rasch, selbst aus einem tiefen Relaxierungsgrad heraus."

Neuromuskuläre Restblockaden

Eine der Hauptkomplikationen nach einer Allgemeinanästhesie sind neuromuskuläre Restblockaden. Selbst unter Monitoring kann diese Komplikation nicht zu 100 % vermieden werden. Die Inzidenz liegt bei ca. 57 % [263]. Durch eine Restblockade steigt die Gefahr einer Muskelschwäche mit Hypoventilation [196], Schluckstörungen und Aspiration [119]. Infolgedessen steigt die Inzidenz für Atemwegerkrankungen, was v. a. bei älteren Patienten deletäre Folgen haben kann.

Wie oben bereits ausgeführt, kann die Antagonisierung einer Relaxierung nicht aus einer tiefen Blockade erfolgen. Eine Konzentrationserhöhung von Acetylcholin kann dagegen eine Restblockade aufheben. Ein weiterer Vorteil ist: Durch die Besetzung der Rezeptoren mit Acetylcholin steigt die Konzentration der Muskelrelaxanzien im synaptischen Spalt. Ein Konzentrationsgefälle für Muskelrelaxanzien weg vom Wirkort entsteht und der Abbau bzw. die Ausscheidung steigt an. Die Dosierung von Pyridostigmin oder Neostigmin zur Antagonisierung hängt von der Tiefe der neuromuskulären Restblockade, der gewünschten Geschwindigkeit und dem eigentlichen Erholungsintervall des Muskelrelaxans ab [344].

Beachtet werden muss jedoch, dass die indirekten Esteraseinhibitoren einen Ceiling-Effekt haben. Ist die Esterase komplett gehemmt, kann durch eine Dosissteigerung keine Verstärkung hervorgerufen werden. Mehr als alles geht eben nicht. Das bedeutet auch, dass bei einem Cannot-ventilate-cannot-intubate-Problem keine rasche muskuläre Erholung durch die Cholinesterasehemmer erreicht werden kann. Das Einsetzen der Spontanatmung erfolgt zu spät. Beruht die Restblockade zusätzlich auf einer Blockierung der präsynaptischen Rezeptoren, kann Kalzium die Synthese und Freisetzung von Acetylcholin präsynaptisch fördern. Der Antagonismus wird verstärkt.

Eine Besonderheit besteht bei Mivacurium: Der Abbau von Mivacurium erfolgt über die Plasmacholinesterase. Diese wird bei der Gabe von Cholinesterasehemmern ebenfalls gehemmt, d. h. nicht nur die Acetylcholinkonzentration steigt durch Hemmung der Cholinesterase an, sondern auch die Konzentration von Mivacurium bleibt konstant, da kein Abbau mehr stattfindet. Dass eine neuromuskuläre Erholung nach der Gabe von Esterasehemmern trotzdem funktioniert, liegt wahrscheinlich an der höheren Affinität zur Acetylcholinesterase im synaptischen Spalt. Die Plasmacholinesterase wird weniger gehemmt.

„Ok, das ist der normale Versuch der Antagonisierung. Aber jetzt erkläre mir bitte, wie das mit der Reversierung funktioniert. Ich kann mich wirklich nicht daran erinnern, etwas über diese Art von Medikamenten gelesen zu haben!", drängt Lisa.

Sugammadex

Sugammadex gehört zu den steroidalen Muskelrelaxanzienkapsulatoren und ist der erste Vertreter dieser Substanzklasse. Es handelt sich um ein sog. Cyclodextrin, also ein zyklisches Oligosaccharid. Der Unterschied zwischen den einzelnen Substanzen besteht in der Anzahl der Glukoseuntereinheiten.

Die Cyclodextrine bilden eine Kapsel mit einem lipophilen Inneren und einem hydrophilen Äußeren. Innerhalb der Kapsel werden dann lipophile Substanzen aufgenommen und ein Transport dieser Moleküle in einer wässrigen Lösung wird möglich.

Sugammadex ist so aufgebaut, dass die zentral entstehende Kapsel groß genug ist, um Rocuronium und Vecuronium komplett aufzunehmen. Diesen Vorgang nennt man „Enkapsulierung". Diese bewirkt eine komplette Inaktivierung der aufgenommenen Substanz. Die Kompatibilität muss also stimmen. In diesem Fall entsteht eine elektrostatische Interaktion zwischen den beiden Substanzen. Rocuronium und Vecuronium sind positiv, Sugammadex im inneren Kapselbereich dagegen negativ geladen.
Relaxanzien vom Benzylisocholintyp (Cisatracurium) können wegen ihrer Molekülstruktur nicht von Sugammadex enkapsuliert werden [101].

Wie funktioniert jetzt die Enkapsulierung? Der Vorgang erfordert 2 Schritte. Im 1. Schritt werden zunächst alle freien intravasal vorliegenden Moleküle von Rocuronium oder Vecuronium enkapsuliert. Der 2. Schritt verläuft nach dem gleichen Prinzip wie die Antagonisierung mit Neostigmin. Durch den Konzentrationsabfall intravasal entsteht ein Gradient, der dazu führt, dass die extravasal befindlichen Moleküle nach intravasal diffundieren. Bei Neostigmin entsteht eine hohe Konzentration im synaptischen Spalt, so dass ebenfalls ein Gradient nach intravasal entsteht und die Moleküle von extra- nach intravasal diffundieren.
Sind die Moleküle von Rocuronium oder Vecuronium nach intravasal diffundiert, dann werden sie von Sugammadex sofort abgefangen und enkapsuliert (▶ Abb. 3.4).

Um diese Verbindung in Zahlen darzustellen: Die sog. Assoziations-Dissoziations-Rate liegt vom Rocuronium-Sugammadex-Komplex bei 25 Mio.: 1. Anders ausgedrückt: Sugammadex enkapsuliert 25 Millionen Mal Rocuronium. Gleichzeitig gibt es nur ein einziges Mal ein Rocuronium-Molekül wieder frei [344]. Die Assoziation von Sugammadex zu Vecuronium ist etwa um den Faktor 2,5 niedriger.

Ein wichtiger Punkt ist ebenfalls, dass die Funktion von Sugammadex temperatur- und pH-unabhängig ist. Interessant ist jedoch, dass der normale hepatische Abbauweg von Rocuronium und Vecuronium nach der Enkapsulierung komplett umgangen wird. Sugammadex schleust die beiden Muskelrelaxanzien an der Leber vorbei und die Ausscheidung erfolgt über die Nieren. Die Plasmaclearance entspricht deshalb der glomulären Filtrationsrate [344]. Da Rocuronium oder Vecuronium 1:1 inaktiviert werden, ist eine Dosisanpassung von Sugammadex notwendig. Diese orientiert sich an der Tiefe der neuromuskulären Blockade. Dies bedeutet, dass man nach einer direkten Einleitungsdosis des Muskelrelaxanziums eine höhere Dosis von Sugammadex geben muss, als wenn schon eine neuromuskuläre Erholung vorhanden ist [227]. Bei adäquater Dosierung beträgt die mittlere Erholungszeit auf eine TOF-Ratio von 0,9 im Schnitt 2 min.

„Kannst du dir bei dem pharmakologischen Mechanismus die Nebenwirkungen von Sugammadex vorstellen?", fragt Dr. T. „Nun, so direkt kann ich mir nur vorstellen, dass es Interaktionen mit anderen Medikamenten geben kann. Auch wenn Sugammadex nicht mit anderen Muskelrelaxanzien interagiert, bedeutet das nicht, dass es keine Interaktionen mit anderen Medikamenten, die auf dem Markt sind, gibt.", gibt Lisa entschlossen zur Antwort.

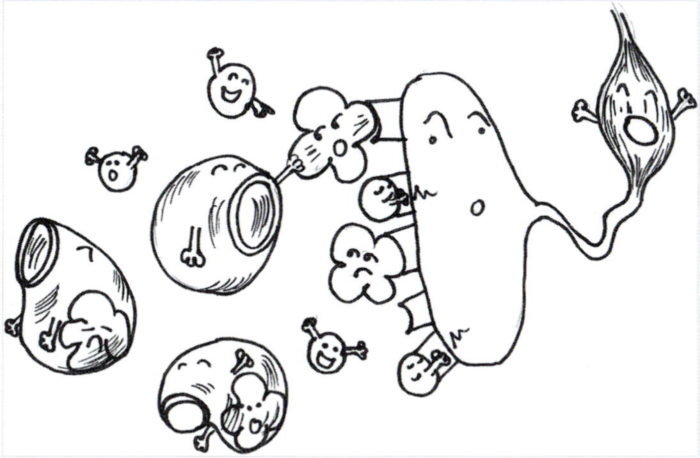

Abb. 3.4 Funktionsweise von Sugammadex.

Sugammadex-Interaktionen

Im Verlauf der Zulassung wurde Sugammadex mit vielen anderen Medikamenten auf Interaktionen getestet. Die Testung erfolgte in vitro, tierexperimentell und anhand von Modellen [421]. Es wurden drei Medikamente identifiziert, die möglicherweise interagieren. Eines dieser Medikamente ist ein Östrogenrezeptormodulator (Toremifen), der in der Behandlung von Mammakarzinomen angewendet wird. Die anderen beiden gehören in die Gruppe der Antibiotika (Fusidinsäure und Flucloxacillin). Das Problem ist aber weiterhin, dass keine exakten Daten über die Wirkung von Sugammadex vorliegen. Die Gabe ist also individuell bei Patienten mit diesen Medikamenten zu treffen. Ggf. muss eine zusätzliche Dosis nach Behandlung mit Sugammadex verabreicht werden. Eine Absprache mit den behandelnden Kollegen ist zu empfehlen.

Eine Interaktion mit hormonellen Kontrazeptiva konnte ebenfalls nicht ausgeschlossen werden. Die Untersuchungen zeigen aber eine Affinität von Progesteron und Östrogenen zu Sugammadex [421]. Patientinnen mit entsprechender Kontrazeption sollten also nach der Gabe von Sugammadex darüber informiert werden, dass die zuletzt eingenommene Pille möglicherweise nicht wirkt.

Dagegen konnte eine Interaktion mit steroidalen Substanzen bis zu einer Sugammadex-Dosierung von 500 mg/kg KG/d ausgeschlossen werden [421].

„Bleibt abschließend festzuhalten: Sollte eine neuromuskuläre Restblockade unerwartet lange anhalten, so sind die Ursachen abzuklären", erklärt Dr. T. „Bei nicht depolarisierenden Muskelrelaxanzien muss an eine verzögerte Elimination oder an eine unbekannte neuromuskuläre Übertragungsstörung gedacht werden. Wird die Restblockade antagonisiert, muss der Patient postoperativ über einen längeren Zeitraum überwacht werden. Eine Rekurarisierung ist jederzeit wieder möglich. Bei Rocuronium und Vecuronium ist eine Reversierung mit Sugammadex möglich. Dagegen können bei Succinylcholin oder Mivacurium ein Plasmacholinesterasemangel oder eine atypische Plasmacholinesterase die Gründe für eine verlängerte Blockade sein. Eine Antagonisierung mit Cholinesterasehemmern ist damit ineffektiv. Vor einem Antagonisierungsversuch sollte Blut abgenommen werden, um die Aktivität der Plasmacholinesterase zu bestimmen.

Ok, jetzt haben wir die Einleitung geschafft. Wie sieht es mit der Narkoseaufrechterhaltung aus?", fragt Dr. T. und freut sich, dass er bis jetzt so einen angenehmen Tag erleben durfte.

Fazit

- Der Botenstoff an der motorischen Endplatte ist ACH.
- Der Abbau von ACH erfolgt durch die Acetylcholinesterase.
- Man unterscheidet depolarisierende und nicht depolarisierende Muskelrelaxanzien.
- Die nicht depolarisierenden Muskelrelaxanzien üben eine sog. kompetitive Hemmung aus.
- Erst wenn 75 % aller nikotinergen Rezeptoren besetzt sind, erreicht man eine klinische Relaxierung durch ein Muskelrelaxanzium.
- Die nicht kompetitive Hemmung wird von den depolarisierenden Muskelrelaxanzien hervorgerufen.
- Succinylcholin hat partiellagonistische Effekte.
- Es gibt bei Succinylcholin eine Phase-I- und eine Phase-II-Blockade.
- Neostigmin gehört zu den Acetylcholinesterasehemmern und erhöht die Konzentration von ACH.
- Die zu frühe Gabe von Neostigmin führt zu einer Kanal-Blockade.
- Die Gabe von Sugammadex ist keine Antagonisierung, sondern eine Reversierung durch eine Kapselbildung um die Muskelrelaxanzien Rocuronium und Vecuronium (Enkapsulierung).

4 Volatile Anästhetika

Lars Holzer, Martin Bergold, Daniel Gill-Schuster

„Habt ihr denn noch gasförmige Inhalationsanästhetika oder nur dampfförmige? Das ist nämlich ein großer physikochemischer Unterschied. Zu den Gasen gehören Lachgas oder Xenon, zu den eigentlichen volatilen Anästhetika z. B. Desfluran und Sevofluran." Die Studentin scheint sich auch hier auszukennen. Dr. T. hat immer alle Inhalationsanästhetika mit dem Begriff der volatilen Anästhetika gleichgesetzt. „Äh ja. Wir nutzen in unserer Klinik nur volatile Anästhetika. In diesem Falle handelt es sich um Desfluran und Sevofluran. Es handelt sich um Äther-Derivate, die mit Fluor halogeniert sind. Desfluran unterscheidet sich vom Sevofluran durch die Substitution von Chlor durch Fluor am α-Äthyl-Kohlenstoff [344]. Sevofluran ist also ein fluorierter Methylpropyläther ohne asymmetrischen Kohlenstoff", antwortet Dr. T. „Was erwartest du denn von einem Inhalationsanästhetikum?", fragte er weiter. Er will sich jetzt nicht schon wieder die Butter vom Brot nehmen lassen.

Das ideale Inhalationsanästhetikum

Ein ideales Inhalationsanästhetikum besitzt folgende Eigenschaften:

- Um die Sicherheit für den Anästhesisten zu gewährleisten, sollte es nicht brennbar oder explosiv sein, v. a. dann, wenn es mit Luft oder Sauerstoff in Verbindung gerät.
- Am besten sollte eine Dosierung über ein einfaches System erfolgen.
- Während der Lagerung sollte eine lange chemische Stabilität vorhanden sein - das Ganze natürlich ohne Konservierungsstoffe verbunden mit einer einfachen und kostengünstigen Herstellung.
- Wird es dann verabreicht, sollte keine Reaktion mit den Materialien, also z. B. Atemgasschlauch oder CO_2-Absorberkalk, stattfinden.
- Es sollte gut steuerbar sein, mit schneller An- und Abflutung aufgrund einer niedrigen Blutlöslichkeit.
- Da eine inhalative Einleitung ebenfalls möglich ist, sollte es geschmacks- und geruchslos sein und keine Irritation der Atemwege hervorrufen.
- Zu guter Letzt sollte es natürlich nicht giftig sein, keine Nebenwirkungen auf innere Organe haben und nicht in Stoffe, die dem Körper schaden könnten, umgewandelt werden.

„So ein Inhalationsanästhetikum gibt es natürlich nicht! Leider", sinniert Dr. T. „Was fällt dir denn an unseren Vaporen auf?", fragt er die Studentin. „Sie haben 2 unterschiedliche Farben. Der Vapor für Sevofluran ist gelb und der für Desfluran ist blau. So sollen wahrscheinlich auch Verwechslungen vermieden werden", antwortet sie. „Das ist richtig. Des Weiteren haben die beiden Verdampfer auch unterschiedliche Einfüllstutzen. Somit ist gewährleistet, dass nicht einfach jede Flasche an jedes System passt!", führt Dr. T. weiter aus.

Siedepunkte

Ein weiterer Unterschied zwischen den beiden Inhalationsanästhetika ist der Siedepunkt. Der Siedepunkt von Sevofluran beträgt etwa 50 °C. Durch einen speziellen Verdampfer muss es bei Zimmertemperatur in einen dampfförmigen Zustand gebracht werden. Dagegen liegt der Siedepunkt von Desfluran bei 22,8 °C. Es wird deshalb in Spezialflaschen mit einer besonderen Einfüllvorrichtung unter Überdruck ausgeliefert. Eine Verdampfung erfolgt über ein spezielles System mit einer Heizung.

„Ich könnte die ganze Zeit meine kalten Hände am Verdampfer lassen. Er ist wegen der Heizung immer so schön warm“, sagt Lisa. Dr. T. hört im Moment leider nicht zu. Er ist damit beschäftigt, die Lagerung zu kontrollieren und seine Einstellungen zu überprüfen. Es scheint alles korrekt zu sein. „Gibt es bei Inhalationsanästhetika auch andere physikalische Eigenschaften?“, fragt er unvermittelt.

Dampfdruck

Der Dampfdruck ist eine weitere physikalische Eigenschaft von Flüssigkeiten, also nicht nur von Inhalationsanästhetika. Flüssigkeiten verdampfen kurz vor dem Siedepunkt. Ist ein vollständiges Äquilibrium zwischen der flüssigen und der dampfförmigen Phase erreicht und findet es in einem geschlossenen Raum statt, so kann man einen Druck messen. Dieser Druck entspricht dem Dampfdruck, der nur temperaturabhängig ist. Die Konzentration der Substanz in der gasförmigen Phase bezeichnet man als Sättigungskonzentration. Also ist zu beachten: Je höher die Temperatur, desto höher der Dampfdruck, desto höher die Sättigungskonzentration. Ein Inhalationsanästhetikum hat einen spezifischen Dampfdruck mit passender Sättigungskonzentration. Deshalb braucht man spezielle und für das Anästhetikum kalibrierte Verdampfer. Nur so ist eine korrekte Dosierung gewährleistet.

„Und wie kann man die Wirkung eines Inhalationsanästhetikums beschreiben?“, fragt Dr. T. „Man kann verschiedene Wirkungen an Organen feststellen, aber der genaue Wirkmechanismus ist noch nicht bekannt“, beantwortet Lisa die Frage.

Wirkmechanismus

Tatsächlich. Der genaue Wirkmechanismus eines Inhalationsanästhetikums ist nicht bekannt. Man weiß, dass diese Anästhetika eine reversible Bewusstlosigkeit hervorrufen und dass Analgesie und Muskelrelaxation bei den bekannten Substanzen unterschiedlich ausgeprägt ist. Da aber v. a. strukturelle Unterschiede zwischen den einzelnen Substanzen bestehen, geht man davon aus, dass auch an unterschiedlichen Orten eine Wirkung hervorgerufen wird.

Es werden unterschiedliche Mechanismen diskutiert. Als einen Wirkfaktor vermutet man eine Membranlipidwirkung. Man weiß, dass eine lineare Korrelation zwischen der anästhetischen Potenz und der Lipidlöslichkeit besteht. Diese Beziehung wird in der sog. Meyer-Overton-Regel beschrieben. Inhalationsanästhetika könnten eine Veränderung an der Lipidmembran hervorrufen, da sie lipophile Wirkungsorte bevorzugen.

Eine weitere Wirkung könnte an Membranproteinen stattfinden. Dieser Effekt wird durch die Beobachtung der Stereoselektivität vermutet [132]. Es könnte also eine direkte Bindung an Membranproteine stattfinden, Einfluss auf einen Kanal genommen oder eine Wirkung über einen Second Messenger hervorgerufen werden.

Als 3. Möglichkeit ist eine Wirkung an den Nerven und hier v. a. an den Synapsen denkbar. Unterschieden werden muss hier die prä- und postsynaptische Wirkung. So sind z. B. eine Amplitudenverringerung der Aktionspotenziale, Veränderungen in der Freisetzung und Wiederaufnahme von Transmittern oder eine verstärkte/verminderte Wirkung eines Neurotransmitters beschrieben. Die inhibitorische Wirkung von GABA am GABA-A-Rezeptor oder von Glycin an seinem Rezeptor wird verstärkt [267]. Die Wirkung der exzitatorischen Neurotransmitter Glutamat oder Acetylcholin wird dagegen durch eine verminderte präsynaptische Freisetzung oder durch eine Blockade der Rezeptoren reduziert ([114], [209], [328], [364], [383], [468]).

„Ok, das Thema ist mir zu komplex, das sollte ich noch einmal in einem großen Lehrbuch nachlesen. Widmen wir uns doch mal wieder den praktischen Dingen. Für was steht die MAC?“, fragt Dr. T. „MAC steht für die minimale alveoläre Konzentration und wird als Näherung für die zerebrale Konzentration herangezogen. Das bedeutet, dass man den alveolären Partialdruck als indirektes Maß für die zerebrale Konzentration nimmt“, antwortet die Studentin.

Partialdruck

Diese Annahme funktioniert aber nur, wenn man davon ausgeht, dass die Partialdrücke alveolär und zerebral im Gleichgewichtszustand identisch sind. Denn über den Ausgleich der Partialdrücke erfolgt zunächst die Aufnahme pulmonal und im Verlauf dann auch zerebral. Die MAC wurde eingeführt, um anästhetische Potenzen eines Inhalationsanästhetikums miteinander vergleichen zu können.

Der MAC 50 beschreibt also folgendes: Es ist die alveoläre Konzentration eines Inhalationsanästhetikums, bei der 50 % der Patienten keine Abwehrbewegungen auf einen definierten Schmerzreiz mehr durchführen. Dieser Schmerzreiz kann z. B. eine Hautinzision sein. Das heißt auch, je geringer der MAC-Wert, desto potenter ist das Inhalationsanästhetikum.

„Also ein ganz einfaches System“, sagt Dr. T. „Ich kenne den MAC-Wert für meine volatilen Anästhetika und stelle sie am Verdampfer ein. Somit brauche ich mir keine Gedanken mehr über das weitere Vorgehen zu machen, denn wenn ich den MAC von 1 einstelle, müssten ja 100 % aller Patienten nicht mehr auf einen Schmerzreiz reagieren. Gar nicht schlecht. Von der Warte aus habe ich mir das noch nie angeschaut.“

Minimale alveoläre Konzentration (MAC)

Wenn es nur so einfach wäre. Eigentlich dient der MAC-Wert als Orientierungshilfe. Der Patient und die Dosis des Inhalationsanästhetikums, die er benötigt, bleiben wie immer individuell und müssen ggf. den Operationsgegebenheiten angepasst werden. Außerdem ist der MAC-Wert auch von anderen Gegebenheiten beinflussbar. Faktoren, die die benötigte MAC vermindern, sind:

- zunehmendes Lebensalter
- Schwangerschaft
- Hypothermie
- Hypotension
- ausgeprägte Hypoxie
- Anämie
- Hyponatriämie

Natürlich wird die MAC innerhalb der Nutzung einer balancierten Anästhesie ebenfalls erniedrigt. Die Kombination mit zentralwirksamen Medikamenten wie Opioiden oder Sedativa ermöglichen eine niedrigere MAC.

Die Gegenteile der o. g. Faktoren wiederum erhöhen die MAC:

- Säuglings- oder Kleinkindalter
- erhöhte Temperatur
- Hypernatriämie
- chronischer Alkoholabusus

Es gibt aber auch Faktoren, die keinen Einfluss auf die MAC haben. Dazu gehören:

- Geschlecht
- Größe
- Gewicht
- Narkosedauer

„Also muss man doch alles irgendwie noch individuell berechnen. Ich habe aber in einem Buch mal etwas über eine sog. ‚MAC Awake' gelesen. Ich glaube es gibt noch weitere Definitionen der minimalen alveolären Konzentration", sagt Lisa.

MAC-Werte

Diese MAC-Werte sind eingeführt worden, um die Anästhesietiefe besser an die jeweiligen Stimuli anzupassen:

- Neben der MAC 50 ist die MAC 95 definiert als die MAC, bei der 95 % der Patienten nicht mehr auf einen Stimulus, in diesem Fall den Hautschnitt, reagieren.
- Als MAC EI 50 und 95 werden MAC-Werte bezeichnet, bei der 50 % bzw. 95 % der Patienten auf eine endotracheale Intubation nicht mehr mit Abwehrbewegungen oder Husten reagieren. Die MAC EI 50 liegt um den Faktor 1,5 höher als die MAC 50.
- Die als MAC BAR bezeichnete Definition bedeutet eine Blockade adreneger (kardiovaskulärer) Reaktionen auf eine Hautinzision. Auch hier gibt es die Aufteilung MAC BAR 50 und 95. Die MAC BAR 50 liegt ebenfalls höher als die eigentliche Definition MAC 50.
- Der als MAC Awake bezeichnete Wert definiert die Konzentration, bei der 50 % der Patienten die Augen auf Ansprache öffnen. Er beträgt etwa die Hälfte der MAC 50.

„Und wie erhalte ich jetzt am besten eine ausreichende MAC?", fragt Dr. T., der mal wieder beeindruckt von der Studentin und ihrem Wissen ist. Oder eher wegen der Feststellung seiner doch vorhandenen Wissenslücken?

Konzentration eines Inhalationsanästhetikums

Die Inhalationsanästhetika werden den Atemgasen in der Beatmungsmaschine zugemischt und vom Patienten über die Lunge aufgenommen. Der Übertritt in die Blutbahn erfolgt per Diffusion bis der Partialdruck in der Blutbahn sich dem alveolären angeglichen hat.

Im Blut physikalisch gelöst erreichen die Inhalationsanästhetika das zentrale Nervensystem und andere Gewebe. Auch hier erfolgt die Aufnahme mittels Diffusion in die einzelnen Gewebe bis die Partialdrücke angeglichen sind. Der Partialdruck im zentralen Nervensystem ist für die Narkosetiefe entscheidend.

Wenn man die unterschiedlichen Partialdrücke an den einzelnen Stationen in der Beatmungsmaschine und im Patienten misst, so erhält man den höchsten Partialdruck am Verdampfer. Von da an nimmt er immer weiter ab. Er ist in der Inspirationsluft schon deutlich niedriger und sinkt alveolär und arteriell bis zum zentralen Nervensystem weiter. Um einen raschen Anstieg des Partialdrucks im zentralen Nervensystem zu erreichen, hat man folgende Möglichkeiten:

- Man erhöht den Frischgasfluss. So erreicht das Inhalationsanästhetikum schneller die Alveolen.
- Umgekehrt muss man bei einem niedrigen Frischgasfluss eine höhere Konzentration am Verdampfer einstellen, um eine definierte Konzentration des Anästhetikums zu erreichen.

Gleichzeitig besteht ein Konzentrationseffekt. Erfolgt eine rasche Diffusion des Inhalationsanästhetikums aus den Alveolen ins Blut, so wird das Volumen der Alveolen kleiner und das noch vorhandene Gas wird konzentriert. Das schon diffundierte Anästhetikum hinterlässt sozusagen ein Loch, das rasch durch nachströmendes Narkosegas gefüllt wird. Es fließt zusätzlich Narkosegas in die Alveolen und beschleunigt damit den Ausgleich der Partialdrücke. Je höher die inspiratorische Konzentration, desto schneller erfolgt der Anstieg der alveolären Konzentration. Besonders ausgeprägt ist der Konzentrationseffekt bei Inhalationsanästhetika mit einer hohen Blutlöslichkeit.

Da das Anästhetikum kontinuierlich aus dem Blut in die verschiedenen Gewebe abgeben wird, wird der Partialdruck immer wieder erniedrigt. Ein Äquilibrationszustand wird erst erreicht, wenn alle Gewebe gesättigt sind, also keine Partialdruckdifferenzen mehr bestehen. Ist dieser Zustand erreicht, wird kein Inhalationsanästhetikum mehr im Körper aufgenommen.

Ein weiterer wichtiger Punkt sind die sog. Verteilungskoeffizienten. Allen voran der Blut-Gas-Verteilungskoeffizient, der die Blutlöslichkeit beschreibt. Ist die Blutlöslichkeit hoch, so wird ein Inhalationsanästhetikum rasch im Blut aufgenommen und gespeichert. Dies bedeutet aber, dass der alveoläre Partialdruck sich dem inspiratorischen Partialdruck nur sehr langsam annähert. Damit nähert sich der Partialdruck im zentralen Nervensystem nur sehr langsam dem Partialdruck in den Alveolen – es braucht länger um eine Narkose zu vertiefen. Ebenso verhält es sich dann auch in der Ausleitungsphase, da das Inhalationsanästhetikum nur langsam aus dem Blut wieder in die Alveolen aufgenommen wird. Der Partialdruck im zentralen Nervensystem fällt nur langsam ab. Eine hohe Blutlöslichkeit bedeutet also einen hohen Blut-Gas-Verteilungskoeffizienten und eine langsamere Ein- und Ausleitung.

Die fluorierten Inhalationsanästhetika besitzen die geringste Blutlöslichkeit. Desfluran und Sevofluran ermöglichen ein schnelleres Anfluten im Vergleich zu Isofluran, Enfluran oder Halothan ([78], [473], [474]).

Weitere Vorgänge, die die Konzentration eines Inhalationsanästhetikums beeinflussen, sind:

- Steigerung der alveolären Ventilation: Der Partialdruckausgleich zwischen Alveolen und Inspirationsluft erfolgt schneller.
- Eine erniedrige funktionelle Residualkapazität, z. B. bei Schwangerschaft oder Adipositas, ermöglicht ebenfalls einen schnelleren Ausgleich.
- Ein gestörtes Ventilations-Perfusions-Verhältnis, z. B. ein vermehrter Rechts-links-Shunt bei Atelektasen, verzögert dagegen die Anflutung.
- Das Herzzeitvolumen spielt nur eine geringe Rolle, auch wenn z. B. ein erhöhtes Herzzeitvolumen das Inhalationsanästhetikum schneller zu den Geweben transportiert.

„Die gleichen Gegebenheiten gelten übrigens auch für die Elimination eines Inhalationsanästhetikums“, sagt Dr. T.

Aufwachzeit

Im Gegensatz zur Einleitung wird die Aufwachzeit von dem Abfall des Partialdruckes im zentralen Nervensystem bestimmt. Wird dem Patienten kein Anästhetikum mehr zugeführt, dann diffundiert es aus den Geweben wieder zurück ins Blut und folgt der Partialdruckdifferenz in die Alveolen. Eine Elimination via Leber oder Niere spielen nur eine untergeordnete Rolle.

Die Anästhetika mit einer geringen Blutlöslichkeit wie Desfluran oder Sevofluran fluten am schnellsten ab ([78], [473], [474]). Eine weitere Rolle spielt die alveoläre Ventilation. Ein besonders hoher Frischgasflow erhöht die Elimination, weil das Inhalationsgas mit dem Frischgas vermischt wird und somit den alveolären Partialdruck senkt. Damit steigt die Partialdruckdifferenz zwischen Blut und Alveolen, die Diffusion erhöht sich und die Aufwachzeit wird verkürzt.

Nach dem initialen, schnellen Abfluten folgt eine Phase der langsamen Elimination, die nicht von der alveolären Ventilation, sondern v. a. von der Narkosedauer und den Blutlöslichkeitskoeffizienten abhängig ist. Die Narkosedauer spielt deshalb eine Rolle, da sich bei längerer Dauer das Anästhetikum in Muskel- und Fettgewebe in großen Mengen anreichert und die Entleerung dieser Speicher die Aufwachzeit verzögert.

Vorsicht ist bei Narkosegasen mit einem sehr niedrigen Blutlöslichkeitskoeffizienten wie Lachgas oder Xenon geboten. Bei diesen kann es zu einer sog. Diffusionshypoxie kommen. Dieser Effekt verläuft folgendermaßen: Durch die Unterbrechung der Zufuhr sinkt die alveoläre Konzentration rasch ab. Aufgrund des Konzentrationsgefälles diffundiert das Gas aus dem Blut sehr schnell in die Alveolen und verdünnt dort die Sauerstoffkonzentration. Es kann zur Hypoxie kommen. Deshalb sollte zur Ausleitung immer eine hohe O_2-Konzentration angeboten werden, auch bei Inhalationsanästhetika mit niedrigeren Blutlöslichkeitskoeffizienten wie Desfluran oder Sevofluran.

„Wir kommen bald zum Ende. Noch ca. 2 Minuten!“, ruft der Urologe über das Tuch. „Sorry mein Fehler, ich habe mal wieder vergessen, Bescheid zu sagen!“

„Kein Problem“, sagt Dr. T. „Wir haben Desfluran benutzt. Ein Inhalationsanästhetikum mit einem niedrigen Blutlöslichkeitskoeffizienten. Da die Narkose nicht lang war, sollten wir Desfluran durch einen hohen Frischgasflow, einer ordentlichen pulmonalen Ventilation und einer guten Portion Sauerstoff rasch aus dem körperlichen Speicher holen und über die Lunge eliminieren. Fentanyl haben wir auch nicht mehr groß nachgegeben. Die Patientin wird rasch erwachen“, führt er weiter aus.

Fazit

- Es gibt gas- und dampfförmige Inhalationsanästhetika.
- Das ideale Inhalationsanästhetikum gibt es nicht. Wichtig ist die Sicherheit für Patient und Anästhesist.
- Zur Verabreichung müssen Inhalationsanästhetika dampfförmig sein.
- Eine Verdampfung findet kurz vor dem Siedepunkt statt. Deshalb braucht man spezielle Verdampfer.
- Findet die Reaktion in einem geschlossenen Raum statt, so kann der Dampfdruck ermittelt werden.
- Der genaue Wirkmechanismus von Inhalationsanästhetika ist nicht bekannt, unterschiedliche werden diskutiert.
- Die MAC eines Inhalationsanästhetikums wurde eingeführt, um die anästhetische Potenz zu beschreiben.
- Je geringer die MAC, umso potenter das Anästhetikum. Die Wirkung bleibt aber individuell.
- Die Aufnahme des Inhalationsanästhetikums erfolgt über die Beimischung zu den Atemgasen.
- Die Aufnahme in Blut und Gewebe per Diffusion und Ausgleich des Partialdruckes.
- Der Transport im Blut durch physikalische Lösung.
- Eine weitere, wichtige Eigenschaft von volatilen Anästhetika sind die sog. Verteilungskoeffizienten.
- Vorsicht bei der Ausleitung, da ein schneller Übertritt von Narkosegasen, speziell Lachgas oder Xenon, zu einer Hypoxie führen kann.

Teil II

Aus der Anästhesie: Monitoring und Atemwegsmanagement

5 Monitoring

Lars Holzer, Martin Bergold, Daniel Gill-Schuster

Frau Dr. B. hat Prämedikationsdienst und der Vormittag geht nur schleppend dahin. Die Patienten kommen nur tröpfchenweise und immer, wenn sie einen Fachartikel lesen will, klopft der nächste Patient an der Anmeldung. Dabei hat Dr. B. sich gerade das neue Buch „AINS-Secrets", in dem interessante Fälle und gute Hinweise für den täglichen Gebrauch eines Anästhesisten beschrieben sind, gekauft. Als sie gerade wieder die Seite gefunden hat, wo sie aufgehört hat zu lesen, kommt Schwester Elisabeth von der Anmeldung und bringt den nächsten Patienten. Herr M. kommt zur Leberteilresektion bei einem bekannten hepatozellulären Karzinom (HCC). Na, mal sehen was er noch so für Vorerkrankungen hat. „Guten Tag Herr M., mein Name ist Dr. B., ich bin die Anästhesistin und mache das Aufklärungsgespräch für die Narkose. Nehmen Sie Platz." Herr M. nickt und setzt sich. Dr. B. nimmt sich den bereits ausgefüllten Aufklärungsbogen und füllt das Protokoll aus. Herr M. hat keine weiteren Vorerkrankungen und ist mit seinen 56 Jahren noch recht jung. Dr. B. stellt noch ein paar Fragen und komplettiert das Protokoll. „Liegt Ihnen etwas auf dem Herzen?", fragt sie Herrn M. „Ja!", antwortet dieser. „Das wird meine erste Narkose und dann auch noch so etwas Großes. Können sie mir einmal kurz erklären, wie das ganze Procedere abläuft? Ich bin da ja ein völliger Laie." „Ja natürlich, darauf wäre ich jetzt sowieso zu sprechen gekommen. Vorneweg: Alle Maßnahmen, die wir Anästhesisten durchführen, dienen zu Ihrer Überwachung und Sicherheit. Sie kommen am Morgen der Operation zu uns in den Einleitungsraum. Dort werden Sie zuallererst an das Monitoring angeschlossen. Dies beinhaltet EKG, die Pulsoxymetrie und eine Blutdruckmessung. Das EKG dient zur Überwachung Ihrer Herzfrequenz und anhand der Zacken und Kurven können wir auch sehen, ob es Probleme am Herzen gibt."

Monitoring

Monitoring ist abgleitet vom lateinischen Wort „warnen". Es bedeutet eine Überwachung der Körperfunktionen eines Patienten bei ärztlichen Interventionen und deren Auswirkungen. Die Parameter werden kontinuierlich oder in bestimmen Zeitabständen und für den nötigen Zeitraum wiederholt [346]. Zum Monitoring eines Patienten gehören aber nicht nur das apparative System, sondern auch eine Beobachtung mittels Inspektion, Auskultation und Palpation durch den Arzt. Das sollte nicht vergessen werden!

Das Basismonitoring ist unverzichtbar. Es besteht aus der Überwachung des respiratorischen und kardiozirkulatorischen Systems und wird von der American Society of Anesthesiology und anderen Fachgesellschaften empfohlen [13]. Dazu gehören EKG und Blutdruckmessung mit Dokumentation von Herzfrequenz und Blutdruckwerten. Das Messintervall sollte mind. 5 min betragen. Weiterhin gehören dazu die Pulsoxymetrie, die inspiratorische O_2-Fraktion (FiO_2), die Kapnometrie und die Einstellung eines Diskonnektionsalarms. Bei Eingriffen mit möglichen Temperaturschwankungen sollte auch die Körpertemperatur überwacht werden.

Das EKG wird perkutan abgeleitet, ist nicht invasiv und rasch verfügbar. Andere Verfahren haben sich aufgrund ihrer Invasivität nicht zur Routineanwendung durchgesetzt. Trotz seiner sicheren Anwendung sollte man auch immer die Möglichkeit von Artefakten in Betracht ziehen, weil die durch die Haut messbaren Spannungsschwankungen bis zu ihrer Darstellung verstärkt werden müssen. Damit werden aber auch Umgebungssignale verstärkt. Als Quellen von Artefakten zählen:

- mangelnde Kopplung zwischen Haut und Elektrode
- Muskelartefakte
- technische Artefakte
- Umgebungsartefakte

Zu den typischen Umgebungsartefakten zählt z. B. der Elektrokauter, der eine Ableitung des EKGs zeitweise unmöglich macht. Grund hierfür ist die Überschneidung der Frequenzbereiche (Elektrokauter 0,1–2000 kHZ, EKG 0,5–130 Hz), die es den Filtern des EKGs unmöglich macht, die Artefakte herauszufiltern.

Was misst nun das EKG? Zunächst die Herzfrequenz, die über die Erkennung der R-Zacke gemessen wird. Diese wiederum wird anhand ihrer Anstiegssteilheit erkannt. Daraus ergibt sich, dass hohe, spitze T-Wellen und Artefakte zu einer falschen Frequenzzählung führen können.

Moderne Monitore besitzen eine automatische Arrhythmieüberwachung, die ventrikuläre Extrasystolen (VES) bis hin zu Kammerflimmern (KF) erkennen kann. Hierzu werden EKG-Bilder im Monitorsystem hinterlegt und mit der aktuellen Ableitung abgeglichen. Eine Fehlerrate kann in bis zu 40 % der Fälle auftreten. Falls ein Arrhythmiealarm auftritt, sollte immer die Plethysmografie des Pulsoxymeters angeschaut werden oder ein Tasten des Pulses stattfinden, um die Richtigkeit des Arrhythmiealarms zu verifizieren. Die Arrhythmie sollte natürlich auch erkannt werden. Ein standardisiertes Vorgehen empfiehlt sich ([303], [309]).

Neben der Rhythmusanalyse ergibt sich aus der EKG-Ableitung eine weitere Möglichkeit zur Überwachung, die kardiale Ischämieüberwachung. Die Analyse der ST-Strecke und der T-Welle wird 60 ms nach dem Junction Point (J-Punkt) herangezogen. Dies entspricht dem Umschlagspunkt von der S-Zacke zur ST-Strecke. Dieser Punkt bietet ein Optimum an Sensitivität und Spezifität [346]. Das Optimum ist aber nur gewährleistet, wenn mehrere Ableitungen in die Ischämiedetektion eingehen. Deshalb werden mind. 2 Ableitungen empfohlen. Das sind meistens Ableitung II und V5 [303]. Die Ableitung muss deshalb zwingend mit einem 5-Pol-Kabel erfolgen. In diesen Ableitungen kann eine transmurale Ischämie im anterolateralen oder inferioren Bereich detektiert werden. Für eine subendokardiale Ischämie der Hinterwand des linken Ventrikels ist die Methode eher ungeeignet. Da eine EKG-Morphologie sich aus unterschiedlichen Gründen verändern kann, sollte man sich die Form des EKGs merken. Die heutigen Monitore speichern aber ein Ausgangs-EKG, vergleichen die folgenden Kurven mit den gespeicherten und stellen dann eine ST-Hebung oder Senkung am Monitor dar. Eine Senkung liegt bei einer Veränderung von > 0,05 mV in den Extremitätenableitungen und > 0,1 mV in der Brustwandableitung vor. Einschränkungen bestehen bei Hyperkaliämie, Digitalismedikation und Schenkelblock.

„Und die Blutdruckmessung ist so wie beim Hausarzt?“, fragte Herr M. „Ja so ähnlich. Da Sie jung und gesund sind, werden wir zur Einleitung in die Narkose den Blutdruck mit einer Blutdruckmanschette messen. Sobald Sie schlafen, werden wir Ihnen auch einen kleinen Plastikkatheter in eine Arterie am Arm legen. Meistens nehmen wir dazu die A. radialis am Handgelenk oder die A. brachialis in der Ellenbeuge. Alternativ bietet sich auch die A. femoralis in der Leiste an. Die Anlage führen wir aber erst durch, wenn Sie schon in Narkose liegen“, antwortet ihm Dr. B.

Blutdruckmessung

Die Blutdruckmessung gehört ebenfalls zum Standardmonitoring und erfolgt zumeist nach dem oszillometrischen Prinzip. Orte einer möglichen Messung sind die Oberarme sowie die Ober- und Unterschenkel. Auf die richtige Manschettengröße muss geachtet werden, da zu kleine Manschetten einen falsch hohen Wert messen. Interessanterweise verfälschen zu große Manschetten den Wert kaum [186]. Die Manschettengröße sollte ca. 20 % größer als der Durchmesser der Extremität sein und luftleer straff angelegt werden. Die Vorteile oszillometrischer Messung sind:

- entlastet den Untersucher
- Geschwindigkeit der Druckablassung ist standardisiert
- äußere Faktoren stören die Messung kaum
- mittlerer arterieller Blutdruck (MAP) kann exakt bestimmt werden

Der MAP entspricht genau dem Druckwert, bei dem die Oszillation des Manschettendrucks ihre maximale Amplitude erreicht. Bei Herzrhythmusstörungen, die zu peripheren Druckschwankung und Pulsdefiziten führen, stößt aber auch die oszillometrische Messung an ihre Grenzen. In diesem Fall sollte eher auf die invasive Blutdruckmessung zurückgegriffen werden.

Das Messintervall sollte mind. 5 min betragen.

„Ok, das mit dem EKG und dem Blutdruck habe ich verstanden, aber was ist diese Pulsoxymetrie?“, fragt Herr M. „Damit überwachen wir Ihren Sauerstoffgehalt im Blut und bekommen gleichzeitig den Puls angezeigt. So können wir z. B. auch sehen, ob die Anzahl der EKG-Ausschläge mit der Anzahl der Pulsschläge, die wir durch den Clip an Ihrem Finger angezeigt bekommen, übereinstimmt.“

Pulsoxymetrie

Die Pulsoxymetrie gehört, wie die vorangehenden Verfahren auch, zum Standardmonitoring [13].

Sie wurde 1972 von Takuo Aoyagie weiterentwickelt und ist eine Kombination aus der Registrierung der peripheren Pulswelle (Plethysmografie) und der spektrometrischen Oxymetrie, bei der die Lichtabsorption bei zwei Wellenlängen gemessen wird. Eine Wellenlänge liegt mit 660 nm im Rotlicht- und die andere mit 940 nm im Infrarotlicht-Bereich.

Gemessen wird die Differenz der Lichtabsorption jeweils einmal während der Diastole und während des Spitzenwerts der Systole. Die Absorption während der Diastole wird beeinflusst von venösem desoxygenierten Blut, Gewebe, Knochen und Pigmenten. In der Systole wird angenommen, dass es sich nur um arterielles und damit oxygeniertes Blut handelt. Das Messprinzip beruht darauf, dass desoxygeniertes Hämoglobin (Hb) bei 940 nm weniger absorbiert als oxygeniertes Hb, oder dass oxygeniertes Hb bei 660 nm weniger absorbiert als desoxygeniertes Hb.

Mit anderen Worten: Das Körperteil, das von infrarotem und rotem Licht durchstrahlt wird, absorbiert einen Großteil der Lichtenergie. Je nach Oxygenierung des Blutes unterscheiden sich die Absorptionseigenschaften. Der Einstrom von arteriellem Blut ruft pulssynchrone Änderungen in der Absorption hervor. Durch den Vergleich des Messergebnisses mit einer im Monitor gespeicherten Referenztabelle wird der prozentuale Anteil des oxygenierten Hb ermittelt. Fehlerquellen und Einschränkungen der Messungen entstehen durch Farbstoffe kosmetischer oder medizinischer Art oder unterschiedliche Hb-Fraktionen. Medizinische Farbstoffe sind z. B. Methylenblau und Indocyaningrün, die eine falsch niedrige Sauerstoffsättigung anzeigen [385]. Den gleichen Effekt ruft Nagellack in den Farben blau, grün oder schwarz hervor. Roter Nagellack hat dagegen keinen Einfluss auf die Messung. Ebenfalls führt ein erhöhter Met-Hb-Wert zu falsch niedrigen Werten, es sei denn es liegt ein hoher Met-Hb-Wert in Kombination mit einer Hypoxämie vor [29]. Mit besonderer Vorsicht ist die Pulsoxymetrie bei Vorliegen von Kohlenmonoxid-Hb zu bewerten, da sie ebenfalls zu falsch hohen Werten führt. Die Gesamthämoglobinkonzentration hat dagegen nur in Verbindung mit einer Hypoxämie eine Auswirkung auf den gemessenen Wert.

„Vielen Dank für die Erklärung. Das verspricht ja optimale Sicherheit. Aber da ich ja in Narkose sein werde, muss ich ja auch einen Beatmungsschlauch eingelegt bekommen. Das hat der Doktor von der Bauchchirurgie gesagt. Reicht die Überwachung denn dann noch aus?“ Manche Patienten machen sich einfach zu viele Gedanken, dachte sich Dr. B. „Ja, Sie haben recht. Natürlich gehört die Überwachung der Beatmung ebenfalls zum Monitoring. Wir messen nicht nur Atemgase und -volumina, sondern auch das Kohlendioxid (CO_2).“

Überwachung der Atmung und Beatmung

Die Überwachung der Atmung und Beatmung ist ein essenzieller Bestandteil des Monitorings. Dies betrifft nicht nur Patienten in Allgemeinanästhesie, sondern auch jene, die nur eine Analgosedierung erhalten. Hier kann mittels Kapnometrie und -grafie frühzeitig eine Atemdepression erkannt und behandelt werden. Die Pulsoxymetrie reagiert hier verzögert und ist somit nicht das geeignete Monitorverfahren [475].

Neben der Kapnometrie zählt die Bestimmung der inspiratorischen O_2-Fraktion nach Vorgaben der American Society of Anesthesiology zum Standardmonitoring [13]. Auch die Messung der verabreichten volatilen Anästhetika ist Voraussetzung für Low- und Minimal-flow-Anästhesien. Durch die kontinuierliche Atemgasmessung können also eine Fehldosierung, eine CO_2-Rückatmung und die Gefahr einer Hypoxie frühzeitig erkannt und gebannt werden.

Bei der CO_2-Messung unterscheidet man die Kapnometrie, also die Angabe des CO_2-Wertes als Zahl und die Kapnografie, also die Darstellung als Kurve. Hier unterscheidet man 2 Verfahren: Das Hauptstromverfahren, bei dem das CO_2 mittels einer Messküvette nahe am Atemweg gemessen wird, und das Nebenstromprinzip, bei dem das Gas durch einen zusätzlichen Schlauch am Atemweg abgezogen wird (dies können im Normalfall bis zu 200 ml Gas sein). Die Kapnometrie ist essenziell zur Verifizierung einer pulmonalen Ventilation und einer korrekten Tubuslage. Bezüglich der Verifizierung der korrekten Tubuslage gibt es eine Stolperfalle, den sog. Cola-Effekt. Bei diesem kommt es trotz der Fehllage im Ösophagus zu einer Anzeige von CO_2. Der Cola-Effekt beruht auf der Möglichkeit, dass der Patient vor Anlage des Endotrachealtubus kohlensäurehaltige Getränke zu sich genommen hat. Durch das Entweichen über den Tubus kann es fälschlicherweise zu einer Darstellung eines CO_2-Wertes kommen. Nach 5–6 Atemzyklen nimmt der Wert aber rasch ab und da kein weiteres CO_2 nachgebildet wird, geht der Wert auf null. Aus diesem Grund sollten nach Platzierung des Endotrachealtubus immer eine Kapnometrie angeschlossen und die ersten Atemzyklen abgewartet werden.

Der endexspiratorische CO_2-Wert ($petCO_2$) kann zur Abschätzung des arteriellen CO_2-Partialdrucks ($paCO_2$) herangezogen werden. Abschätzen deshalb, weil eine 1:1-Übereinstimmung aus folgendem Grund nicht möglich ist: Würde man endexspiratorisch nur das CO_2 aus den ventilierten und perfundierten Arealen messen, würde der $paCO_2$ im Großen und Ganzen gleich sein, da CO_2 sehr leicht aus dem Blut durch die Membranen diffundieren kann. Trotzdem besteht, gerade bei chronisch Lungenerkrankten oder unzureichenden Tidalvolumina, eine Differenz zwischen dem $petCO_2$ und dem $paCO_2$. Dieser Unterschied entsteht aufgrund der Durchmischung des Alveolargases der ventilierten und perfundierten Areale mit dem Alveolargas der ventilierten aber nicht perfundierten Areale, was dem funktionellen Totraum entspricht. Also Vorsicht: Der Vorgang ist physiologisch!

Kommt es während einer Narkose zu einem plötzlichen $petCO_2$-Abfall oder -Ausfall, kann das respiratorische oder zirkulatorische Gründe haben. Dazu gehören:

- Diskonnektion des Beatmungsschlauchs vom Tubus
- akute ausgeprägte Lungenembolie
- Kreislaufinsuffizienz
- Kreislaufstillstand

Der Anstieg des $petCO_2$ kann auf eine gesteigerte CO_2-Produktion, auf eine CO_2-Resorption bei laparoskopischen Eingriffen und auch auf eine maligne Hyperthermie hinweisen. Die Beatmungsparameter sollten unverändert sein. Das Augenmerk sollte immer auf die inspiratorische CO_2-Messung gelegt werden, denn ein Wert > 0 weißt auf eine CO_2-Rückatmung hin, die bei mangelnder Absorption durch den Atemkalk im Kreisteil auftritt. Eine mangelhafte Absorption tritt auch bei der malignen Hyperthermie durch die exzessive CO_2-Produktion auf.

Zu guter Letzt gibt die Kapnografie mit ihrer Kurvendarstellung wichtige Hinweise:

- Eindellungen oder Ausbeulungen in der Kurve weisen auf ein Mitatmen des Patienten hin.
- Ist der Anstieg der Kurve flach, weißt dies auf eine Obstruktion hin, weil das CO_2 nur verlangsamt abgeatmet werden kann.
- Geht die Kurve nicht gegen 0, besteht eine Rückatmung des CO_2.

Als Letztes gehören noch Überwachung der FiO_2, des Atemwegdrucks, des Atemzugvolumens und das Atemminutenvolumen zum Standardmonitoring [13].

„So, damit wären wir mit dem Standardmonitoring durch. Da Sie aber nicht nur eine kleine Operation über sich ergehen lassen müssen, werden wir unser Monitoring in Ihrem Fall noch erweitern müssen. Ich vermute, Sie möchten hier auch gerne noch ein paar genauere Ausführungen von mir erläutert bekommen?“ „Ja sehr gerne! Wenn es Ihre Zeit erlaubt!“, antwortet Herr M. „Keine Sorge, ich habe Zeit!“ Frau Dr. B. lehnt sich in ihrem Stuhl zurück.

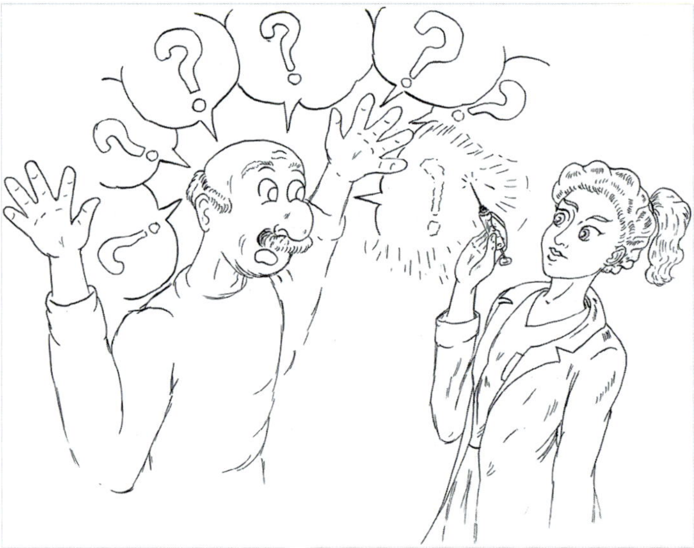

Abb. 5.1

Fazit

- Neben dem Basismonitoring gehören auch Inspektion, Palpation und Auskultation zur Überwachung eines Patienten.
- Das EKG dient zur Überwachung von Herzfrequenz, Arrhythmien und ggf. Ischämien.
- Der Blutdruck kann im Basismonitoring oszillometrisch gemessen werden.
- Bei Herzrhythmusstörungen oder peripheren Blutdruckschwankungen sollte besser auf eine invasive Blutdruckmessung gewechselt werden.
- Die periphere Sauerstoffsättigung wird mittels der Pulsoxymetrie überwacht.
- Fehlerquellen sind unterschiedliche Hb-Fraktionen und z. B. lackierte Fingernägel.
- Die Überwachung der Ventilation sollte nicht nur bei intubierten, sondern auch bei analgosedierten Patienten stattfinden.
- Zur Überwachung eignet sich die Kapnometrie/-grafie.
- Diese ist essenziell zur Verifizierung einer pulmonalen Ventilation bei intubierten Patienten.
- Eine Differenz zwischen endexspiratorisch und arteriell gemessenem CO_2 ist physiologisch.
- Zusätzlich gibt die Kapnometrie Auskunft über kardiozirkulatorische oder pulmonale Probleme oder Komplikationen.

6 Erweitertes Monitoring

Lars Holzer, Martin Bergold, Daniel Gill-Schuster

Sie sitzt jetzt schon eine ganze Weile mit dem Patienten in diesem kleinen Prämedikationsraum. Er will aber auch alles ganz genau wissen. „Um Ihren Blutdruck besser überwachen zu können, werden wir ihn nicht die ganze Zeit über die Manschette messen, sondern Ihnen am Handgelenk in die A. radialis oder in der Ellenbeuge in die A. brachialis einen kleinen Plastikkatheter legen. Alternativ hätten wir noch die A. femoralis in der Leiste, aber da stechen wir selten rein."

Arterielle Blutdruckmessung

Ein Zugang für eine arterielle Blutdruckmessung wird zumeist an einfach zugänglichen Orten angelegt, an dem ein Puls tastbar ist. Weitere Alternativen sind die A. ulnaris, A. axillaris oder auch A. dorsalis pedis und A. tibialis anterior. Aber Achtung: Nach frustranen Punktionsversuchen der A. radialis darf nicht die ipsilaterale A. ulnaris punktiert werden. Gleiches gilt für umgekehrte Punktionsversuche oder bei den Fußarterien. Vorsicht auch bei der Punktion von A. brachialis und A. axillaris, da beide schlecht kollateralisiert sind. Bei einer Gefäßläsion oder Thrombose kann es zu Versorgungsstörungen im distalen Bereich der Extremität kommen. Sie stellen deshalb eigentlich eine Reservepunktionsstelle dar ([30], [273]). Eine schlechte Kollateralisierung besteht auch bei der A. femoralis, weshalb bei Kindern auf deren Punktion verzichtet werden sollte. Bei Eingriffen, bei denen teilweise Gefäße abgeklemmt werden, muss eine arterielle Messung trotzdem weiterhin möglich sein. Werden z. B. mehrere Abschnitte der Aorta operativ versorgt, dann kann es sein, dass an mehreren Orten eine arterielle Punktion stattfinden muss. Bei Thorakotomien in Seitenlage sollte die unten liegende Extremität punktiert werden.

Die Punktion geschieht perkutan mittels Seldinger-Technik, d. h. nach der Punktion mit einer Hohlnadel wird ein Draht durch diese eingeführt, die Nadel entfernt und anschließend der Kunststoffkatheter über den Draht eingeführt. Abschließend entfernt man noch den Draht. An den Katheter wird ein mit Kochsalz befülltes Schlauchsystem angeschlossen, das eine Verbindung zwischen dem Gefäßsystem und einem Druckwandler (Transducer) herstellt. Dieser wandelt den Druck in ein elektrisches Signal um, das am Monitor als Kurve und Zahl kontinuierlich dargestellt wird. So ist eine Blutdruckmessung auch bei sehr niedrigen Werten möglich. Außerdem können jederzeit rasch Blutproben entnommen werden. Eine Alternative zur Seldinger-Technik ist die Punktion mit einer Venenverweilkanüle, ein kostengünstiges Verfahren, das schnell durchführbar ist [344]. Verzweigungen, arteriosklerotische Veränderungen und schwach palpable Gefäße sind mit dieser Technik aber häufig schwer zu punktieren oder ein Vorschub des Plastikkatheters ist unmöglich.

Für die Indikation unterscheidet man bezüglich der Eingriffe und patientenbezogener Faktoren. Ganz klar werden große chirurgische Eingriffe, wie z. B. Oberbauch-, Thorax oder gefäßchirurgische Eingriffe mittels einer arteriellen Blutdruckmessung überwacht. Weitere Eingriffe sind die Kraniotomie und Operationen mit einer extrakorporalen Zirkulation.

Patientenbezogene Faktoren sind zum einen:

- hämodynamische Instabilität
- kardiale Vorerkrankungen wie KHK, Herzinsuffizienz oder Klappenvitien
- respiratorische Insuffizienz
- Hirndruck
- Polytrauma

Das alles sind aber keine straff vorgegebenen Faktoren und die Indikation sollte bei jedem Patienten individuell gestellt werden. Dieses invasive Verfahren sollte nur dann eingesetzt werden, wenn aus dem Verfahren heraus weitere Erkenntnisse gewonnen werden können und daraus therapeutische Konsequenzen gezogen werden.

Relative Kontraindikationen sind:

- Gerinnungsstörungen
- pAVK im Stromgebiet der vorgesehenen Punktion
- V. a. unzureichende Kollateralversorgung der Hand bei geplanter Punktion

Absolute Kontraindikation bestehen nicht. Gefäßpatches oder gar Gefäßprothesen dürfen nicht punktiert werden.

Um die Durchblutung der Hand nach einem Verschluss der A. radialis zu testen, gibt es den sog. Allen-Test. Er ist was seine Aussage betrifft umstritten. Persistierende Ischämien der Hand sind mit 0,09 % äußerst selten [66]. Häufiger dagegen scheinen lokale Thrombosen aufzutreten, die klinisch unauffällig bleiben und meist nicht behandlungsbedürftig sind [66]. Eine häufigere Komplikation ist die akzidentielle Injektion von Medikamenten. Arterielle Gefäßzugänge sollten deshalb immer eindeutig gekennzeichnet werden.

„Und was können Sie mit dieser Methode messen oder sehen? Reicht es nicht, den Blutdruck mit der Manschette zu messen? Dann habe ich ja noch mehr Plastik in mir drin stecken“, fragt Herr M. „Nein“, antwortet Dr. B. „Wir haben dadurch eine genauere Messung und das Ganze kontinuierlich. Bei der normalen Blutdruckmessung wissen wir nie, was zwischen zwei Messungen passiert. Mit dieser Methode können wir jeden Blutdruckabfall oder -anstieg sofort sehen und therapieren.“

Auswertung der Blutdruckmessung

Wie bei den meisten Messungen müssen auch bei der arteriellen Blutdruckmessung alle Werte in der Gesamtschau bewertet werden. In diesem Fall sind das der systolische, der diastolische und der mittlere arterielle Blutdruck. Der Mitteldruck wird bei den neuesten Monitorsystemen durch die Integration des Drucksignals über die Zeit bestimmt. Zusätzlich kann man auch aus der grafischen Darstellung Informationen ziehen. Was kann man also nun interpretieren?

Unterschiedliche Punktionsorte bewirken unterschiedliche Darstellungen der Kurve. Eine in der Nähe der Aorta, also zentral liegende, arterielle Messkanüle, zeigt eine breitbasige Kurve mit einem ausgeprägten dikroten Umschlagpunkt, der den Schluss der Aortenklappe darstellt. Zur Peripherie hin wird die Kurve an der Basis schmaler, der diastolische Wert steigt etwas an und der Klappenschluss ist weniger deutlich abgrenzbar. Insgesamt werden aber der diastolische Druck und der Mitteldruck durch die Katheterposition kaum verändert.

Auch das Messsystem kann physikalische Artefakte hervorrufen und zu einer veränderten Darstellung der Kurve führen. Von einer übermäßigen Dämpfung der Kurve spricht man, wenn die Kurve dumpf und plump dargestellt wird. Ursachen können sein:

- anliegende Kanüle an der Gefäßwand
- Teilthrombosierung des Lumens
- Vasospasmus
- Luftblasen im Schlauchsystem
- nicht fest sitzende Verbindung des Transducer

Bei einer zu geringen Dämpfung des Systems erhält man große schmale Zacken, die Schleuderzacken genannt werden. Die systolischen Blutdruckwerte werden falsch angezeigt und können überschätzt werden [173]. Um diese physikalischen Artefakte so gering wie möglich zu halten, sollten beim Aufbau des Messsystems kurze und steife Verbindungsschläuche verwendet werden. Alle Luftblasen müssen entfernt werden und es sollte eine kontinuierliche Spülung des Systems stattfinden. Kurze Kanülen sind häufiger übermäßig gedämpft. Besteht eine mangelnde Dämpfung, so können spezielle Dämpfersysteme dazwischen geschaltet oder kleine Luftblasen in das System gesetzt werden.

Welche pathologischen Zustände können jetzt erkannt werden? Bekanntermaßen ist der Verlauf der Druckkurve vom Atemzyklus abhängig. Bei einem narkotisierten und beatmeten Patienten, bei dem es während der Inspiration zu einem Druckanstieg kommt, erhöht dies wiederum den pulmonalvenösen Rückstrom zum linken Herzen. Daraus folgt eine verstärkte Füllung des linken Ventrikels. Dies wiederum hat zur Folge, dass nach Beginn der Inspiration ein höherer systolischer Druck besteht als er während der Exspiration herrscht. Im pulmonalvaskulären System ist der Widerstand während des erhöhten Atemwegdrucks ebenfalls leicht erhöht, der pulmonale Blutfluss sinkt und die Vorlast sinkt unter die Werte, die während des Zeitraums des niedrigsten Atemwegdrucks herrschen. Weil die Vorlast sinkt, kommt es nach dem initialen, systolischen Anstieg in der Inspiration zu einem Abfall des systolischen Blutdrucks. Dieser Vorgang ist physiologisch und besteht auch bei Spontanatmung.

Eine Schwankung in den systolischen Werten ≤ 10 % ist normal. Ist die Schwankung > 10 %, muss an eine Hypovolämie gedacht werden [316]. Weitere Hinweise auf eine Hypovolämie sind kleinere Flächen unter den einzelnen Druckkurven als bei Normovolämie. Ebenfalls ist die Klappenschlussinzisur auf einem niedrigeren Druckniveau, also nach unten versetzt.

Ein ständig wechselnder Puls (Pulsus alternans) muss immer in Verbindung mit dem EKG beurteilt werden. Die grafische Darstellung mit unterschiedlichen hohen Druckkurven spiegelt die unterschiedlichen Füllungszustände des linken Ventrikels jedes einzelnen Herzschlags wieder.

Auch Klappenvitien des linken Ventrikels stellen sich in der Druckkurve da, sind aber in ihrer Diagnostik und Therapie als alleiniger Parameter nicht geeignet [317]. Denn, wie oben bereits beschrieben, haben viele weitere Parameter Einfluss auf die Darstellung der Druckkurve [311]. Bei der Aortenklappenstenose bestimmt eine niedrige Druckamplitude das Bild und die Anstiegssteilheit ist vermindert. Dagegen erhöht sich die Druckamplitude bei der Aortenklappeninsuffizienz. Eine zweigipflige Kurve kann entstehen und die Klappeninzisur ist nicht abgrenzbar. Der diastolische Druck ist niedrig. Ein Mitralvitium führt bei schlecht gefülltem linken Ventrikel zu einem niedrigen dikroten Umschlagspunkt. Die Fläche unter dem systolischen Kurvenanteil wird kleiner.

Zu guter Letzt sind noch Gefäßveränderungen zu nennen, die die Druckamplitude wie eine ausgeprägte Arteriosklerose erhöhen können, während Stenosen zu falsch niedrigen Amplituden führen.

„Nun, Herr M., ohne Sie jetzt weiter beunruhigen zu wollen, aber neben einer Venenverweilkanüle und der arteriellen Blutdruckmessung werden Sie leider noch weitere Katheter benötigen. Neben einem Blasenkatheter zur Ableitung Ihres Urins und zur Messung Ihrer Körpertemperatur werden Sie von uns noch einen sog. zentralen Venenkatheter erhalten. Dieser wird in eine der großen zentralen Venen, wie der V. jugularis interna oder V. subclavia, platziert. Er dient zur Gabe von Flüssigkeiten, Blutentnahmen und Messungen. Man könnte Sie theoretisch darüber künstlich ernähren. Alles dient zu Ihrer Überwachung und Sicherheit."

Herr M. sagt eine Zeitlang kein Wort. Dann scheint ihm noch eine Frage einzufallen. „Man hört immer wieder darüber, dass Patienten während der Narkose wach werden, sich an alles erinnern, aber nicht bemerkbar machen können. Überwachen Sie das auch?" „Nun zuerst einmal müssen Sie wissen, dass wir Ihre Narkosetiefe schon einmal durch die ganzen genannten Messungen überwachen. Steigen zum Beispiel Blutdruck und Herzfrequenz stark an, so muss man davon ausgehen, dass Sie Stress und Schmerzen haben. Die Narkose sollte vertieft werden. „Awareness" nennt man das intraoperative Wachwerden eines Patienten, der dann auch noch alles mitbekommt. Es kommt dadurch zu Stande, dass Sie zur Narkoseeinleitung und ggf. auch während der Narkose muskelrelaxiert werden. Alle Muskeln werden medikamentös zum Erschlaffen gebracht. Sie können also während der Wirkung keinen Muskel bewegen. Hören können Sie trotzdem alles, da das Hörvermögen nicht beeinträchtig wird. Ist die Narkose nicht tief genug, wird man in diesem Zustand wach. Blutdruck- und Herzfrequenzanstieg sind ein Zeichen dafür, dass die Narkose nicht tief genug ist. Auch hier haben wir Möglichkeiten der Überwachung, vor allem weil wir natürlich nicht möchten, dass das Muskelrelaxans noch bis zum Ende der OP wirkt. Wir können ganz salopp gesagt die Reaktion der Muskeln auf einen kleinen Stromreiz messen und Ihnen zusätzlich ein EEG aufkleben, um die Hirnströme zu überwachen. So sollten wir Sie auch vor einer intraoperativen Wachheit schützen."

Relaxometrie

Die elektrische Stimulation bei der Relaxometrie beruht nicht auf der Stimulation eines Muskels, sondern auf der eines Nervs der Peripherie und einer Beurteilung der dazugehörigen Muskelantwort. Durch das „Alles-oder-Nichts-Prinzip" werden alle Muskeln stimuliert, die von diesem Nerv versorgt werden. Durch einen maximalen Reizstrom mit Depolarisierung aller Axone im Nerv erhält man eine maximale Kontraktionskraft des Muskels. Während der Narkose wird aber der maximale Reizstrom um bis zu 20 % erhöht, um eine Sicherheitsreserve zu haben und um Hautwiderstandserhöhungen zu kompensieren. Man spricht in diesem Fall von einem supramaximalen Reizstrom. Weitere wichtige Komponenten der Relaxometrie sind die Form des Stromimpulses und dessen Dauer (Impulsdauer). Die Form besteht aus einem monophasischen rechteckigen Reizstrom. Eine optimale Impulsdauer liegt bei 0,2–0,3 ms. Eine höhere Impulsdauer mit mehr als 0,5 ms führen zu einer direkten Stimulation des Muskels ohne Umweg über das Axon.

Die einfachste Methode ist die Einzelstimulation (single twitch), bei der Einzelreize mit einer Frequenz von 0,1–1,0 Hz abgegeben werden. Liegt eine normale neuromuskuläre Übertragung vor oder besteht eine partielle Blockade, erhält man bei 0,1 Hz eine gleichbleibende Muskelantwort. Wird bei der partiellen Blockade die Frequenz auf 0,15 Hz angehoben, dann kommt es zu einer Abnahme der Muskelantwort, bis sich diese auf einem niedrigen Niveau stabilisiert. Die Muskelantwort ermüdet (Fading). Die 1,0 Hz-Frequenz nutzt man für die Einstellung der maximalen Reizstromstärke und überprüft, ob die Nervenstimulation korrekt ist.

Als Standard in der perioperativen Überwachung gilt der sog. Train of Four (TOF). Er kann bei nicht depolarisierenden Muskelrelaxanzien angewendet werden. Es werden 4 supramaximale Stimuli mit einer Impulsdauer von 0,2 ms im Abstand von 0,5 s ausgelöst. Das entspricht 2 Hz. Jede dieser Stimulationen führt zu einer Muskelantwort, wenn keine muskuläre Blockade vorliegt. Wurden Muskelrelaxanzien appliziert, dann ermüdet die Muskelantwort im Verlauf oder eine Antwort bleibt aus. Vergleicht man die Intensität der 4. zur 1. Muskelantwort, erhält man den TOF-Quotienten. Beträgt dieser 1 (Kontrollwert), d. h. sind beide Antworten gleich in ihrer Intensität, liegt keine Muskelblockade vor. Sinkt dieser ab, liegt eine muskuläre Blockade vor. Umso kleiner er ist, umso ausgeprägter ist die Blockade. Eine sichere Beurteilung ist aber nur bis zu einem Quotienten von 0,4–0,5 möglich.

Die sog. Double-Burst-Stimulation (DBS) erlaubt eine taktile Erfassung einer Ermüdungsreaktion während der Erholungsphase. Auch dies erfolgt bei nicht depolarisierenden Muskelrelaxanzien. Man erfasst eine neuromuskuläre Restblockade, die etwa einem TOF-Quotienten von 0,6–0,7 entspricht.

Um eine Quantifizierung einer tiefen, nicht depolarisierenden neuromuskulären Blockade zu verifizieren, wurde der Post-Tetanic-Count entwickelt. Bei einer tiefen Blockade ist die Überwachung mittels TOF nicht mehr möglich, da keine Muskelantwort mehr ausgelöst werden kann. Die Anzahl der posttetanischen Antworten ist invers proportional zum Grad der neuromuskulären Blockade [344]. Anwendung findet diese neuromuskuläre Überwachung bei Patienten, bei denen unter allen Umständen eine Willkürbewegung verhindert werden sollte.

Elektroenzephalografie (EEG)

Während die Relaxometrie die neuromuskuläre Antwort erfasst, kann man mit der Elektroenzephalografie (EEG) die elektrische Aktivität der Großhirnride erfassen. Abgleitet wird die Summation von exzitatorischen (aktivierenden) und inhibitorischen (hemmenden) postsynaptischen Wechselstrompotenzialen. Die Ableitung erfolgt über 4 frontotemporal aufgebrachten Elektroden. Nachteil dieser Methode ist, dass nur ein kleiner Bereich der Hirnaktivität erfasst wird. Eine Lokalisation von Funktionsstörungen in verschiedenen Hirnarealen ist nicht möglich.

Folgende Muster können bei der Ableitung eines EEG erkannt werden:

Bei Patienten mit geschlossenen Augen herrschen α-Wellen vor. Es gibt aber auch andere Rhythmen wie β-Wellen oder eine Mischung aus α- und β-Wellen. Im Verlauf der Narkose kommt es nach der β-Phase zu einer zunehmenden Verlangsamung des Frequenzmusters, bis es schließlich in ein Burst-Suppression-Muster übergeht. Hierbei handelt sich um ein Nulllinien-EEG (Suppression) mit dazwischen liegender Hirnaktivität (Burst) in verschiedenen Abständen und unterschiedlicher Intensität. Falls das Burst-Suppression-Muster nicht durch zentral wirksame Medikamente ausgelößt wird, könnte es auch physiologisch sein (schlafender Patient), durch eine reduzierte Hirndurchblutung in Hypothermie oder durch erhöhten Hirndruck und metabolische Entgleisung hervorgerufen werden.

Pathologische Veränderungen wie Spikes und Waves sind dann eindeutig, wenn sie im direkten Zusammenhang mit einem Ereignis stehen. Genannt werden kann hier das Abklemmen der A. carotis zur chirurgischen Versorgung oder z. B. ein massiver Blutdruckabfall. Beachtet werden muss aber immer, dass auffallende Veränderungen im EEG eher unspezifisch sind und dass Rückschlüsse auf die Ursache oder Art der Störung nicht möglich sind. Als Grundsatz gilt: In kritischen Phasen sollten keine Veränderungen an der Narkose vorgenommen und physiologische Störungen so gering wie möglich gehalten werden. So können pathologische Muster ggf. von physiologischen unterschieden werden.

Das in der klinischen Routine abgeleitete Roh-EEG wird in der heutigen Zeit computergestützt transformiert und verbessert. Speziell zur Vereinfachung einer Interpretation werden Berechnungen angestellt, um verschiedene Indizes zu erhalten. Diese helfen z. B. bei der Interpretation der Narkosetiefe, da alle Informationen in einer Zahl ausgedrückt werden.

Zwei Systeme haben sich in der Anästhesie etabliert:

Zum einen gibt es den Narkotrend. Dieser berechnet anhand von relativen Bandleistungen und narkosemittelspezifischer Algorithmen eine Stadieneinteilung der Narkose bzw. des Schlafes. Die Einteilung erfolgt nach Kugler von A (wach) bis F1 (sehr tiefe Narkose).

Zum anderen gibt es den bispektralen Index (BIS), der Berechnungen aus der β-Aktivität, der Burst-Suppression-Aktivität und der Phasenbeziehung verschiedener EEG-Wellen vornimmt. Es gilt: Ein BIS-Index kleiner 55 spricht für eine mittlere, ein Index unter 40 für eine tiefe Narkose [190]. Zwar ermöglicht die computergestützte Signalverarbeitung eine einfache Möglichkeit, die Hirnstromaktivität zu überwachen, es besteht aber immer die Möglichkeit, dass Artefakte oder Pathologien durch ein automatisches System nicht erkannt werden. Die DGAI empfiehlt deshalb eine zertifizierte Fortbildung [213], damit wichtige Störquellen und Fehler erkannt werden.

Bleibt also festzuhalten, dass das EEG ein nützliches Zusatzmonitoring ist, welches klinisch gut mit dem Narkosezustand korreliert. Bei einem Burst-Suppression-EEG ist eine intraoperative Wachheit auszuschließen. Eine zuverlässige Steuerung der Narkose ist mithilfe neurophysiologischer Parameter möglich ([190], [213], [284]). Allerdings ist zu beachten, dass eine exakte Bestimmung des Einschlafens und Aufwachens nicht möglich ist und das man nicht abschätzen kann, wieviel Analgesie oder Hypnose der Patient noch benötigt.

Mithilfe des BIS können intraoperative Wachheiten nicht besser als mit der Erfassung der endtidalen Konzentration von volatilen Anästhetika verhindert werden [21]. Empfohlen wird deshalb keine generelle EEG-Überwachung, sondern nur der gezielte Einsatz bei Hochrisikopatienten ([14], [284]).

„Ich glaube, das reicht mir an Informationen. Vielen Dank!" „Gern geschehen", antwortet Dr. B. Herr M. sieht gerade etwas bedient aus. „Denken Sie daran, Herr M. Alles dient Ihrer Sicherheit. Sie werden sehen, das wird schon klappen!"

Fazit

- Die arterielle Blutdruckmessung sollte möglichst an einfach zugänglichen Regionen sein und keine funktionelle Endarterie sein.
- Indikationen für eine invasive Blutdruckmessung sind die Art des Eingriffes und patientenbezogene Faktoren.
- Die arterielle Kurve verlängert sich je nach Punktionsort, aber auch je nachdem, welches System zur Ableitung verwendet wird.
- Ausgeprägte Schwankungen in der Kurve sind Hinweis auf eine Hypovolämie.
- Die Relaxometrie dient zur Überwachung der Muskelfunktion durch die elektrische Reizung eines peripheren Nerven.
- Über das EEG wird dagegen die elektrische Aktivität der Großhirnrinde überwacht.

7 Atemwegsmanagement I: RSI

Lars Holzer, Martin Bergold, Daniel Gill-Schuster

Dr. B. hat gerade ihre letzte Narkose beendet und ist auf dem Weg zum Genussmittelautomaten. Sie will sich schnell noch was zu trinken und zu essen holen, bevor sie in 15 Minuten ihren Dienst antreten muss. Gerade kramt sie in ihren Kitteltaschen nach Geld, als ihr Telefon klingelt. Der koordinierende OA ist am anderen Ende der Leitung: „Hallo Dr. B., wo bist du gerade?" Na wenn man schon so fragt, kann es ja nur wieder um irgendeine Aufgabe gehen. „Eigentlich gerade ..." Ach was soll's! „Raus mit der Sprache, was hast du denn für eine Aufgabe?" Der OA berichtet von einem Reanimationsalarm, der ein Team der Anästhesie auf die allgemeinchirurgische Normalstation geführt hat. Dort war ein Patient, der vor 10 Tagen eine pyloruserhaltende partielle Duodenopankreatektomie (PPPD)-Operation bei chronischer Pankreatitis hatte, mit frisch blutigem Erbrechen aufgefallen. Da der Patient zusätzlich zu dem Erbrechen auch synkopiert war, wurde der Alarm ausgelöst. „Der Patient ist tachykard und hypoton", berichtet der OA weiter. „Das Team ist jetzt gerade auf dem Weg in die Radiologie, damit eine CT des Abdomens durchgeführt wird. Bitte begib dich direkt, ohne über Los zu gehen, dahin."

Pyloruserhaltende partielle Duodenopankreatektomie (PPPD)

Bei der PPPD handelt sich um eine Operationsvariante, die zur Pankreasresektion eingesetzt wird. Der Chirurg Kenneth Watson führte diese Operation 1942 erstmalig durch.

Durch die Erhaltung des Pylorus ist die physiologische Magenentleerung erhalten.
Indikationen für diese Operation sind das Pankreaskopfkarzinom und die chronische Pankreatitis.

Als Dr. B. in der Radiologie eintrifft, ist der Patient schon umgelagert und man bereitet alles für die Untersuchung vor. Die Kollegen der Allgemeinchirurgie sind auch vor Ort. Der Kollege Dr. M. von der anästhesiologischen Intensivstation beginnt zu erzählen. „Herr P. ist 47 Jahre alt und hatte vor 10 Tagen seine OP. Der bisherige Verlauf war gut, die primäre Wundheilung war problemlos und mit dem Kostaufbau konnte begonnen werden. Eigentlich sollte er morgen entlassen werden. Heute am Vormittag klagte er nur über Unwohlsein, gegen 15:30 Uhr erbrach er sich das erste Mal. Das Erbrochene war frisch blutig. Die Kollegen nahmen Blut ab und führten eine Ultraschalluntersuchung des Abdomens durch. Hier fanden sie freie Flüssigkeit im Abdomen. Aufgrund des Befunds entschieden sie sich für eine CT-Untersuchung. Beim Umlagern von der Liege im Untersuchungszimmer kollabierte der Patient. Das war der Zeitpunkt, wo wir hinzugerufen wurden. Aktuell ist Herr P. wach, kontaktfähig und voll orientiert, klagt aber über zunehmende, massive Oberbauchschmerzen. Er hat schon 15 mg Piritramid erhalten. Außerdem hat er zwei großlumige Zugänge, über die wir eine kolloidale und zwei kristalloide Lösungen haben laufen lassen. Darunter stabilisiert sich der Kreislauf zunehmend. Der niedrigste Blutdruck war systolisch bei 75 mmHg und die Herzfrequenz liegt die ganze Zeit zwischen 120 und 130 Schlägen pro Minute. Ich hau dann mal wieder ab auf die Intensivstation!" Die Kollegin der Allgemeinchirurgie tritt auf Dr. B. zu. „Hallo. Ich habe gerade mitbekommen, dass Sie die Sache weiter anästhesiologisch betreuen. Ich habe hier die Laborwerte von 15:30 Uhr, der Hb beträgt nur 6,5 mg/dl. Ich hatte schon Kreuzblut mit abgenommen und 4 Erythrozytenkonzentrate bestellt. Ich glaube, ich bestelle noch einmal 4 oder 6 zusätzlich. Ich kümmere mich gleich darum." „Ja das klingt gut", antwortet Dr. B. „Der Blutspendedienst soll diese gleich in den OP schicken oder wollt ihr nicht nachschauen, was im Abdomen los ist?" „Die Oberärzte sitzen schon beim Radiologen am Monitor." Damit dreht sie sich um und geht zum Telefon. Dr. B. tritt auf den Patienten zu und spricht ihn an. „Hallo Herr P., mein Name ist Dr. B. Ich bin von der Anästhesie und werde Sie jetzt weiter betreuen. Der Kollege sagte mir schon, dass Sie Schmerzen haben. Sind sie sehr stark?" Herr P. kann nur nicken und krümmt sich. Dr. B. entdeckt Schwester Nathalie, die gerade mit einem Narkosewagen den Raum betritt. „Hallo Nathalie, kannst du mir gleich mal eine Fentanyl aufziehen?" Die Radiologen drängen in der Zwischenzeit darauf, mit der Untersuchung anzufangen. Herr P. erhält noch 0,2 mg Fentanyl und Dr. B. positioniert sich so hinter der Scheibe im Untersuchungsraum, dass sie Patient und Monitor im Blick hat. Eine CT des Abdomens, erweitert um eine CT-Angiografie, wird gefahren. Dr. B. hört, wie die Radiologen die Bilder mit den Kollegen besprechen. Dorsal vom Magen ist ein großes Hämatom sichtbar, was wahrscheinlich ein Grund für den Hb-Abfall ist. Das blutige Erbrechen erklären die Allgemeinchirurgen mit einer Arrosionsblutung an der großen Magenkurvatur. Der Restpankreas wurde direkt am Magen angeschlossen. „Können wir sofort in den OP?", fragt der OA der Allgemeinchirurgie. „Ich denke schon." Dr. B. nimmt ihr Telefon in die Hand und ruft ihren 1. Dienst an. „Hi, du hast ja die Situation bestimmt schon mitbekommen. Der Patient muss sofort laparotomiert werden. Können wir gleich hochkommen? Ja? Gut, lass bitte alles für eine RSI vorbereiten und am besten legen wir noch einen zentralen Katheter und eine arterielle Blutdruckmessung. Wir machen uns in 2–3 Minuten auf den Weg, der Patient muss noch von der Gangway in sein Bett gebracht werden. Danke!" „Was wollt ihr mit dem Patienten machen? Was ist eine RSI?", fragt die junge Kollegin der Allgemeinchirurgie. Dr. B. verabreicht nochmals 0,2 mg Fentanyl, da der Patient immer noch über starke Schmerzen klagt und packt beim Umlagern mit an. Dann erklärte sie kurz, was eine RSI ist.

Rapid Sequence Induction (RSI)

RSI steht für eine Rapid Sequence Induction. Weitere Begriffe sind RSII, also Rapid Sequence Induction and Intubation, Ileuseinleitung oder Blitzeinleitung. Der Begriff „Crush Intubation" wird kaum noch verwendet. Hinter den Begriffen steht eine schnellstmögliche Narkoseeinleitung von Patienten, die aspirationsgefährdet sind. Dazu erhalten die Patienten ein Hypnotikum und ein Muskelrelaxanzium als Bolus direkt hintereinander. Ziel ist es, eine rasche Bewusstlosigkeit zu erreichen und die Trachea durch einen blockbaren Endotrachealtubus mechanisch mittels des Cuffs zu blockieren. Der Abstand zwischen der Bewusstlosigkeit und der Blockade sollte minimal gehalten werden. Da im eigentlichen Sinne nicht die Bewusstlosigkeit sondern die zügige Intubation im Vordergrund steht, treffen die Begriffe RSII und Blitzintubation das Vorgehen am besten. Die RSI wird noch heute als Standardvorgehen bei aspirationsgefährdeten Patienten angesehen [276].

Klassischerweise wird folgendermaßen vorgegangen:

- Präoxygenierung
- Gabe des Hypnotikums
- direkt gefolgt von der Gabe von einem Muskelrelaxanzium (Succinylcholin 1 mg/kg KG oder Rocuronium 0,9–1,2 mg/kg KG)
- Durchführung des Krikoiddruckes nach Gabe des Hypnotikums mit Bewusstseinsverlust und Sicherung der Atemwege ohne eine Zwischenbeatmung.

Einige Ansichten der klassischen Vorgehensweise haben sich aber in den letzten Jahren verändert und variieren erheblich ([117], [214], [276]). Dies liegt häufig am Fehlen von großen randomisierten Studien.

Auch die vorherige Gabe eines Opioids wird kontrovers diskutiert. Gegner der vorherigen Opioidgabe begründen dies mit einer möglichen induzierten Sedierung und Verlust der Schutzreflexe.

Indikation

Bei folgenden Patientengruppen besteht die Indikation zur RSI:

- Patienten, die nicht nüchtern sind und bei denen nicht auf die Einhaltung der Nüchternheit gewartet werden kann
- Patienten mit einem Subileus, Ileus oder einer Darmobstruktion
- Schwangere ab der 20. Schwangerschaftswoche und 24h postpartum
- Hiatushernie
- gastroösophagealer Reflux (GÖR)
- präoperatives Erbrechen, z. B. im Rahmen eines erhöhten Hirndrucks [187]
- extrem übergewichtige Patienten (BMI > 35 kg/m^2)

- Diabetiker bei möglicher Gastroparese
- Patienten mit schwerem Trauma (Polytraumatisierte)

Die RSI bei GÖR wird kontrovers diskutiert. Anästhesierelevant sind v. a. die Patienten, bei denen ein verminderter Ruhetonus des unteren Ösophagussphinkters besteht. Bei diesen besteht eine reduzierte Druckbarriere zwischen Ösophagus und Magen. Ohne randomisierte, prospektive Studien ist es schwer zu sagen, ob generell alle Patienten mit einem GÖR eine RSI erhalten sollten. Man kann davon ausgehen, dass nicht alle Patienten aspirationsgefährdet sind. Deshalb wird ein individuelles Vorgehen empfohlen. Eine RSI muss nicht zwingend bei Patienten durchgeführt werden, die nur gelegentlich über GÖR klagen oder bei denen unter Medikation keine Symptome bestehen. Sollten die Symptome dauerhaft bestehen, bestehen Schluckbeschwerden, liegt bei diesen Patienten eine Hiatushernie vor oder sind die Patienten mit einem GÖR nur eingeschränkt kontaktfähig, so kann in Abhängigkeit von der respiratorischen und hämodynamischen Situation die Indikation großzügig gestellt werden.

Zwei Minuten später kann der Patient umgelagert werden. In der Einleitung erhält Herr P. wach eine arterielle Blutdruckmessung und einen Shaldon-Katheter. Schwester Nathalie bereitet die Medikamente für die Narkose vor. Dr. B. hält dem Patienten die Maske vor und appliziert 100 % Sauerstoff. OA Dr. M. betritt die Einleitung und lässt sich die Patientengeschichte darstellen. Nachdem Dr. B. die Situation geschildert hat, geht der OA an den Schrank in der Einleitung und holt eine Magensonde heraus.

Magensonde

Zur Anlage einer Magensonde (MS) ist die Datenlage sehr dünn. Es ergibt sich keine eindeutige Empfehlung, ob eine MS vor einer RSI angelegt werden soll oder ob eine schon liegende Magensonde belassen oder entfernt werden muss. Einzig bei einer gastrointestinalen Obstruktion ist das Anlegen einer Magensonde obligat, damit flüssiger Mageninhalt abgesaugt werden kann [321]. Die Sonde sollte groß- und doppellumig sein [5].

Untersuchungen von freiwilligen Probanden zeigten nach dem Anlegen einer Magensonde keinen vermehrten Reflux ([221], [288]). Dagegen führte die perioperative Anlage einer Magensonde bei Patienten, die sich einer elektiven Laparotomie unterzogen, zu vermehrtem Reflux im Vergleich zu Patienten ohne Magensonde [254]. Ob dieses Ergebnis klinisch relevant ist, bleibt unklar. Eine perioperativ eingelegte Magensonde kann bei erschwerter Laryngoskopie der Orientierung dienen, eine kontinuierliche Entlastung des Magens ist möglich und Komplikationen bei einer erneuten Anlage werden verhindert. Auf der anderen Seite kann die liegende Magensonde die Präoxygenierung und eine Laryngoskopie erschweren und die Intubation verhindern. Außerdem kann die Funktion des unteren Ösophagus behindert werden. Auch hier sollte eine individuelle Entscheidung getroffen werden.

OA Dr. M. schaut sich die Magensonde kurz an und legt sie dann wieder in den Schrank zurück. „Wollen Sie den Patienten nicht lieber mit dem Oberkörper hoch lagern?" Dr. B. schaut sich den auf dem Rücken liegenden Patienten an und schüttelt den Kopf.

Lagerung des Patienten

In Bezug auf die Lagerung der Patienten herrscht ebenfalls Uneinigkeit. Die Fraktion, die eine Oberkörperhochlagerung oder auch die Antitrendelenburg-Lagerung bevorzugt, argumentiert, dass eine bessere Oxygenierung durchgeführt werden kann und dass bei passivem Erbrechen der Mageninhalt nicht bis zur Larynxebene aufsteigen kann. Das Gegenargument ist das aktive Erbrechen. Hier ist es dem Mageninhalt möglich, bis in die Larynxebene aufzusteigen und passiv in die Trachea zu gelangen.

Deshalb argumentiert die andere Fraktion für eine Trendelenburg-Lagerung mit einer Oberkörpertieflagerung. Erbrochenes wird aufgrund der Schwerkraft von der Trachea ferngehalten. Dagegen ist die Oxygenierung nicht so effektiv und die Intubationsbedingungen werden erschwert. Die dritte Fraktion bevorzugt die Rückenlage. Hier herrschen die besten und v. a. die gewohnten Intubationsbedingungen. In den Empfehlungen der Fachgesellschaften wird zum Teil nicht auf die Lagerung eingegangen. Also bleibt wiederum nur das individuelle Abwägen. Ein Patient, der z. B. übergewichtig ist und bei dem kardiopulmonale Einschränkungen vorliegen, könnte eine Trendelenburg-Lagerung nicht tolerieren, v. a. dann, wenn die funktionelle Residualkapazität durch ein aufgetriebenes Abdomen und die pulmonale Reserve von vornherein eingeschränkt ist. Eine Oberkörperhochlagerung kann hier die optimale Lösung sein. Da die zügige Intubation bei der RSI jedoch an erster Stelle steht, bevorzugen wohl die meisten Anästhesisten die Rückenlage.

OA Dr. M. schaut sich das Abdomen an. Es ist gebläht, aber nicht prall gespannt. Das respiratorische Problem des Patienten scheint eher schmerzbedingt zu sein. „Ok, fahren Sie mit der Präoxygenierung fort."

Präoxygenierung

Eine Präoxygenierung ist essenziell bei einer RSI, weil keine Zwischenbeatmung stattfindet und schwierige Intubationsbedingungen vorliegen können. Durch das hohe Angebot findet auch gleichzeitig eine Denitrogenisierung, also ein Auswaschen des Stickstoffs, statt. Es wird ein Sauerstoffspeicher, v. a. in der funktionellen Residualkapazität, geschaffen. Wird eine Präoxygenierung konsequent mit einer FiO_2 von 0,87 durchgeführt, so entsättigt ein gesunder 70 kg schwerer Patient nach rund 8,7 min. Entsättigen heißt, dass der Sauerstoffgehalt des Hämoglobins auf 80 % abfällt. Ist der Patient mäßig vorerkrankt, wird dieser Punkt nach 5,5 Minuten erreicht. Vorerkrankungen können zu einem höheren Sauerstoffverbrauch führen.

Kinder entsättigen schneller. Schon nach 3,7 Minuten wird der kritische Punkt bei einem 10 kg schweren Kind erreicht [40]. Auch adipöse Patienten entsättigen schneller [40]. Diese Patienten entsättigen schneller, da sie eine eingeschränkte FRC haben.

Ein Diskussionspunkt bleibt aber die Art der Präoxygenierung. Einige Anästhesisten bevorzugen die Methode der 3- bis 5-minütigen Tidalvolumenatmung, andere bevorzugen 5–8 tiefe Atemzüge über 60 Sekunden. Bei beiden Methoden sollte die Maske dicht sitzen und es sollten keine Leckagen bestehen, um ein hohes Sauerstoffangebot zu gewährleisten ([187], [296]). Das Thema Lagerung spielt in diesem Zusammenhang nur bei adipösen Patienten eine Rolle. Eine 25°-Oberkörperhochlagerung verlängert die Apnoezeit ([10], [108]). Bei Gesunden führt die Oberkörperhochlagerung im Gegensatz zur Flachlagerung nicht zu einer verbesserten Gewebeoxygenierung [390]. Auch der Vergleich von schwangeren und nicht schwangeren Frauen zeigte bei einer Anhebung des Oberkörpers von 45° keine Verlängerung der Apnoezeit bei den Schwangeren [28].

Ein heiß diskutierter Punkt ist die Zwischenbeatmung. Ältere Studien heben hervor, dass eine Beatmung mit einem Beatmungsdruck von unter 15 cmH_2O zu keiner Mageninsufflation führt ([226], [349]). Dagegen kommt es bei Drücken über 20 cmH_2O zu einem Übertritt von Luft in den Magen [226]. Eine Zwischenbeatmung mit Drücken kleiner als 15 cmH_2O sollte also möglich sein [187].

Schwester Nathalie steht neben dem Patienten und wartet auf das Zeichen von Dr. B. „Mit was werden Sie einleiten?", fragt der OA. „Ich wollte mit Propofol und Rocuronium einleiten", antwortet Dr. B. „Warum kein Succinylcholin?", fragt der OA.

RSI und Opioide

Liegen keine Kontraindikationen vor, so kann vor der RSI ein Opioid gegeben werden. Vorteil ist eine niedrigere Gabe von auf den Kreislauf depressiv wirkenden Hypnotika. Außerdem werden die blutdruckstimulierenden Effekte einer Intubation abgefangen [187].

Das Hauptproblem ist, dass die Dosierung der Hypnotika nicht nach Wirkung, sondern häufig nach festen Werten erfolgt. Die Wirkungen auf die Hämodynamik sind so individuell wie der Patient, der sie erhält. Eine hohe Dosierung bewirkt eine schnelle Einschlafzeit und verkürzt die Zeit bis zur mechanischen Blockade der Trachea und die Apnoezeit. Das Aspirationsrisiko sinkt. Nachteilig sind die möglichen ausgeprägten hämodynamischen Auswirkungen.

Eine niedrigere Dosierung vermindert die Gefahr einer Kreislaufdepression, kann aber bei Intubation zu einer Tachykardie, Hypertonie und damit sogar zu möglichen Myokardischämien führen. Die Einschlafzeiten verlängern sich und die Intubationsbedingungen können sich verschlechtern, was auch abhängig von der Wahl des Muskelrelaxanziums ist. Die Zeit bis zur Intubation verlängert sich und das Aspirationsrisiko steigt.

Zwei Überlegungen sind deshalb angebracht: Welche hämodynamische Reaktion ist dem Patienten zumutbar? Die kardiovaskuläre Depression oder die kardiovaskuläre Stimulation? Sie bestimmen die Wahl und Dosierung des Hypnotikums. Des Weiteren muss man eine kardiovaskuläre Reaktion gegen das Aspirationsrisiko abwägen. Erscheint das kardiovaskuläre Risiko höher, sollte ggf. von der klassischen RSI Abstand genommen werden, d. h. die Gabe des Hypnotikums nach Wirkung und evtl. eine vorsichtige Zwischenbeatmung durchführen. Liegt dagegen ein erhöhtes Aspirationsrisiko vor, dann sollte die Dosierung des Hypnotikums und des Muskelrelaxanziums so gewählt werden, dass optimale Intubationsbedingungen entstehen und die Zeit zwischen Verlust der Schutzreflexe und der Intubation so gering wie möglich ist. Um dann eine kardiovaskuläre Depression zu vermeiden, könnten nach indiviueller Abwägung z. B. Ketamin oder Vasopressoren zum Einsatz kommen.

Dr. B. denkt nach. Nach den Aussagen hat sie einen jungen, sonst gesunden Patienten vor sich, der den ganzen Tag erbricht. Das Aspirationsrisiko steht deutlich über der kardiovaskulären Depression. Sie würde jedoch trotzdem lieber das Rocuronium verwenden.

Succinylcholin und Rocuronium – ein Vergleich

Succinylcholin (depolarisierendes Muskelrelaxanzium) wirkt zuverlässig und hat die Vorteile einer kurzen Anschlagszeit und einer kurzen Wirkdauer. Trotzdem gibt es lebensbedrohliche Nebenwirkungen und Kontraindikationen (maligne Hyperthermie, Herzrhythmusstörungen, allergische Reaktionen und Bettlägerigkeit). Rocuronium hat als einziges nicht depolarisierendes Muskelrelaxanzium Succinylcholin zunehmend verdrängt. Es hat eine ähnlich kurze Anschlagszeit.

Die Intubationsbedingungen von Succinylcholin und Rocuronium wurden miteinander verglichen. Succinylcholin (1–1,5 mg/kg KG) und Rocuronium (0,9–1,2 mg/kg KG) führen bis ca. 1 min zu vergleichbaren guten Intubationsbedingungen [392]. Findet die Intubation erst nach 1 min statt, ist die Wahrscheinlichkeit, bessere Intubationsbedingungen unter Succinylcholin zu erhalten, höher [314].

Zusätzlich ist zu beachten, dass die Desaturierung unter Succinylcholin schneller stattfindet als bei Rocuronium, was wahrscheinlich an Faszikulationen und dem damit einhergehenden höheren Sauerstoffverbrauch liegt ([407], [413]). Dies sollte bei respiratorisch eingeschränkten Patienten beachtet und in die Entscheidungsfindung mit einbezogen werden. Von Präkurarisierung und Priming wird abgeraten!

Dr. B. darf dann doch mit Rocuronium einleiten. Sie schaut noch einmal über den Patienten und die Maschinerie, die Absaugung ist an, die Kreislaufparameter sind soweit ok. Sie nickt Schwester Nathalie zu. „Gib dem Patienten alles! Fentanyl haben wir schon die ganze Zeit verwendet, also bitte Propofol 200 mg und Rocuronium 80 mg als Bolus. Gute Nacht, Herr P. Wir passen gut auf Sie auf. Schlafen Sie gut." „Möchten Sie einen Krikoiddruck haben?", fragt der OA. Dr. B. schüttelt den Kopf. Jetzt hat sie schon wieder dem OA widersprochen.

Krikoiddruck

Die Durchführung des Krikoiddrucks bleibt eine Streitfrage ([104], [126], [232], [305], [320], [322], [398], [403]). Bis vor kurzem galt der Krikoiddruck als Standard bei einer RSI [214]. Er wurde immer als effektiv und harmlos angesehen. Dies wurde zunehmend hinterfragt ([147], [403]). Es gibt keine randomisierte Studie, die gezeigt hat, dass der Krikoiddruck ein wirksamer Schutz vor Aspiration ist. Zu den Nebenwirkungen gehören Würgen und Auslösen von Erbrechen, wenn er zu früh angewendet wird. Außerdem verhindert eine inkorrekte Ausführung eine Aspiration nicht. Er kann bei Ausführung zu einer Verschlechterung der Laryngoskopie- und Intubationsbedingungen führen ([9], [143], [147], [160], [161], [175], [246], [322], [423], [440]) und damit eine rasche Intubation verhindern. Der Tonus des unteren Ösophagussphinkters kann sinken und eine Regurgitation begünstigen ([140], [415], [440]).

Die Leitlinien der SSAI halten den Krikoiddruck aufgrund der vorliegenden Studien für nicht obligat und empfehlen eine individuelle Entscheidung. Es wird aber darauf hingewiesen, dass der Krikoiddruck sofort aufgehoben werden muss, wenn Beatmung oder Laryngoskopie sich als schwierig erweisen. Dagegen beruft sich die DGAI auf die Richtlinien des National Institute for Health and Clinical Excellence (NICE), das den Krikoiddruck empfiehlt [391], setzt diesen in ihren Leitlinien aber in Klammern [148]. Also auch hier herrscht keine Einigkeit und es bleibt immer noch die Frage, wie der Krikoiddruck richtig ausgeführt wird. Die Entscheidung bleibt also individuell.

Kaum hat es der OA ausgesprochen, läuft dem Patienten Flüssigkeit aus Mund und Nase. Dr. M. greift zum Hals, Dr. B. schnappt sich die Absaugung in Form eines Jankauers und hält sie tief in den Rachen des Patienten. Eine Menge flüssiges und blutiges Sekret lässt sich ohne Probleme absaugen. Als die Regurgitation sistiert, stellt sich Dr. B. unter Absaugung die Stimmbänder dar und intubiert rasch und atraumatisch den Patienten. Endotracheal lässt sich nichts absaugen. Die Beatmungseinstellungen sind niedrig und der Patient oxygeniert gut. „Lag das jetzt am Krikoiddruck oder kam einfach nicht mehr?", fragt sie den OA. Dieser zuckt nur mit den Schultern. Er kann die Frage nicht beantworten. Schwester Nathalie dreht sich zu den beiden um und sagt: „Gut, dass wir hier in der Einleitung waren und alles vorbereitet haben. Wir können froh sein, dass wir ihn nicht im CT intubieren mussten, sonst säßen wir jetzt richtig im Dreck!" Damit hat sie Recht.

Fazit

- Mit der RSI werden eine schnellstmögliche Narkoseeinleitung und Intubation bezeichnet.
- Indikation besteht bei aspirationsgefährdeten Patienten, wobei bei bestimmten Patientengruppen individuell entschieden werden muss (vor allem bei Patienten mit einem GÖR).
- Ebenso sollte bei der Lagerung des Patienten und der Anlage einer Magensonde individuell entschieden werden.
- Die Präoxygenierung dient zur Denitrogenisierung und damit zum Auffüllen des pulmonalen „O_2-Speichers".
- Patienten mit einem erhöhten Sauerstoffverbrauch oder einer verminderten FRC entsättigen schneller.
- Hypnotika werden häufig nach Gewicht anstatt nach Wirkung dosiert.
- Deshalb sollte sich vorher überlegt werden, ob der Patient eine Kreislaufdepression toleriert, oder ob das Aspirationsrisiko geringer ist und eine Gabe nach Wirkung erfolgen kann.
- Rocuronium und Succinylcholin sind in Bezug auf die Intubationsbedingungen innerhalb der ersten Minute nach Gabe vergleichbar.
- Bei pulmonal eingeschränkten Patienten muss auf die schnellere Desaturierung nach Succinylcholin geachtet werden.
- Der Krikoiddruck bleibt eine große Streitfrage, da seine korrekte Ausführung nicht zwingend vor einer Aspiration schützt und sogar bei inkorrekter Ausführung zu Schäden führen kann.

8 Atemwegsmanagement II: Tidalvolumen und Extubation

Lars Holzer, Martin Bergold, Daniel Gill-Schuster

Dr. T. ist zufrieden. Die Einleitung und Intubation für die Doppel-J-Anlage hat reibungslos funktioniert. Er hat sich vor der Studentin nicht blamiert und muss zugeben, dass er sogar noch etwas von ihr gelernt hat. Die OP-Pflegekräfte geben den OP frei und die Patientin wird mit dem Tisch hineingefahren und gelagert. Gleichzeitig wird das Monitoring fortgesetzt. Dr. T. setzt sich an seine Schreibplatte und fängt an, das Protokoll zu schreiben. Plötzlich wird er durch die Frage, ob er noch irgendetwas vergessen hat, aus seiner tiefen Konzentration gerissen. Der Kollege der Urologie hat den Saal betreten und anscheinend hat er schon mehrfach angefragt, ob er mit dem Team-Time-out anfangen könne. Etwas verwirrt gibt Dr. T. das Ok und der Kollege stellt sich, sein Team und die Patientin vor. Er schildert kurz, welchen Eingriff er jetzt vor hat und fragt Dr. T., ob es von seiner Seite aus noch etwas geben würde. Dr. T. verneint.

Die Operation beginnt. Kaum sitzt Dr. T. wieder an seinem Protokoll, als er erneut gestört wird. Etwas ärgerlich hebt er den Kopf, stellt aber fest, dass es diesmal Lisa ist, die ihn etwas gefragt hat. Sofort reißt er sich zusammen und bittet sie, die Frage noch einmal zu wiederholen, da er abgelenkt war. „Ich hatte gefragt, ob das Tidalvolumen, mit dem die Patientin beatmet wird, nicht zu hoch ist? Sollte man Patienten nicht nur mit einem Atemhubvolumen von 6–8 ml pro kg Körpergewicht beatmen?" „Jein, das ist so nicht ganz richtig", antwortet Dr. T. „Das gilt eigentlich nur für Patienten mit einer schweren Lungenerkrankung, wie z. B. einem ARDS oder ähnlichem! Außerdem kann ich mich doch während der Narkose am CO_2 orientieren. Wir sind jetzt aktuell bei einem endtidalen CO_2 von 39 cmH_2O. Das ist doch ein Zeichen dafür, dass die Patientin ausreichend Atemminutenvolumen hat. Aber die Frage ist interessant!"

Acute respiratory Distress Syndrome (ARDS)

Tatsächlich ist es so, dass sich die Beatmungsstrategie von Patienten mit ARDS und einem Lungenversagen in den letzten Jahren stark verändert hat. Dies betrifft vor allem das Atemhubvolumen. Während früher mit einem Atemhubvolumen von 10–12 ml/kg KG beatmet wurde, wurde dies immer weiter reduziert, bis man sich heute auf < 6 ml/kg des idealen Körpergewichts festgelegt hat. Diese Strategieänderung führte zu einer Verbesserung der Überlebensrate ([102], [324]). Gleichzeitig wurde der PEEP (positive endexspiratoric Pressure) immer weiter angehoben. Diese Strategie verringerte zwar die Letalität nicht grundsätzlich, konnte aber den Einsatz von Rescue-Therapien senken bzw. Patienten mit einem schweren ARDS einen Überlebensvorteil sichern ([57], [324]).

Es gibt verschiedene Studien zu beatmungsassoziierten Lungenschäden von beatmeten, lungengesunden Patienten, deren Ergebnisse recht inhomogen sind. Doch es gibt Hinweise, dass ein lungenprotektives Beatmungsregime bei diesen Patienten von Vorteil sein kann, auch wenn eine maschinelle Beatmung pathophysiologische Prozesse in Gang setzt.

„Ist der Patient noch relaxiert?", fragt der Urologe. „Wie lange brauchen Sie denn noch?", fragt Dr. T. zurück. „Bestimmt noch eine dreiviertel Stunde. Wir werden wahrscheinlich nochmal einen neuen Doppel-J-Katheter einlegen müssen. Und das war bei der Patientin beim letzten Mal ziemlich schwierig, auch wenn wir den Draht jetzt schon vorgelegt haben. Und ich habe gesehen, dass der Stein nach unten gerutscht ist. Ich werde noch versuchen ihn zu bergen. Ich führe also noch eine Ureterorenoskopie (URS) durch." „Ok ich gebe der Patientin noch mal etwas nach." An Lisa gewandt sagt er: „So, zurück zu unserem Thema. Was passiert bei einer Beatmung denn eigentlich mit dem Patienten?"

Beatmung

Nicht nur die Beatmung ist entscheidend, sondern schon die Einleitung in die Narkose führt zu Veränderungen in der Physiologie. In der Regel wird der Patient vor der Einleitung präoxygeniert. Dies erfolgt normalerweise mit 100 % Sauerstoff über eine dicht sitzende Maske. Die Präoxygenierung führt zu einem Auswaschen des Stickstoffs in der Lunge (Denitrogenisierung), der durch den reinen Sauerstoff ersetzt wird. Für die Einleitung ist das optimal, da man für die Einleitung der Narkose und die dadurch bedingte Apnoephase Zeit gewinnt. In der Einleitung kommt es zu einem Verlust der Muskelspannung der Thoraxmuskulatur und des Zwerchfells und dem Sistieren der Spontanatmung. Deshalb erfolgt die maschinelle Beatmung. Die Schwerkraft führt durch den schwerkraftabhängigen Gradienten der Lunge zu einer Belüftung der ventralen Lungenabschnitte [136]. Dies bedeutet eine Umkehr der physiologischen Ventilation der Lunge. Normalerweise werden die dorsalen Lungenabschnitte besser belüftet, da sich die muskulären Abschnitte des Zwerchfells lateral und dorsal befinden. Ventral ist das Zwerchfell nur mit einer Sehnenplatte am Sternum fixiert.

Was folgt ist die Entstehung von sog. Resorptionsatelektasen. Die dorsalen Anteile der Lunge sind gut mit Sauerstoff gefüllt. Durch den Gradienten des O_2-Partialdrucks zum Blut wird der Sauerstoff gut in die Blutbahn aufgenommen und die Alveolen kollabieren [166]. Gefördert wird dieser Vorgang durch die Kompression dieser Lungenabschnitte durch das Gewicht der abdominellen Organe, die durch das relaxierte Zwerchfell drücken. Neben diesen Resorptionsatalektasen entstehen gleichzeitig auch Kompressionsatelektasen. Der Anteil der Atelektasen kann bei einem narkotisierten lungengesunden Patienten im Mittel 4 % betragen [347].

„Wenn das so ist, dann haben wir den Effekt der Atelektasen durch die Nachrelaxierung eventuell noch verstärkt!", sagt die Studentin. „Stellt sich natürlich die Frage, ob man z. B. die Resorptionsatelektasen verhindern könnte?", meint Dr. T.

Vermeidung von Resorptionsatelektasen

Dies ist tatsächlich möglich. Verwendet man bei der Einleitung nicht eine 100 %ige Sauerstoffzufuhr sondern nur 80 %, so lassen sich Resorptionsatelektasen verhindern [166]. Die Kehrseite der Medaille ist aber eine erhebliche Verkürzung der Apnoezeit. Dies kann im Falle eines schwierigen Atemwegs fatale Folgen für den Patienten haben. Die Alternative ist die Verwendung eines PEEP über eine dicht sitzende Maske oder die Verwendung von kontinuierlichem Atemwegsdruck (CPAP) bei Einleitung. Voraussetzung dafür ist aber, dass die Beatmung nach der Intubation mit einem PEEP fortgesetzt wird. Ein PEEP von 6 cmH_2O ist hierfür ausreichend [351].

„Das erklärt aber immer noch nicht, mit welchen Tidalvolumen wir einen Patienten beatmen sollen", sagt Dr. T.

Tidalvolumen

Es ist nicht von der Hand zu weisen, dass eine maschinelle Beatmung zu einem Lungenschaden führen kann. Vor allem in der Anfangsphase kommt es bis zum Anpassen der Beatmungstherapie häufig zu hohen Tidalvolumina und damit zu mechanischem Stress durch Überdehnung der belüfteten Lungenareale. Enden kann dies in einem Baro- oder Volumentrauma mit Zerreißungen von Lungenstrukturen. Pneumothorax oder Pneumomediastinum können die Folge sein.

Eine andere wesentliche Schädigung kann durch ein sog. Atelektotrauma auftreten, das durch ein Schließen und Öffnen von Alveolen hervorgerufen wird. In der Inspiration werden die Alveolen eröffnet und in der Exspiration, durch Unterschreiten des kritischen Verschlussdrucks, kollabieren diese wieder.

Eine 3. Schädigungsmöglichkeit ist der Mechanismus durch Scherkräfte. Diese entstehen an Übergangszonen zwischen belüfteten, überblähten und kollabierten Lungenarealen. Die entstehenden Gewebsspannungen können bis zu 100 cmH_2O betragen [265].

Der 4. und letzte Mechanismus ist das sog. Biotrauma. Durch den mechanischen Stress der Beatmung werden inflammatorische Mediatoren freigesetzt und inflammatorische Zellen treten auf. Diese Prozesse können zu reversiblen und irreversiblen Zellschäden führen [417]. Es ist aber noch nicht abschließend geklärt, ob mechanischer Stress nur in Verbindung mit einer inflammatorischen Stimulation zu einer Entzündungsreaktion führt. Große Operationstraumen könnten aber zu einer inflammatorischen Stimulation führen und damit eine Entzündungsreaktion hervorrufen (second hit theory). Studien mit kleinen Patientenzahlen zeigten, dass das große Operationstrauma die Lunge empfindlicher für potenzielle Schädigungen durch die Beatmung macht ([270], [467], [481]).

Die Nutzung eines höheren PEEP zeigte weniger Belüftungsstörungen und eine Reduktion von pulmonaler Inflammation und Gerinnungsaktivierung ([84], [464]).

„Also", sagt Dr. T. „Nachdem wir jetzt wissen, was passieren kann, kann man, unter Berücksichtigung der geringen Studienlage, folgendes im Kopf behalten: Ausreichender PEEP und kleine Tidalvolumen. Das sollte ich hinbekommen!"

PEEP

In einer CT-Untersuchung des Thorax konnte eine Atelektasenbildung durch die Hinzunahme eines PEEP von 10 cmH_2O verhindert werden, wenn zuvor ein Recruitmentmanöver durchgeführt wurde [293]. Bei besonderen Operationen wie Laparoskopien mit Pneumoperitoneum, Adipositas oder anderen chirurgischen Interventionen könnte der PEEP noch höher sein. Experten erachten deshalb bei Eingriffen mit geringem Traumata ein Tidalvolumen bis 10 ml/kg Idealkörpergewicht mit einem PEEP ≥ 5 cmH_2O für unkritisch, wenn der Plateaudruck unter 15 cmH_2O bleibt. Bei Risikopatienten oder größeren Eingriffen, bei dem ein erhöhter Atemwegsplateaudruck zu erwarten ist, sollte das Tidalvolumen auf 6–8 ml/kg Idealkörpergewicht reduziert werden, der PEEP ≥ 5 cmH_2O betragen und ein Plateaudruck von 20 cmH_2O nicht überschritten werden [369].

Folgendes ist jedoch zu beachten: Niedriges Tidalvolumen und höherer PEEP haben auch Auswirkungen – eine Hyperkapnie entsteht und der venöse Rückstrom zum Herzen wird reduziert. Dadurch wird eine erhöhte Flüssigkeitszufuhr oder Katecholamintherapie benötigt. Eine Risiko-Nutzen-Abwägung muss erfolgen. Je kränker ein Patient und/oder je größer das OP-Trauma, umso wichtiger ist die Beatmungsstrategie.

„Wir sind in 5 Minuten fertig", gibt der Kollege der Urologie nach der von ihm vorgegebenen Zeit an. „Mist", denkt sich Dr. T. „Jetzt konnte ich gar nicht die Beatmungsstrategie mit niedrigem Tidalvolumen und PEEP anwenden." Er fragt: „Ok. Gab ja keine Besonderheiten, oder?" „Nein", antwortet der Kollege. „Na gut, dann bereiten wir die Patientin mal auf die Extubation vor", sagt Dr. T. zu Lisa. „Müssen wir etwas Besonderes beachten?" Die Studentin schüttelt den Kopf. „Ich denke, in diesem Fall nicht. Wir beenden die Narkosemedikamente so, dass wir nicht Gefahr laufen, eine erwachende Patientin zu haben, solange die Kollegen noch am Arbeiten sind. Einen Muskelrelaxanzienüberhang können wir aufgrund der Zeit ausschließen, oder? Ansonsten warten wir, bis die Patientin ausreichend spontan atmet, wach ist und Schutzreflexe bietet, dann entfernen wir den Tubus entblockt und vorsichtig."

„Genauso machen wir es", antwortete Dr. T. „Wir werden aber vorsichtshalber noch einmal die Relaxometrie anschließen, um zu sehen, ob die Muskelrelaxierung wirklich aufgehoben ist. Ich sage Felix Bescheid, dass er das Gerät bitte schnell noch holt."

Extubation

In 70–80 % der Fälle erfolgt eine Extubation ohne Komplikationen oder Besonderheiten. Patienten, bei denen es zu Problemen kommen kann, sind folgende:

- Patienten mit schwierigem Atemweg (anatomische oder pathologische Veränderungen)
- Langzeitbeatmete
- Patienten mit chronischen Lungenerkrankungen (COPD)

Bei den zuletzt genannten Gruppen muss mit einer Schwächung der Atemmuskulatur oder einer pulmonalen Insuffizienz gerechnet werden.
Eine 4. Gruppe betrifft die Patienten, die überraschend Probleme bereiten. Es handelt sich aber um einen kleinen Prozentsatz.

Voraussetzung für eine gelungene Extubation ist eine vorliegende Kreislaufstabilität, Normothermie, zurückgekehrte Schutzreflexe und eine suffiziente Spontanatmung. Vor der Extubation sollte mit 100 % Sauerstoff beatmet, der Mund-Rachen-Raum abgesaugt und der Tubus nach Entblocken zügig entfernt werden. Die suffiziente Spontanatmung beurteilt man nach physiologischen Parametern, was einem ausreichendem Atemzugvolumen (> 5 ml/kg KG) mit einer ausreichenden und nicht zu hohen Atemfrequenz (< 35/min), ausreichendem paO_2 (> 60 mmHg) und geringem $paCO_2$ Anstieg (< 8 mmHg) und einem ausgeglichenem pH (> 7,30) entspricht.

Lag schon eine schwierige Intubation vor, so kann man vermehrt mit einer ebenfalls schwierigen Extubation rechnen. Deshalb sollte auch das Airwaymanagement einer schwierigen Extubation hinreichend geübt und Materialien für eine mögliche erneute Intubation vorgehalten werden. Im Zweifelsfall kann die Extubation zunächst mit einem Airway-Exchange-Katheter durchgeführt werden. Dieser Katheter wird über den Tubus in die Trachea eingeführt, der Tubus danach entfernt und der Katheter bis zur Stabilisierung des Zustands belassen. Der Vorteil liegt in der möglichen Sauerstoffinsufflation über den Katheter.

Die Relaxometrie ergibt keinen Hinweis auf einen Relaxanzienüberhang und, während Pfleger Felix noch das Gerät abbaut, gibt der Urologe ein Zeichen, dass er fertig ist. Dr. T. beendet die zuvor schon in ihrer Dosierung reduzierten Medikamente und erhöht die FiO_2 auf 1,0. Eine Form der Spontanatmung zeigt die Patientin noch nicht, auch nicht die einer durch die Maschine unterstützten.

Schwierige Extubationen

Ein kleiner Anteil der unerwarteten schwierigen Extubationen beruht auf technischen Problemen, wie z. B. einem nicht entblockbaren Endotrachealtubus. Häufiger handelt es sich um Erkrankungen nach erfolgter Extubation, wie z. B. einen Laryngospasmus. Nach einer Operation mit einer kurzen Beatmungszeit, also z. B. im Tagesgeschäft, muss v. a. aufgrund der Manipulation an den Atemwegen immer auch mit potenziell lebensbedrohlichen Komplikationen gerechnet werden. Der folgende Laryngospasmus kann in bis zu 4 % der Fälle zu einem Niederdrucklungenödem führen. Hiervon sind häufig Männer zwischen dem 20. und 30. Lebensjahr betroffen. Bei Langzeitbeatmeten spielen v. a. Ulzerationen eine Rolle, die nach der Extubation zu einer Schwellung der Larynxschleimhaut führen können.

Dr. T. saugt noch einmal den Mundraum ab. Die Spontanatmung setzt mit noch niedrigen Tidalvolumen ein. Plötzlich öffnet die Patientin die Augen, das Tidalvolumen steigt und Dr. T. spricht die Patientin an. Sie nickt, als sie seine Fragen versteht und nach Aufforderung öffnet sie auch den Mund, so dass der entblockte Tubus problemlos entfernt werden kann. Die Patientin ist noch etwas benommen, aber zufrieden. Auch Dr. T. ist zufrieden und bringt die Patientin in den Aufwachraum.

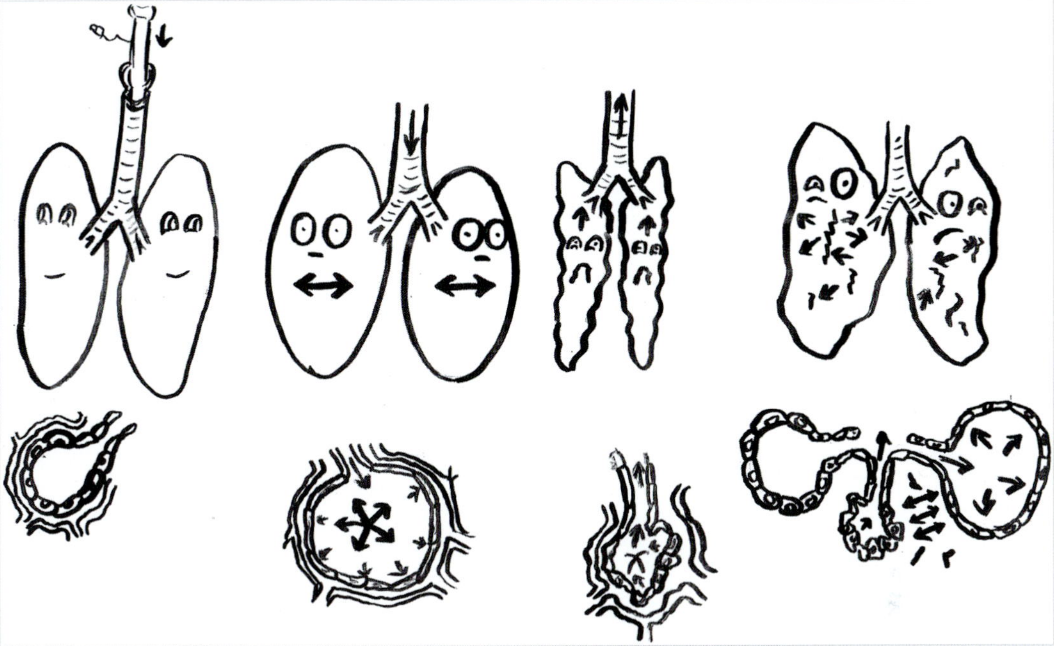

Abb. 8.1

Fazit

- Jegliche maschinelle Beatmung setzt pulmonale Traumata.
- Es gibt Hinweise, dass eine lungenprotektive Beatmung auch bei gesunden Patienten von Vorteil sein kann.
- Zu den Folgen einer maschinellen Beatmung gehören: Resorptions- und Kompressionsatelektasen, Baro- oder Volumentraumata.
- Atelektasen können durch eine niedrige FiO_2 oder durch PEEP verhindert werden.
- Baro-, Volumen-, Atelek- und Biotraumata können ebenfalls durch die Nutzung eines PEEP reduziert werden: Voraussetzung ist ein nicht zu hoch gewähltes Tidalvolumen und ein ausreichender PEEP.
- Vor der Extubation, die zu 70–80 % problemlos verläuft, sollten Vorbereitungen getroffen werden, die es ermöglichen, notfalls eine Reintubation vorzunehmen, ohne dass der Patient Schaden nimmt.
- Selten ist die schwierige Extubation durch technische Probleme bedingt.
- Häufiger handelt es sich um lokale Irritationen wie einen Laryngospasmus bei Kurzbeatmeten oder Ulzerationen der Tracheal-/Kehlkopfschleimhaut bei Langzeitbeatmeten.

Teil III

Aus der Regionalanästhesie

9 Lokalanästhetikum-Intoxikation

Martin Bergold, Daniel Gill-Schuster, Lars Holzer

Der im Oberkiefer zahnlose Herr G. (47 Jahre, 178 cm, 146 kg) benötigt einen festsitzenden Zahnersatz. In der heutigen Sitzung in einer Mund-Kiefer-Gesichts-Tagesklinik sind daher 8 Implantate mit beidseitigem Sinuslift geplant. Die Anästhesie wird mit Articain (Adrenalin-Zusatz 1:100 000) durchgeführt.

Articain

Articain ist ein lang wirkendes Lokalanästhetikum vom Aminoamid-Typ ($pK_a^{25\,°C}$ 7,8, 95 % Plasmaprotein-Bindung, systemische Toxizität in Bezug zu Procain: 1,5) ([99], [370]). Der beim Lidocain vorhandene Anilinrest wurde beim Articain durch einen Thiophenring ersetzt. Außerdem enthält es eine Karbonestergruppe, die durch Hydrolyse zu freier Karbonsäure inaktiviert wird. Der Abbau findet neben dieser plasmaesteraseabhängigen Inaktivierung in der Leber durch Metabolisierung statt [99]. In der dentalen Lokalanästhesie hat Articain in Europa mit 50–60 % den höchsten Marktanteil ([98], [99]).

Über die lange Behandlungszeit – sie beträgt geplant ca. 3,5 Stunden – injiziert der Operateur in der Summe 700 mg Articain 4 % (= 17,5 ml) unter ständiger Aspirationskontrolle.

Tagesdosis Articain

Die maximale Tagesdosis von Articain mit Adrenalinzusatz wird in der Fachliteratur mit 7 mg/kg Körpergewicht angegeben, höchstens jedoch 700–800 mg [291].

Nach 2 Stunden Behandlungszeit klagt der Patient plötzlich über Herzrasen, Schwindel, Übelkeit und Angstgefühle, sein Poloshirt ist schweißdurchnässt. Sein Kiefer sei auch „komisch taub“. Der Operateur stellt sofort die Behandlung ein und überprüft die Vitalparameter des Patienten. Der Patient ist tachykard (140/min regelmäßig) und hypoton (80/50 mmHg). Er übergibt sich kurze Zeit später und wirkt auch zunehmend somnolent. Der Operateur lässt mit dem Verdacht der Lokalanästhetika-Intoxikation unmittelbar den Rettungsdienst alarmieren.

Toxizität von Lokalanästhetika

Die Inzidenz der schwerwiegenden systemischen Toxizität von Lokalanästhetika wird in der Literatur mit 0,05 % beschrieben und betrifft meist zunächst das ZNS, gefolgt von Symptomen des Herz-Kreislauf-Systems ([188], [304]). Dabei sind folgende Symptome am häufigsten beschrieben:

- Unruhe
- Übelkeit
- Müdigkeit
- periorale Taubheit
- Geschmacksirritationen
- Schwindel
- Doppelbilder

Weiterhin kann es auch zu einem generalisierten Krampfanfall mit Bewusstlosigkeit bis hin zum Koma kommen ([99], [304], [370]). Die Reihenfolge dieser ZNS-Symptome wird in der Literatur in vier Stadien (Prodromalstadium, präkonvulsives und konvulsives Stadium, Stadium der ZNS-Depression) eingeteilt, die jedoch nicht zwangsläufig nacheinander durchlaufen werden müssen [304]. Kardiozirkulatorisch wirken sich die Lokalanästhetika vor allem auf die Erregungsbildung und -weiterleitung sowie auf die Inotropie aus. Sie blockieren die intrazelluläre ATP-Bildung auf mitochondrialer Ebene durch Hemmung der oxidativen Phosphorylierung.
Dieser Vorgang ist von der Lipophilie des Lokalanästhetikums abhängig. Je lipophiler das Lokalanästhetikum, desto größer ist die Ausprägung der Hemmung der oxidativen Phosphorylierung ([304], [370]). Die so erreichte ATP-Synthesehemmung

führt zu der negativen Inotropie. Weiterhin können Lokalanästhetika eine ausgeprägte Sympathikolyse durch Blockade von autonomen Gefäß- und kardialen Nervenfasern bewirken. So treten sowohl Herzrhythmusstörungen (Sinusbradykardie, QRS-Verbreiterung, PQ-Intervallverlängerung sowie ventrikuläre Tachykardien, Kammerflimmern und Asystolie) als auch krisenhafte Blutdruckabfälle bei bis zu 40 % der Patienten auf. In manchen Literaturquellen wird auch eine direkte vasodilatatorische Wirkung von Lokalanästhetika (außer bei Kokain und Ropivacain) beschrieben [68].

Der Rettungsdienst trifft ca. 10 Minuten nach dem Notruf an der Einsatzstelle ein. Der Zahnarzt macht eine kurze Übergabe an Dr. C., der heute einen Notarztdienst übernommen hat und erwähnt dabei, dass Herr G. kurz vor Eintreffen für eine halbe Minute generalisiert gekrampft habe. Dr. C. und das Rettungsdienst-Team finden mittlerweile einen bewusstlosen Patienten vor (RR 70/50 mmHg, HF 45/min, ventrikuläre Extrasystolen > 12/min, SpO_2 85 %). Nach wenigen Minuten wird der Patient im Beisein von allen Beteiligten reanimationspflichtig. Im EKG fällt dabei ein Kammerflimmern auf. Der Patient wird nach ERC-Richtlinien reanimiert und Dr. C. intubiert den Patienten problemlos zur Sicherung des Atemwegs.

Azidose

Bei einer systemischen Toxizität von Lokalanästhetika kommt es häufig zu einer respiratorischen Azidose. Die zunehmende Hypoxie kann zusätzlich zu einer intrazellulären metabolischen Azidose führen. Diese metabolische Azidose führt durch die pH-Veränderung zu einer drastisch reduzierten Plasmaprotein-Bindungsfähigkeit. Die daraus resultierende Konzentrationserhöhung der freien Lokalanästhetikamoleküle führt wiederum zu einer erleichterten Diffusion dieser Moleküle in gut durchblutete Organe wie Gehirn und Herz [68]. Eine eventuelle Hyperkapnie kann die Anreicherung der Moleküle im Gehirn durch den erhöhten zerebralen Blutfluss bewirken. Durch die intrazelluläre metabolische Azidose wird das Lokalanästhetikum durch Protonierung in die aktive Form umgewandelt und die toxische Wirkung gesteigert ([304], [479]). Eine frühzeitige Sicherstellung der Oxygenierung und ggf. eine Atemwegssicherung zur Verhinderung einer Hypoxie und der daraus resultierenden respiratorisch-metabolischen Azidose ist bei systemischer Intoxikation daher unumgänglich.

Herr G. wird seit nunmehr 34 Minuten reanimiert. Dr. C. entschließt sich, den Patienten aufgrund der Genese des Kreislaufstillstands unter Reanimationsbedingungen in ein nahegelegenes Krankenhaus der Maximalversorgung zu transportieren. Dort angekommen, wird der Patient unmittelbar auf die interdisziplinäre Intensivstation verlegt. Das bereits über den Hergang unterrichtete Personal appliziert dem Patienten 230 ml einer 20 %igen Lipidemulsion.

Lipidemulsionen

Die Pharmakodynamik der Lipidemulsionen in Bezug auf die Aufhebung von Lokalanästhetika-Intoxikation ist zurzeit nicht geklärt. Es werden sowohl eine Reaktivierung der Fettsäureoxidation, die durch die Lokalanästhetika inhibiert wird (sog. Fat-Rush-Theorie), als auch die erhöhte Bindung von lipophilen Lokalanästhetika aus dem Plasma (sog. Lipid-Sink-Theorie) diskutiert ([315], [453]). In mehreren Tierversuchen an größeren Säugetieren konnte gezeigt werden, dass bei lipidvorbehandelten Hunden die Schwellendosis von Bupivacain zur Herbeiführung einer Asystolie um ein vielfaches gesteigert und eine bupivacainbedingte Asystolie nach Gabe von Lipidemulsion ohne Vorbehandlung in allen Fällen erfolgreich behandelt werden konnte [452]. Studien dieser Art existieren bei Menschen nicht. Jedoch finden sich in der Literatur zahlreiche Fallberichte zur Behandlung systemischer Lokalanästhetika-Intoxikationen bei Menschen. Diese in der Literatur als „LipidRescue“ bezeichnete Verfahrensweise wurde vom Arbeitskreis Regionalanästhesie der DGAI 2009 als Empfehlung publiziert [429].

Hierbei wird zunächst die Sicherstellung der Oxygenierung zur Vermeidung von Hypoxie und metabolischer Azidose empfohlen, gefolgt von der Therapie des Krampfanfalls und der Stabilisierung der Kreislaufsituation durch antiarrhythmische Therapie oder ggf. leitliniengerechte Reanimation. Führt dies nicht zum Erfolg, sollte unter laufender Reanimation ein Lipidbolus mit 20%iger Lipidemulsion (1,5 ml/kg KG) gefolgt von einer kontinuierlichen Infusion von 0,1 ml/kg KG/min über 30 min oder 0,5 ml/kg KG/min über 10 min erfolgen [429].

Eine Empfehlung zur Dauer einer bereits begonnenen und fortgeführten Herz-Lungen-Wiederbelebung (CPR) nach Lipidgabe ist in der aktuellen Literatur nicht angegeben. Einig sind sich die Autoren der Arbeiten jedoch, dass man durchaus damit rechnen sollte, die CPR für eine „längere Zeit" fortzuführen ([304], [429]).

Nach weiteren 20 Minuten Reanimation kann die spontane Kreislaufstabilität bei Herrn G. erreicht werden. In dem im Anschluss durchgeführten TEE kann eine regelrechte systolische und diastolische Funktion erfasst werden. Im Folgenden wird der Patient leitliniengerecht für ca. 12 Stunden gekühlt. Die bei Aufnahme durch eine arterielle BGA erfasste, kombinierte metabolische und respiratorische Azidose bildet sich in den folgenden 48 Stunden fast vollständig zurück, sodass der Patient nach 5 Tagen ohne neurologische Defizite von der Intensivstation auf die Normalstation verlegt werden kann. Aktuell wartet Herr G. auf die Verlegung in eine Reha-Klinik. Er entschließt sich, zukünftige zahnärztliche Behandlungen nur noch in Vollnarkose vornehmen zu lassen, möchte aber diesbezüglich noch gerne einen Anästhesisten konsultieren.

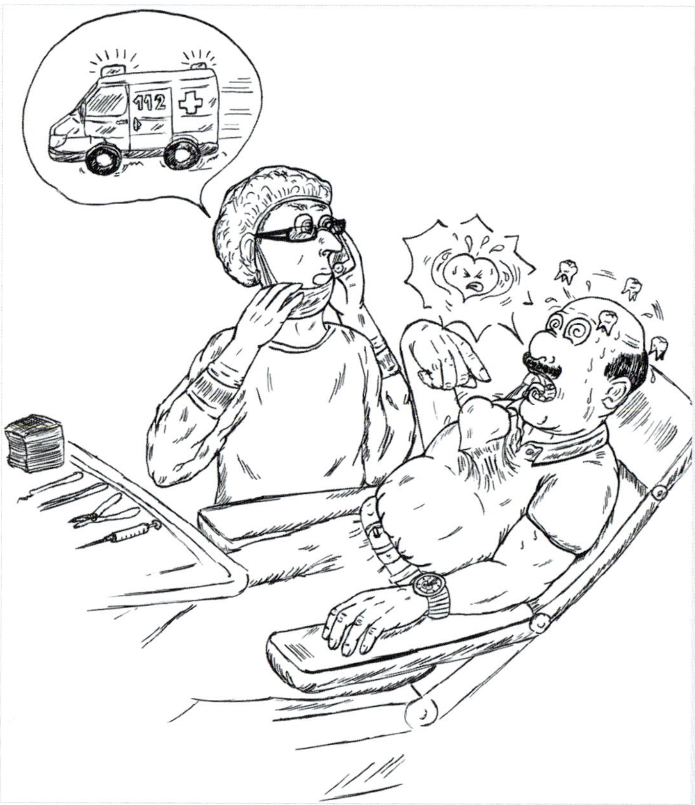

Abb. 9.1

Fazit

- Articain wird in der dentalen Lokalanästhesie deutschlandweit am häufigsten verwendet.
- Auch ohne direkte intravasale Injektion kann ein Lokalanästhetikum über eine Depotwirkung zu einer systemischen Intoxikation führen.
- Schwerwiegende, systemische Intoxikationen haben eine niedrige Inzidenz, sind jedoch potenziell letal.
- Eine Lokalanästhetika-Intoxikation kann zu einer negativen Inotropie und Sympathikolyse mit deren Folgen führen.
- Der strukturierte Behandlungsalgorithmus im Sinne von LipidRescue bei systemischer Lokalanästhetika-Intoxikation muss etabliert werden [429].

10 Regionalanästhesie bei Unterarm-Fraktur

Daniel Gill-Schuster, Martin Bergold, Lars Holzer

Dr. T. sitzt in der Traumatologie und freut sich über die ersten Narkosen, die er gemacht hat. Alles läuft super, die Patienten schlafen und wachen auch wieder auf. Er weiß, dass Anästhesie das richtige Fach für ihn ist. Er wirft einen Blick auf den OP-Plan und sieht, dass die nächste OP eine distale Unterarm-Fraktur ist. Was steht da? Ich glaube, ich werde gleich meine erste Regionalanästhesie durchführen. Er schaut sich das Narkoseprotokoll an und ihm fällt auf, dass der Patient extrem dick ist, raucht, eine schwere COPD und ein Schlaf-Apnoe-Syndrom hat. „Da macht die regionale Anästhesie Sinn", denkt sich Dr. T. und freut sich schon darauf. Moment mal, wie war das noch gleich?

Plexus brachialis

Die zu anästhesierende Region gehört zum Versorgungsgebiet des Plexus brachialis, der aus den ventralen Nervenwurzeln von C 5 bis Th 1 entspringt. Er teilt sich auf in einzelne Trunci und Fasciculi, aus denen die einzelnen Nerven entspringen. Er tritt aus der Tiefe durch die hinteren Skalenuslücken (zwischen M. scalenus anterior und M. scalenus medius) in Richtung Oberfläche. Die Wurzeln von C 5 und C 6 bilden zum größten Teil den Truncus superior, aus dem der für die Schulterversorgung wichtige N. suprascapularis entspringt. Die Wurzel aus C 7 bildet zum größten Teil den Truncus medius. Die Wurzeln aus C 8 und Th 1 bilden den Truncus inferior. In Höhe der Claviculae werden die einzelnen Fascicula gebildet. Der Fasciculus lateralis entspringt hauptsächlich aus dem Truncus superior. Aus ihm entspringt später der N. musculocutaneus. Der Fasciculus posterior wird aus allen drei Trunci gebildet. Aus ihm entspringt unter anderem der N. radialis, der N. axillaris und der N. circumflexus humeri. Der mediale Faszikel wird aus dem Truncus medius und Truncus inferior gebildet, aus dem u. a. der N. medianus und der N. ulnaris entspringt [111].

Ok, die Anatomie hat er wieder drauf. Der OA kommt in die Einleitung und begrüßt Dr. T. freundlich. „Wir machen einen lateralen, sagittalen, infraklavikulären Plexus-brachialis-Katheter. Haben Sie so etwas denn schon einmal gemacht?"

Infraklavikulärer Plexus-brachialis-Katheter (LISK)

Grundsätzlich gibt es verschiedene Möglichkeiten, den Plexus brachialis im Regionalverfahren zu betäuben. Der kranialste Zugang ist der sog. interskalinäre Block bzw. Katheter, bei dem das Lokalanästhetikum in die Skalenuslücke, zwischen M. scalenus anterior und M. scalenus medius an die Trunci des Plexus brachialis injiziert wird [462]. Da hier der N. suprascapularis mit betroffen ist, dient er vorwiegend zur Anästhesie der Schulter. Im Bereich des Ober- und Unterarms werden besonders infra- und supraskapuläre Zugänge gewählt. Hier wird der Plexus in Höhe der Fascicula anästhesiert ([206], [292]). Des Weiteren ist es möglich, einen Zugang von axillär zum Plexus zu wählen. Hierbei verlaufen die zu anästhesierenden Nn. radialis, ulnaris und medianus um die A. axillaris. Jedoch darf bei der Anästhesie den N. musculocutaneus nicht vergessen werden. Er verlässt in der Achselhöhle in Höhe des Proc. coracoideus den Fasciculus lateralis und verläuft zwischen dem M. biceps brachii und M. brachialis. Er innerviert die Beuger des Ellenbogengelenks motorisch sowie die Ellenbogengelenkkapsel und dorsale und volare Anteile an der radialen Seite des Unterarms sensibel [58] (▸ Abb. 10.1).

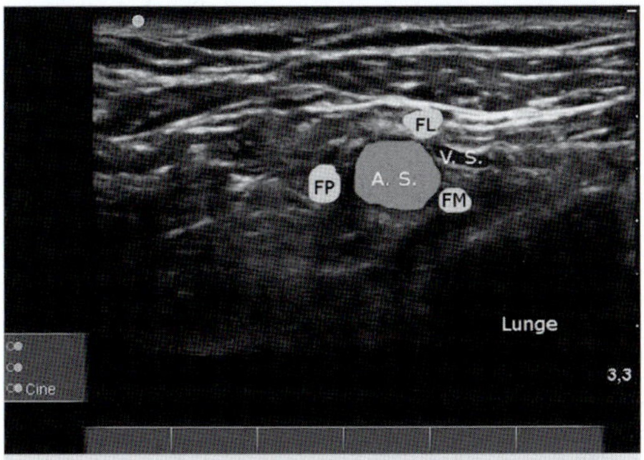

Abb. 10.1 Anatomie im Ultraschall in Höhe des linken Akromion: Fasciculus lateralis (FL), Fasciculus medialis (FM), Fasciculus posterior (FP), A. subclavia (A.S.), komprimierte V. subclavia (V.S.).

Katheteranlage

Die nervale und die sonografische Katheteranlage bedürfen genauer anatomischer Kenntnisse. Die sonografische Anlage hat Vorteile durch die genaue Visualisierung der nervalen Strukturen und der verminderten Menge der applizierten Lokalanästhetika [4]. Jedoch ist nach der Handlungsempfehlung zur Nervenlokalisation in der peripheren Regionalanästhesie der DGAI festzustellen, dass auch die alleinige elektrische Nervenstimulationstechnik ohne parallelen Einsatz des Ultraschalls nicht gegen die Regel der „Good Clinical Practice" verstößt [397]. Der postoperative Schmerzmittelbedarf bei beiden Verfahren ist gleich [133].

Dr. T. bereitet die Katheteranlage am OP-Tag unter sterilen Bedingungen vor. Der Patient bekommt eine Lokalanästhesie mit Mepivacain 1 % und die Haut wird desinfiziert. Die Strukturen sind im sonografischen Bild trotz Adipositas gut einstellbar.

Kurz vor der Punktion fällt plötzlich das Sono-Gerät aus. Dr. T. fängt an zu schwitzen. Der OA bleibt ganz entspannt und macht den Vorschlag, den Katheter mittels Nervenstimulation zu legen. Der Nervenstimulator wird aus der Gerätekammer geholt, mit neuen Batterien bestückt und angeschlossen.

Punktion

Bei der axialen Plexusblockade wird der Arm im Schultergelenk abduziert. Der Unterarm steht in Supinationsstellung. Nach Desinfektion wird unter sterilen Bedingungen der ventral liegende M. coracobrachialis identifiziert und die A. brachialis möglichst weit in der Axilla aufgesucht. Die Punktionsstelle liegt unmittelbar ventral der A. axillaris möglichst hoch in der Axilla. Die Punktionsnadel wird in einem Winkel von ca. 20–30° eingeführt. Nach Einstellung des Nervenstimulators wird die Nadel unter kontinuierlicher Aspiration tangential und unterhalb der Arterie vorgeschoben, bis ein klassischer Widerstandsverlust eintritt, der den Durchtritt durch die Gefäß-Nerven-Scheide signalisiert. Nach Auslösen der charakteristischen Finger- und Handkontraktionen (Flexion der Digiti III, IV und V, Ulnarflexion (N. ulnaris), Pronation des Unterarms und Abspreizen des Daumens, Beugung von Digiti II und III (N. medianus) und selten Streckung des Handgelenks und Ellbogens (N. radialis)) wird die Reizstromstärke reduziert, bis nur noch ganz leichte Muskelkontraktionen zu erkennen sind. Dann wird das Lokalanästhetikum, z. B. Prilocain 1 % (Richtwert 0,7 ml/kg KG, max. 60 ml eines kurz wirksamen Lokalanästhetikums), injiziert [71]. Nach Injektion kann zur postoperativen Schmerztherapie oder zur intraoperativen Aufrechterhaltung der Anästhesie ein Katheter angelegt werden.

Merke

Je höher das injizierte Volumen des Lokalanästhetikums, desto höher die Wahrscheinlichkeit, dass der N. musculocutaneus und der N. radialis mit anästhesiert werden [427].

Alles läuft ohne Komplikationen. Dr. T. legt den Katheter zusammen mit dem OA lege artis und loco typico. Der OP-Manager stürmt in die Einleitung, zeigt auf seine übergroße Armbanduhr und gibt zu bedenken, dass für diesen Saal heute noch 6 OPs anstehen. Also wird der Patient nach der Injektion schnell in den Saal gefahren. Die OP beginnt 10 Minuten später. Ein erster Schnitt durch den Chirurgen – der Patient schreit auf!

Nach weiteren 10 Minuten ist der Patient schmerzfrei und der Arm ist taub. Die Osteosynthese verläuft ohne Komplikation. Der Patient ist kreislaufstabil und zeigt einen stabilen Sinusrhythmus im EKG. Beiläufig fragt er den Anästhesisten, wann denn dieser metallische Geschmack auf der Zunge, den er seit der Injektion habe, weggehe. Dr. T. beobachtet den Patienten während der Narkose genau. Das EKG ist stabil und innerhalb 1 Stunde ist der Patient wieder beschwerdefrei. Die Operation läuft komplikationslos.

Wirkung der Regionalanästhesie

Die volle Wirkung ist erst nach ca. 20 Minuten erreicht. Diese Zeit ist bis zum ersten Hautschnitt abzuwarten. Dazwischen können die Motorik, Sensorik und Durchblutung getestet werden, um sich vom Erfolg zu überzeugen.

Zentrale Wirkung des Lokalanästhetikums

Bei Anlage des Katheters ist nicht auszuschließen, dass Teile des Lokalanästhetikums in die Blutbahn gelangen und daraufhin zentral wirken. Taubheit von Zunge und Mund sowie ein evtl. metallischer Geschmack sind die ersten Symptome einer zentralen Wirkung des Lokalanästhetikums. Es folgen Vigilanzstörung, Verwirrtheit, Ohrgeräusche und optische Wahrnehmungsstörungen. Der Patient beginnt als nächstes, verwaschen zu sprechen, gefolgt von Myoklonien, Tremor und Krampfanfällen, Bewusstlosigkeit und Apnoe [378]. Schon bei Auftreten der ersten Symptome ist die Zufuhr des Lokalanästhetikums zu stoppen und der Patient zu überwachen. Zentralnervöse Komplikationen gehen den kardiozirkulatorischen Komplikationen wie negative Inotropie, Chronotropie, Bathmotropie und Dromotropie voraus.

Merke

Schon bei Auftreten der ersten Symptome einer zentralen Wirkung ist die Zufuhr des Lokalanästhetikums zu stoppen und der Patient zu überwachen!

Die Frakturheilung ist zufriedenstellend, so dass ca. ein Jahr später das Metall in Regionalanästhesie entfernt wird. Der Patient ist extrem zufrieden und Dr. T. freut sich über seine gelungene Regionalanästhesie. Aus diesem Grund backt er für den nächsten Morgen einen leckeren Kuchen für das Team.

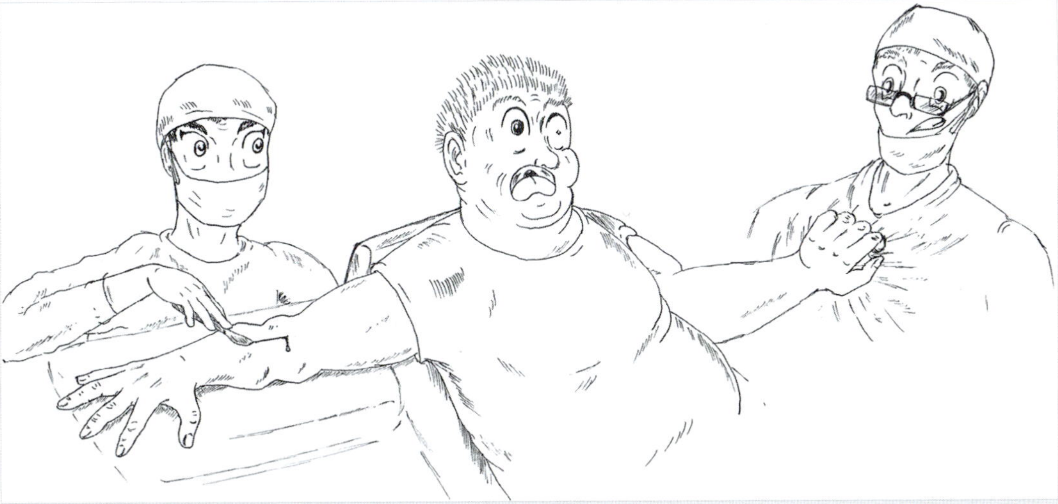

Abb. 10.2

Fazit

- Gute anatomische Kenntnisse sind unabdingbar für die Katheteranlage.
- Ultraschallgestützte Anlagen bedürfen der Übung des Anwenders, brauchen jedoch weniger Lokalanästhesie und sind schneller in der Anlage und in der Anschlagszeit.
- Nach Gabe des Lokalanästhetikums ist die Zeit bis zum Wirkeintritt abzuwarten.
- Nach Gabe des Lokalanästhetikums kann es neben allergischen Reaktionen auch zu Vergiftungserscheinungen kommen.
- Alternativen sind bei Versagen der Regionalanästhesie bereit zu legen.

Teil IV

Aus der Schmerztherapie

11 Schmerzsyndrome

Daniel Gill-Schuster, Martin Bergold, Lars Holzer

„Mann, was war das für ein Notarzt-Einsatz! Reanimation mitten auf der Hauptstraße. So ein Stress.“ Dr. A., Assistenzarzt im 3. Ausbildungsjahr, schnauft kurz durch und beruhigt sich etwas. Auf dem Gang trifft er wieder die hübsche Gynäkologin Frau Dr. G. Sein Herz klopft als er sie sieht. „Dr. A., kannst du mal warten, ich habe eine Frage an dich. Wir haben ja jetzt hier auf Station einige Palliativbetten.“

Geschichte der Palliativmedizin

Die Palliativmedizin wurde durch die englische Ärztin, Sozialarbeiterin und Krankenschwester Cicely Saunders Mitte des 20. Jahrhunderts begründet. Cicely Saunders war der Überzeugung, dass einem Menschen die letzten Tage so angenehm wie möglich gestaltet werden können. Auf dieser Grundideologie beruht die Hospiz- und Palliativmedizinbewegung. Sie gründete 1967 das erste Hospiz, das St. Christopher's Hospice in Sydenham im Südosten Londons. Grundsätze der Palliativmedizin definiert die WHO-Definition von 2002. Hierbei gilt es, die Lebensqualität des mit einer lebensbedrohlichen Erkrankung konfrontierten Patienten und seiner Familie zu verbessern, und zwar durch frühzeitiges Erkennen, Einschätzen und Behandeln von Schmerzen sowie anderen belastenden Beschwerden körperlicher, psychosozialer und spiritueller Art [319]. Es ist zu unterstreichen, dass die Definition den Tod als natürlichen Prozess sieht, den es weder zu verzögern noch zu beschleunigen gilt.

„Wir haben heute Morgen eine Patientin bekommen, die vor Schmerzen schreit. Sie hat ein invasiv-duktales Mammakarzinom, T3N2M1-klassifiziert. Die Prognose ist leider sehr schlecht.“

TNM-Klassifikation

Die TNM-Klassifikation dient zur Klassifikation des Staging von Tumoren. Die Klassifikation gibt unterschiedliche Schweregrade bezüglich Tumorgröße und Infiltrationstiefe des Primärtumors (T), des Lymphknotenbefalls (N) und auffälliger Metastasen (M) an. Sie wurde vom Franzosen Pierre Denoix in den Jahren 1943–1952 entwickelt und wird seit 1950 von der Union internationale contre le cancer (UICC) weitergeführt. Das TNM-System wird im Krebsregister erfasst.
In der „T“-Klassifikation bedeutet:

- T 0 = kein Tumor-Nachweis vorhanden
- T 1 = Tumorgröße bis 2 cm
- T 2 = Tumorgröße zwischen 2 und 5 cm
- T 3 = Tumorgröße größer 5 cm
- T 4 = Tumor hat die Haut oder Brustwand durchbrochen
- Tis = der resezierte Tumor hat die Basalmembran noch nicht durchbrochen

Der Buchstabe „N“ gibt einen Befall der Lymphknoten an: Im Status N0 sind keine Lymphknoten befallen, N1 bis N3 geben den aufsteigenden Befall von Lymphknoten an. Die genaue Einteilung hängt von der Lokalisation des Tumorbefalls ab (ipsi- und/oder kontralateraler Befall oder Beweglichkeit).

Der Buchstabe „M“ beschreibt das Vorhandensein von Metastasen: Im Status M0 sind keine Fernmetastasen vorhanden, im Stadium M1 schon.

Das kleine „p“ vor den einzelnen Buchstaben des TNM-Systems bedeutet, dass im jeweiligen Bereich eine histopathologische Untersuchung zur Diagnosesicherung durchgeführt wurde. Ein „u“ vor den einzelnen Klassifikationen gibt an, dass der Befund im Rahmen einer Ultraschalluntersuchung gesichert werden konnte. Ein „a“ wird vorangestellt, wenn der Befund im Rahmen einer Autopsie ermittelt werden konnte. Das „y“ wird vergeben, wenn es sich z. B. im Rahmen einer Mamma-Untersuchung um einen tastbaren Befund handelt. Bei einem Rezidiv wird ein „r“ vorangestellt. Weitere Kategorien, wie der Buchstabe „R“, geben an, ob der Tumor in toto reseziert werden konnte (R0), ob ein mikroskopischer Residualtumor an den Schnitträndern noch nachweisbar ist (R1) oder gar noch makroskopische Tumore oder Metastasen im Körper belassen wurden (R2) [135].

„Therapeutisch können wir leider nichts mehr für sie tun. Wir können ihr nur noch die Schmerzen nehmen, und ich glaube, noch nicht einmal das können wir... Wir haben ihr bereits Piritramid verabreicht, insgesamt 30 mg, aber es hat nichts genutzt. Sie hat wohl schon Opiate in der Dauermedikation, leider hat sie die immer selbst genommen und in der Aufnahmeakte ist nichts Genaues zu finden. Kannst du mir nicht helfen? Bitte!“ Dr. G. blinzelt ihm mit ihren großen blauen Augen zu. Was sollte Dr. A. da sagen? Sie gehen zusammen zur Patientin. Die 42-jährige Patientin liegt in ihrem Bett, ist tachykard schweißig und krümmt sich vor Schmerzen. Dr. A. versucht, die Schmerzstärke zu ergründen und fragt die Patientin: „Auf einer Skala von 0, kein Schmerz, und 10, stärkster Schmerz, den Sie kennen, welchen Wert würden Sie sich zurzeit geben?“ Die Patientin antwortet: „Verdammt noch mal, gibt es denn nur Idioten hier in diesem Krankenhaus?!? Ich habe Schmerzen, helfen Sie mir, Mann!“ Dr. A. denkt sich, dass diese Antwort wohl Stärke 10 von 10 bedeutet.

Schmerz-Skalen

Nach Definition ist Schmerz ein subjektives Gefühl, das mit einer Zerstörung von Gewebe einhergehen kann aber nicht muss. Der Schmerz wird zur Vergleichbarkeit in numerischen Rating-Skalen erfasst. Hierbei wird die Skala von 0, keine Schmerzen, bis 10, stärkster anzunehmender Schmerz, eingeteilt. Der Patient soll hierbei seinen derzeitigen Schmerzzustand in diese Skala einteilen.

Für Kinder ab 5 Jahren werden visuelle Analog-Skalen verwendet: Die Kinder werden gebeten, auf ein Gesicht zu deuten, das zunehmend schmerzverzerrter wird, um die Schmerzstärke zu kategorisieren [77].

Für Kinder unter 4 Jahren und Patienten, die entweder beatmet werden oder kognitiv oder im Ausdruck eingeschränkt sind, gibt es weitere Skalen, die zum Beispiel den Gesichtsausdruck oder verschiedene Vitalparameter berücksichtigen.

Dr. A. wendet sich nochmals an die Patientin: „Frau S., können Sie mir wenigstens sagen, ob der Schmerz eher brennend dumpf oder stechend ist?“ Die Patientin fängt an zu schreien und zu weinen.

Physiologie des Schmerzes

Der Schmerz wird je nach Lokalisation unterschieden. Es gibt den Oberflächenschmerz, der einem geschädigten Gebiet genau zuzuordnen ist, den Tiefenschmerz, der schlechter lokalisierbar ist und oftmals auf fernere Regionen projiziert wird (z. B. Muskel- und Knochenschmerz) und den viszeralen Schmerz, bei dem die Nozizeptoren innerhalb der inneren Organe liegen (z. B. Nieren- und Gallenkoliken).

Die Schmerzwahrnehmung wird aufgrund von unterschiedlichen Faserqualitäten in 2 Schmerzsensationen unterschieden. Die myelinisierten, schnell leitenden A-(δ-)Fasern sind für den hellen Schmerz verantwortlich, die langsameren, unmyelinsierten C-Fasern leiten den dumpfen, tiefen Schmerz.

Die Nozizeptoren sind für unterschiedliche Reizmodalitäten sensibel. Man unterscheidet Rezeptoren, die für mechanische Reize sensibel sind, Rezeptoren, die auf multimodale Reize reagieren (mechanische Reize [Druck], thermische und chemische Reize) und stumme Nozizeptoren, die zwar im gesunden Gewebe nicht erregbar sind, deren Reizschwelle aber im Rahmen von Entzündungen herabgesetzt wird.

Die Transduktion des ausgelösten Aktionspotenzials wird über verschiedene Kanäle geleitet. Man unterscheidet Kanäle, die für thermisch-chemische Transduktion (TRPV1-Kanäle: öffnen sich bei Temperaturen über 42 °C und sind zudem capsaicinsensibel [Schärfe] und TRPV2-Kanäle, die sich bei Temperaturen über 52 °C öffnen) verantwortlich sind, Kanäle, die sich bei Abfall des pH-Wertes, d. h. im sauren Milieu, öffnen (z. B. nach Säureexposition oder nach Exposition mit sauren Metaboliten, z. B. nach Hypoxie) und Kanäle, die nach Exposition von Entzündungsmediatoren wie Bradykinin, Histamin, Prostaglandin, Zytokinen, Wasserstoffionen und Kaliumionen die Reizschwelle der Nozizeptoren herabsetzen. Dies verursacht bei Entzündung eine primäre Hyperalgesie. Weiterhin werden durch diese Rezeptoren die stummen Nozizeptoren sensitiv.

Das Schmerzempfinden wird über die Dendriten des 1. Neurons auf das Axon weitergeleitet, das über das Hinterhorn in das Rückenmark eintritt. Über die graue Substanz wird der Reiz auf das 2. Axon weitergeleitet. Über die Vorderseitenstrangbahn werden die Schmerzafferenzen zu supraspinalen Zentren weitergeleitet und dort werden reflektorisch körperliche Reaktionen ausgelöst. Im limbischen System wird der Schmerz affektiv bewertet und im sensomotorischen Cortex lokalisiert.

Medikamentös sind zur Behandlung des nozizeptiven Schmerzes NSAR oder Metamizol vorzuziehen, während bei neuropathischen Schmerzen Antidepressiva und Antiepileptika zum Einsatz kommen.

„Ich bin Anästhesist. Ich muss jetzt etwas unternehmen“, denkt sich Dr. A. Er legt einen bis jetzt noch nicht vorhandenen intravenösen Zugang und verlangt nach Morphin. Die Schwester bringt ihm 10 mg Morphin. Er fängt an langsam zu titrieren. Nach 10 mg verlangt er mehr. Die Schwester findet noch 10 mg im Giftschrank. Auch diese Menge titriert er, leider ohne Erfolg. Er wundert sich und prüft, ob der Zugang auch wirklich in der Vene liegt und verlangt mehr.

Exazerbiertes Schmerzsyndrom

Im Rahmen des exazerbierten Schmerzsyndroms kann es vorkommen, dass der Patient eine hohe Dosis an Opiaten erhalten muss, um aus der Schmerzspirale herauszukommen. Trotzdem sollte die Medikation immer titriert werden.

Insgesamt muss Dr. A. der Patientin 60 mg Morphin verabreichen, um sie schmerzfrei zu bekommen. Das angestrengte Gesicht entspannt sich. Auf ein erneutes Nachfragen, wie denn jetzt das Schmerzempfinden sei, antwortet sie, dass es in Ordnung sei. Die Schmerzintensität liegt nun bei 5 von 10.

Handlungsgrenzen bei Schmerzen

Ziel ist es grundsätzlich, ab einem Schmerz-Skala-Wert von 3–4 von 10 zu handeln. Chronische Schmerzpatienten sind allerdings an Schmerzen gewöhnt und zufrieden, wenn es zu einer Reduktion der Schmerzintensität kommt.

„Weißt du was, wir nehmen sie auf unsere Überwachungsstation auf und versuchen, die Schmerzmedikation zu optimieren“, sagt Dr. A. zu Dr. G. In ihrem Gesicht zeigt sich Erleichterung und sie stimmt diesem Vorschlag gerne zu. Sie lächelt ihm zu.

Nach genauer Befragung der Patientin kann Dr. A. eruieren, dass Frau S. bis jetzt noch nie so starke Schmerzen hatte. Sie berichtet, dass sie zwar ständig Schmerzen habe, die auch nachts stärker würden, aber auszuhalten seien. Außerdem habe sie das Gefühl, dass sie, wenn sie Schmerz empfinde, noch lebe und daher habe sie sich arrangiert. Aber einmal eine Nacht normal zu schlafen oder auch sich normal zu bewegen, das wünsche sie sich. Gegen die Schmerzen nimmt sie fest 4 × 1 g Novalgin und bis zu 600 mg Tilidin pro Tag. Jetzt, da Frau S. auf der Station ist, ergreift Dr. A. seine Chance und ordnet ihr zur Schmerzeinstellung einen Morphin-Perfusor mit einer Laufrate von 2 mg/h an. Er weist sie an zu klingeln, wenn sie weiter Schmerzen habe. Bei Bedarf würde sie dann 1-mg-Dosen i. v. bekommen, bis es für sie erträglich wird. Nach 24 Stunden wertet er nun die insgesamt verabreichte Menge aus: die Patientin erhielt insgesamt 54 mg Morphin i. v. Er überlegt nun, was man der Patientin an Schmerzmedikation verabreichen könnte. Zuerst einmal denkt er an die Grundprinzipien der WHO bezüglich der Schmerzmedikation und an das WHO-Stufenschema.

WHO-Stufenschema

Zum einen sollten die Medikamente oral appliziert werden, die Einnahme sollte nach einem festen Zeitplan und die Therapie stufenweise erfolgen. Im Rahmen der oralen Verabreichung der Medikamente sollten Retard-Produkte verwendet werden, und der Plasmaspiegel sollte nicht unter eine bestimmte Schwelle absinken. Die Dosis der Präparate sollte allerdings so gewählt werden, dass so wenig Nebenwirkungen wie möglich entstehen. Um die Plasmaspiegel im therapeutischen Bereich zu halten, muss die Einnahme immer nach einem festen Zeitschema erfolgen. Wichtig ist hierbei, dass – wenn es zu einer Schmerzspitze kommt – dem Patienten immer Bedarfsmedikation an die Hand gegeben werden sollte, damit es nicht zu einer Exazerbation kommen kann. Als Bedarfsmedikation eignen sich nicht retardierte Formen. Ziel der Therapie ist die Erlangung einer kompletten oder teilweisen Schmerzfreiheit, die zu einer Verbesserung der Lebensqualität führt [466].

Die Basis bildet die 1. Stufe des WHO-Stufenschemas. Hier werden Nicht-Opioid-Analgetika wie Metamizol, Paracetamol oder Ibuprofen fest angesetzt. Sollte sich darunter keine Schmerzfreiheit einstellen, können in der 2. Stufe die schwachen Opioide wie Tilidin, Tramadol oder Dihydrocodein hinzugefügt werden. In der 3. Stufe kommen starke Opioide wie Morphin oder Fentanyl hinzu (▸ Tab. 11.1, [244]).

Dr. A. überlegt sich folgendes: Frau S. benötigt neben den 48 mg Morphin, die sie per Spritzenpumpe bekommt, 6 mg Morphin, um Schmerzspitzen zu kupieren und um eine adäquate Schmerzfreiheit zu erreichen. Ziel ist es nun, analog der WHO-Vorgabe die Morphindosis zu oralisieren.

Ermittlung der oralen Dosis

Um die äquivalente orale Dosis zu ermitteln, muss die verabreichte parenterale Dosis mit 3 multipliziert werden, im konkreten Fall heißt dies:

$54 \text{ mg} \times 3 = 162 \text{ mg}$ pro 24 Stunden

Um die Gefahr der Überdosis zu minimieren, setzt man als feste Dosis ca. ½ bis ⅔ der errechneten Gesamtdosis als festes Morphin oder ein äquivalentes Opioid an. Wichtig ist darüber hinaus, ausreichend Bedarfsmedikation anzusetzen, um Schmerzspitzen abzufangen. Zur Unterstützung der Therapie können zusätzlich Co-Analgetika angesetzt werden. Nicht zu unterschätzen sind bei einer Opiattherapie die Nebenwirkungen, wie z. B. Obstipation. Nach Verordnung der Medikation sollte der Patient diesbezüglich beobachtet werden. Abhilfe kann hier die Verordnung von Laxanzien, z. B. Movicol, schaffen.

Dr. A. setzt bei Frau S. 4 × 1 g Novalgin an und verabreicht ihr 2 x 50 mg Morphin retard. Bei Bedarf soll sie 10 mg nicht retardiertes Morphin maximal alle 4 Stunden einnehmen. Er bestellt sie in 4 Tagen zur erneuten Evaluation in die Schmerzsprechstunde. Bis dahin soll sie ein Schmerztagebuch führen, in dem sie alle Schmerzzustände und Nebenwirkungen notiert, damit Dr. A. sie dann mit ihr besprechen kann. Frau S. ist zufrieden und Dr. A. sehr dankbar.

Nebenwirkung Opiattherapie → Obstipation

Tab. 11.1 Errechnung der Äquivalenzdosis: 1 mg Morphin x dem jeweiligen Umrechnungsfaktor entspricht der Dosis der äquivalenten Opioide in mg pro 24 h.
Beispiel: Wie viel Tramadol entspricht 20 mg Morphin i. v.?
20 mg Morphin i. v. × 10 (Umrechnungsfaktor für Tramadol i. v.) = 200 mg Tramadol i. v.

Opioid	Applikationsart	Umrechnungsfaktor zu Morphin	Anmerkung
Morphin	**i. m./s. c.**	**1**	**Startdosis: 10 mg alle 4 h**
	i. v.	**1**	**Startdosis: z. B. per PCIA 2 mg alle 15 min**
Morphin	epidural	0,25	Startdosis: 3–5 mg alle 8–12 h
	intrathekal	0,025	
	oral/rektal	3	Startdosis: oral 5–10 mg alle 4 h, Retardform oral 10 mg alle 8–12 h. Wichtige Nebenwirkungen wie Obstipation, Übelkeit und Erbrechen müssen pharmakologisch abgedeckt werden.
Buprenorphin	i. m.	0,03	Startdosis: 0,3 mg alle 6–8 h
	i. v.	0,03	Startdosis: per PCIA 0,04 mg alle 15 min
	s. c.	0,03	
	s.l.	0,04	Startdosis: 0,2–0,4 mg alle 6–8 h
	TTS	0,03	
Dihydrocodein	oral	12	
Fentanyl	TTS	0,03	
Hydromorphon	oral	0,4	Startdosis: 2–4 mg alle 12–24 h
L-Methadon	oral	0,75	individuelle Dosisfestlegung notwendig
Oxycodon	oral	2	Startdosis: 5 mg alle 12 h
Pethidin	epidural	7,5	Startdosis: 30–100 mg alle 7 h
	i. m./s. c.	7,5	Startdosis: 100 mg alle 2–3 h
	i. v.	7,5	Dosis: PCIA 10 mg alle 10 min
	oral	7,5	Startdosis: 300 mg alle 2–3 h
Piritramid	i. m.	1,5	Startdosis: 15 mg alle 4–6 h
	i. v.	7,5	Startdosis: 1,5 mg alle 5–10 min
	rektal	1,5	Startdosis: 100 mg alle 4–6 h
Tapentadol	oral	10	Startdosis: 50 mg alle 12 h
Tilidin/Naloxon	oral	15	Startdosis: 50–100 mg alle 2–4 h
Tramadol	oral	15	Startdosis (Retardform): 50 mg alle 4–12 h
	rektal	15	Startdosis: 100 mg alle 2–4 h
	s. c./i. v./i. m.	10	

TTS = Transdermales Therapeutisches System (Transdermales Pflaster)

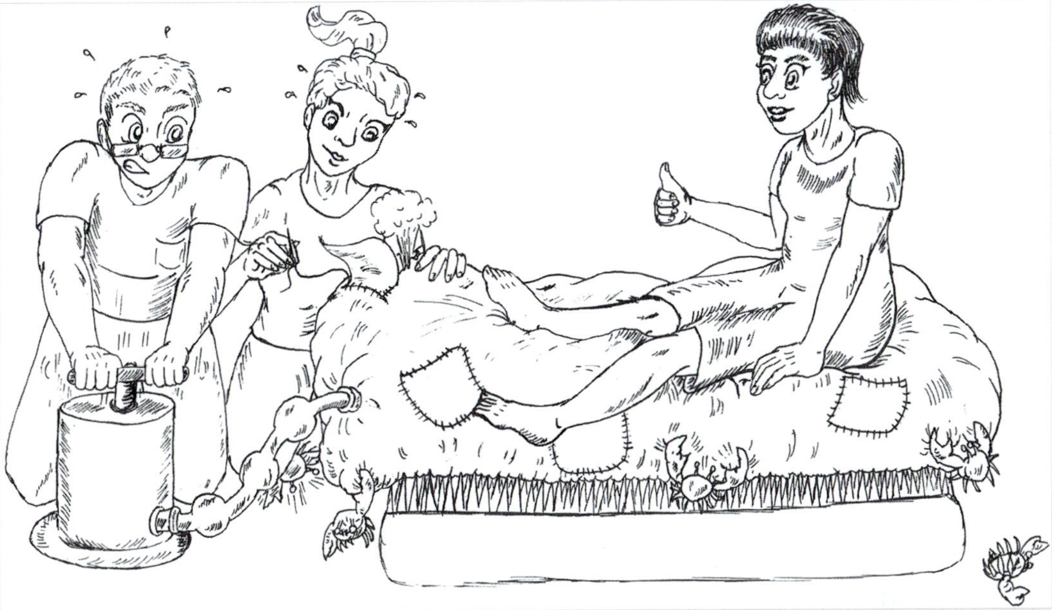

Abb. 11.1

Fazit

- Zum Durchbrechen des exazerbierten Schmerzsyndroms können hohe Dosen von starken Analgetika nötig sein.
- Nach dem Durchbruch muss eine Basisschmerztherapie angesetzt werden.
- Zum Abfangen der Spitzen ist eine ausreichende Bedarfsmedikation anzusetzen.
- Der Patient sollte ein Schmerztagebuch führen, um die Basis- oder Bedarfsmedikation anzupassen.
- Das WHO-Stufenschema sollte immer angewendet werden.
- Ziel der Schmerzmedikation ist nicht immer die absolute Schmerzfreiheit, sondern die individuelle Zufriedenheit des Patienten.

Teil V

Aus der individualisierten Anästhesie bei Kindern und schwierigem Atemweg

ASA - Risikoklassifikation - Abschätzung des perioperativen Risikos (ASA = American Society of Anesthesiologists)
ASA 1 - Gesunder Pat., ASA 2 - geringfügige Erkrankungen
ASA 3 - deutliche Beeinträchtigung, ASA 4 - lebensbedrohlich

12 Hernioplastik I: Prämedikation

Martin Bergold, Daniel Gill-Schuster, Lars Holzer

Dr. A. ist heute in der Prämedikationsambulanz eingeteilt. Diese Aufgabe hat er bisher noch nicht so häufig ausgeführt, jedoch hat er in letzter Zeit bei den nachmittäglichen Prämedikationsbesprechungen besonders gut zugehört, um eventuelle Besonderheiten aufzuschnappen. Die ersten Prämedikationen verliefen auch ereignislos und unspektakulär, es waren ausschließlich junge ASA-I-Patienten mit kleinen Eingriffen. Gerade hat sich das Team der Prämedikationsambulanz aufgrund ausbleibender Patienten zu einer kleinen Frühstückspause geeinigt, als eine Frau mit einem Kinderwagen an die Theke der Ambulanz tritt. Die Ambulanzassistentin nimmt die Patientin freundlich auf und bittet sie, den Narkosefragebogen auszufüllen. Dr. A. nutzt die Gunst der Stunde und entscheidet sich, am nahe gelegenen Automaten einen Kaffee zu holen.

Nachdem Dr. A. sich den Kaffee geholt und sogar zur Hälfte ausgetrunken hat, kehrt er wieder zur Prämedikationsambulanz zurück. Sein Kollege, der Facharzt Dr. C., scheint noch in der kurzen Pause zu sein. Die Ambulanzassistentin streckt Dr. A. die Akte und den inzwischen schon ausgefüllten Narkosefragebogen entgegen. Dr. A. übernimmt die Akte und geht in seinen Raum, um sich die Akte und den Sachverhalt näher anzuschauen.

Am Schreibtisch stellt er fest, dass es sich nicht um die Frau, sondern um ihren Sohn handelt. Er öffnet die Akte und fängt an zu lesen. Schnell findet Dr. A. heraus, dass es sich bei dem kleinen Patienten um einen 10-monatigen, 9 kg schweren, 70 cm großen Patienten handelt, der wegen eines Leistenbruchs an der linken Leiste operiert werden muss. Ebenfalls stellt er fest, dass der Patient bereits vor wenigen Monaten eine Ligatur-OP wegen seines offenen Ductus Botalli hatte. Zudem hat der Patient aktuell weiterhin eine noch unbehandelte Lippen-Kiefer-Gaumen-Spalte.

So hat sich Dr. A. den Morgen nicht vorgestellt. Es kommt zunehmend eine innere Unruhe in ihm auf. Er hat noch nie so kleine Patienten, geschweige denn mit so vielen „Nebenerkrankungen“, prämediziert. Er entschließt sich, den Rat seines Facharztkollegen Dr. C. hinzuzuziehen, jedoch ist der Kollege noch nicht aus seiner Pause zurück. Da Dr. A. den kleinen Patienten und seine Mutter ungern warten lassen möchte, fasst er den Entschluss, die beiden in sein Zimmer zu holen und mit dem Gespräch zu beginnen.

Prämedikationsgespräch

Dem Prämedikationsgespräch mit Patienten im Kindesalter kommt eine besondere Bedeutung zu. Schon aus rechtlichen Aspekten ist das Gespräch mit den Eltern/dem Elternteil, bei dem der prämedizierende Anästhesist häufig mit der Angst der Eltern um ihr Kind konfrontiert wird, unerlässlich. Bei Kindern mit bereits durchlebter Krankheits- und Operationsgeschichte kann diese Angst bei den Eltern deutlich erhöht sein [100]. Eine einfühlsame und verständnisvolle Gesprächsform ist daher obligat. Dabei ist die Durchführung dieses Gesprächs durch einen erfahrenen Narkosearzt (Facharztstandard!), der sowohl den Ablauf des Eingriffs kennt als auch die Risiken dabei einzuschätzen weiß, sinnvoll. Bei Kindern bis zum pubertärem Alter (wobei dieser Begriff je nach der geistigen und sozialen Entwicklung des Kindes weit dehnbar erscheint) ist es vor allem wichtig, dass die Eltern vom geplanten Vorgehen überzeugt sind ([34], [100], [195]).

Dr. A. geht mit der merklich verängstigten und unsicheren Mutter den Narkosefragebogen durch. Die Ligatur des Ductus botalli wurde vor 2 Monaten in domo von der kinderkardiochirurgischen Abteilung durchgeführt. Kardiopulmonale Probleme sind nach der OP nicht aufgetreten und der Allgemeinzustand ist gut. Die Operation zur Korrektur der Lippen-Kiefer-Gaumen-Spalte ist für den Zeitraum nach der Hernioplastik am morgigen Tag geplant. Es hat zudem auch eine blande Gerinnungsanamnese. Während Dr. A. weitere spezifische Fragen stellt, öffnet sich die Zimmertür und Dr. C., der von der Ambulanzassistentin Bescheid bekommen hat, tritt herein. Er stellt sich der Mutter kurz vor und setzt sich auf einen Stuhl im Hintergrund.

Anamneseerhebung

Eine gezielte Anamneseerhebung ist bei Prämedikationen von Kindern von besonderer Bedeutung. Dabei sind folgende Fragen unabdingbar, um eventuelle medizinische oder spezifisch anästhesiologische Maßnahmen im Vorfeld vorbereiten zu können ([34], [195]):

- Blutungsneigung (Gerinnungsanamnese)
- bekannte Muskelerkrankungen
- familiär gehäuft vorkommende Erkrankungen
- mögliche abnorme Medikamentenwirkung (Allergien, Unverträglichkeiten)

So stellt sich in diesem individuellen Fallbeispiel die Frage nach der Endokarditisprophylaxe (bei Z. n. Ductus arteriosus Botalli apertus) oder der Atemwegssicherung bei der vorhandenen Lippen-Kiefer-Gaumen-Spalte. Sie kann auf ein vorhandene Symptom-Komplexe, wie das Pierre-Robin-Syndrom oder das Treacher-Collins-Syndrom, hinweisen, die mit Intubationsschwierigkeiten verbunden sind [436].

Nach den Leitlinien zur Prophylaxe der infektiösen Endokarditis der Deutschen Gesellschaft für Pädiatrische Kardiologie ist die medikamentöse Prophylaxe nur noch für die Patienten mit dem höchsten Risiko der Endokarditis vorgesehen (▶ Tab. 12.1, [285]).

Patienten mit dem höchsten Risiko einer infektiösen Endokarditis sind:

- Patienten mit Klappenersatz (mechanische und biologische Prothesen)
- Patienten mit rekonstruierten Klappen mit alloprothetischem Material in den ersten 6 Monaten nach Eingriff
- Patienten mit stattgehabter Endokarditis
- herztransplantierte Patienten, die eine kardiale Valvulopathie entwickeln
- Patienten mit angeborenen Herzfehlern
  - zyanotische Herzfehler, die nicht oder palliativ mit systemisch-pulmonalen Shunt operiert sind
  - operierte Herzfehler mit Implantation von Conduits (mit oder ohne Klappe) oder residuellen Defekten
  - alle operativ oder interventionell unter Verwendung von prothetischem Material behandelten Herzfehler in den ersten 6 Monaten nach Eingriff

Tab. 12.1 Prophylaxe der infektiösen Endokarditis.

Medikamentöse Prophylaxe	Bei Penicillin-/Ampicillin-Allergie
p. o.: Amoxicillin 50 mg/kg/KG i. v.: Ampicillin 50 mg/kg/KG	p. o.: Clindamycin 20 mg/kg/KG i. v.: Cefazolin 50 mg/kg/KG

Dr. A. hat den Narkosefragebogen nun mit der Mutter durchgesprochen. Neben den beschriebenen medizinischen Gegebenheiten scheint es, außer einer Impfung von Tetanus, Diphtherie und Pertussis im Rahmen der Grundimmunisierung vor 3 Wochen, keine medizinischen Besonderheiten zu geben.

Karenzzeit nach Impfungen

Für die Impfung mit Totimpfstoffen (Diphtherie, Pertussis, Tetanus, Influenza, Cholera, FSME, Hepatitis B und Polio neu) wird eine Karenzzeit von 3 Tagen, für die Impfung mit Lebendimpfstoffen (Masern, Mumps, Röteln, Varizellen, Typhus, BCG, Polio alt) eine Karenzzeit von 14 Tagen vor weiteren operativen Eingriffen empfohlen. Diese Zeiten werden zur besseren Diagnose einer eventuellen Impfreaktion und nicht zur Vermeidung von anästhesiologischen oder operativen Komplikationen emfohlen. Der Nichteinhalt dieser empfohlenen Karenzzeiten erhöht das perioperative Anästhesierisiko nicht ([34], [195], [386]).

Dr. A. beendet unter wachsamer Beobachtung von Dr. C. den anamnestischen Teil des Gesprächs und geht nun zur körperlichen Untersuchung über. Er auskultiert Lunge und Herz des kleinen Patienten und schaut bei dieser Gelegenheit den sakralen Bereich des Rückens eingehend an. Dabei stellt er fest, dass eine leichte Verschleimung des oberen Respirationstrakts zu hören ist. Auf die Frage, ob der Patient aktuell erkrankt sei, antwortet die Mutter, dass ihr Sohn in den letzten Tagen leichten Schnupfen gehabt habe, dieser aber bereits deutlich am Abklingen sei. Die Inspektion des Rachenraums scheitert an der verständlicherweise mangelnden Compliance des Patienten. Dr. A. vermerkt alle seine erhobenen Befunde auf dem dafür vorgesehenen Platz des Narkoseprotokolls. Die Mutter fragt Dr. A. etwas verunsichert, ob jetzt bei ihrem kleinen Sohn „Blut abgenommen“ werden müsse.

Präoperative Laboruntersuchungen

Bei unauffälliger Anamnese, gesundem Kind und kleinerem Eingriff werden keine präoperativen Laboruntersuchungen für anästhesiologische Maßnahmen benötigt. Bei kranken Kindern (hierbei sind Kinder mit vermindertem Allgemeinzustand, Fieber > 38,5 °C und/oder produktivem Husten gemeint) wird empfohlen, den elektiven Eingriff 14 Tage zu verschieben.

Hat das Kind einen Infekt der oberen Atemwege, ist individuell im Hinblick auf die Dringlichkeit des Eingriffs zu entscheiden. Bei kleinen Säuglingen (< 6 Monate), die erstmals einen Schnupfen haben, wird empfohlen, von nicht dringlichen Eingriffen abzusehen ([34], [195], [409]).

Dr. A. hat nun alle Informationen, die er braucht, um das Aufklärungsgespräch fortzuführen. Er entscheidet sich, dass er trotz der leichten Verschnupfung des kleinen Patienten die morgige Durchführung der anästhesiologischen Maßnahmen empfiehlt. Aufgrund des Eingriffs klärt er die Mutter nun – mit Herzklopfen und unter weiterhin strenger Beobachtung des Facharztkollegen Dr. C. – über die Durchführung und die Risiken einer Allgemeinanästhesie und einer Kaudalblockade auf. Dies scheint er gut zu machen, denn im Augenwinkel sieht er den Kollegen Dr. C. in regelmäßigen Abständen nicken.

Am Ende der Aufklärung fragt die Mutter, wie „hoch“ denn das „Anästhesierisiko“ nun sei. Diese Frage hat Dr. A. an dieser Stelle nicht erwartet. Er fängt an etwas herumzustottern. Dr. C. kommt ihm da aber sofort zur Hilfe. Er erklärt der Mutter, dass Nebenwirkungen und/oder Risiken, etwa die Mehrfachpunktionen bei der Anlage eines i. v. Zugangs, PONV, Unruhe in der Aufwachphase oder postoperative Halsschmerzen gelegentlich vorkommen können; schwerwiegende Komplikationen wie Aspiration oder Tod sind außerordentlich selten. Der Mutter scheint diese Erklärung zu genügen. Während der Erklärung des Kollegen verordnet Dr. A. auf dem dafür vorgesehenen Bogen die Prämedikation – 4,5 mg Midazolam rektal – des kleinen Patienten bei Abruf in den OP. Anschließend erklärt Dr. A. der Mutter die Nüchternheitszeiten für den morgigen Eingriff (▶ Tab. 12.2, [106]).

PONV - postoperative nausea and vomiting

Tab. 12.2 Präoperative Nüchternheitszeiten bei Kindern.

Alter	Feste Nahrung/ Muttermilch/ Formelmilch	Klare Flüssigkeit (Wasser, Tee)
< 1 Jahr	4 h	2 h
> 1 Jahr	6 h	2 h

Medikamentöse Prämedikation

Nicht fremdelnde Säuglinge (< 1 Jahr) benötigen meist keine medikamentöse Anxiolyse. Die Prämedikation mit Midazolam gilt nach wie vor als Referenzstandard. Dabei kann Midazolam rektal oder per os (0,5–1,0 mg/kg/KG, selten > 15 mg), nasal oder sublingual (0,2–0,4 mg/kg/KG) und zur Not auch intravenös (0,1 mg/kg/KG) verabreicht werden. Eine echte paradoxe Wirkung der Midazolamprämedikation ist außerordentlich selten. Meist handelt es sich um eine ungenügende Wirkung [195]. Ist im Vorfeld eine schwierige medikamentöse Prämedikation – z. B. von der letzten OP – bekannt, so kann man, zusätzlich zu Midazolam, S-Ketamin per os, nasal oder rektal (3–5 mg/kg KG) applizieren [56]. Dabei ist zu beachten, dass sowohl Midazolam als auch S-Ketamin durch den bitteren Geschmack eine schlechten Akzeptanz bei den kleinen Patienten finden. Midazolam gibt es jedoch als aromatisierte und gesüßte Apothekenzubereitung.

Auch der Gebrauch von Clonidin per os oder rektal (3–5 µg/kg/KG) ist in Deutschland weit verbreitet [193].

Obligat dagegen ist eine Sättigungsüberwachung nach einsetzender Prämedikationswirkung von Midazolam und/oder S-Ketamin. Die Gabe von Anticholinergika im Rahmen der Prämedikation ist obsolet.

obsolet: veraltet, nicht mehr gebraucht, überflüssig

Dr. A. ist nun fertig. Die Mutter scheint zufrieden zu sein. Ihre anfängliche Ängstlichkeit ist gewichen und sie hat nun einen klaren, festen Blick. Sie bedankt sich bei dem Anästhesistenduo mehrmals und macht sich samt Kind und Kinderwagen auf den Weg zur Kinderklinik.

Dr. A. fällt ein Stein vom Herzen. Es war für ihn sichtlich anstrengend. Trotz des positiven Feedbacks seines Kollegen fühlt er sich nun ein wenig erholungsbedürftig und geht erneut zum Automaten, um sich einen starken Kaffee zu holen.

Fazit

- Bei dem Prämedikationsgespräch ist eine einfühlsame und verständnisvolle Gesprächsform obligat. Die Durchführung dieses Gesprächs sollte dem Facharztstandard entsprechen.
- Eine gezielte Anamneseerhebung (Gerinnungsanamnese, familiäre Dispositionen) ist von besonderer Bedeutung.
- Beachte die Karenzzeiten nach Impfungen.
- Bei unauffälliger Anamnese, gesundem Kind und kleinerem Eingriff sind präoperative Laboruntersuchungen nicht notwendig.
- Die Prämedikation mit Midazolam gilt nach wie vor als Referenzstandard. Bei schwieriger, medikamentöser Prämedikation kann die Prämedikation um S-Ketamin oder Clonidin erweitert werden (CAVE: Überwachung präoperativ!).

13 Hernioplastik II

Martin Bergold, Daniel Gill-Schuster, Lars Holzer

Dr. A. kommt pünktlich zu Dienstbeginn in den OP-Trakt. Leider hat er aus Zeitmangel heute nicht in die E-Mail, in der die wöchentliche Saaleinteilung festgelegt wurde, schauen können. So geht er, in der Hoffnung seine heutigen Aufgaben zugeteilt zu bekommen, schnurstracks in das Koordinationsbüro. Kaum findet er sich dort ein, wird ihm vom koordinierenden OA gesagt, dass der urologische Saal aus wartungstechnischen Gründen heute Vormittag geschlossen bleibe. Dr. A. solle sich zunächst für weitere Anweisungen „bereithalten". Dr. A. geht in der freudigen Erwartung, sich einen Kaffee zu gönnen, für den es zu Hause zeitlich nicht gereicht hatte, aus dem Koordinationsbüro. Er ist gerade aus der Tür, als ihn die Stimme des koordinierenden OAs wieder einholt: „Dr. A.! Kommen Sie grade noch einmal, bitte?" „War ja klar", denkt sich Dr. A. und macht eine fast schon militärisch anmutende Kehrtwende ins Büro zurück.

„Sagen Sie mal, Kollege A., haben Sie nicht gestern das LKG-Kind mit der Leistenhernie prämediziert?" Etwas verunsichert über den Zweck der Frage bejaht Dr. A. diese Antwort. „Na, dann habe ich schon mal eine interessante Aufgabe für Sie. Gehen Sie doch einmal in den Kindersaal und unterstützen Sie Dr. C. bei seiner Arbeit, damit Sie auch einmal eine Kinderanästhesie mitbekommen. Seien Sie aber auf Abruf, damit ich Sie bei Bedarf dort abziehen kann!"

Dr. A. ist überrascht. Im Normalfall ist der Kindersaal die „heilige Kuh" der Abteilung, wo nur erfahrene Kollegen arbeiten dürfen. Er fühlt sich ein wenig stolz, dass er in seinem Stadium der Weiterbildung einmal mitwirken darf. Der Kaffee ist schon längst vergessen und er eilt Richtung Kindersaal.

Dort angekommen findet er einen grinsenden Dr. C. vor, der ihn schon zu erwarten scheint. Dr. C. erklärt seinem Kollegen, dass sie gerade im Begriff waren, das Kind aus dem Aufwachraum abzuholen. In diesem Augenblick fällt Dr. A. auf, dass er leicht anfängt zu transpirieren. Zunächst schiebt er sein Schwitzen auf die Aufregung, aber nach wenigen Augenblicken stellt er fest, dass im OP-Saal eine ungewöhnlich hohe Temperatur herrscht. Er fühlt sich in den tropischen Regenwald versetzt.

Thermoregulation bei Kindern

Der Wärmeverlust ist bei Kindern im Hinblick auf die große Körperoberfläche im Vergleich zur Körpermasse bei inadäquater Umgebungstemperatur sehr groß. Zudem sorgen die geringe Hautdicke mit wenig subkutanem Fettgewebe und die Evaporation über die dünne Haut für einen zusätzlichen großen Wärmeverlust. Daher sind Säuglinge und Kleinkinder immer sofort nach Benetzung durch Desinfektionsmittel, wie z. B. bei Anlage eines intravenösen Zugangs, zu trocknen.

Die Wärmeproduktion beim Neugeborenen erfolgt in erster Linie durch den Metabolismus im braunen Fettgewebe. Diese Wärmeproduktion sorgt für das Wiederansteigen der Körpertemperatur bei längeren operativen Eingriffen. Hierbei handelt es sich um die sog. „non-shivering thermogenesis". Das typische postoperative Muskelzittern tritt erst ab dem 6. Lebensjahr auf.

Eine hohe Luftfeuchtigkeit im OP-Saal ist zudem günstig, da sie die Verdunstung über die Haut deutlich erschwert. In Narkose wird die Körpertemperatur bei Kleinkindern nicht eng konstant gehalten. Die thermoregulatorischen Antworten des Körpers beginnen erst bei erheblichen Abweichungen (< 35,5°) zu greifen. Nach Narkoseeinleitung führt so die Abnahme des Vasokonstriktorentonus durch Hypnotika zu einer Zunahme der Hautdurchblutung. Eine Wärmeumverteilung vom Körperkern zur Peripherie und die damit verbundene erhöhte Evaporisation über die Haut ist die Folge ([96], [195], [382]).

Dr. A. und Dr. C. holen den 9 kg schweren und 10 Monate alten Patienten aus dem Aufwachraum ab. Dank der ausreichenden Prämedikation mit 4,5 mg Midazolam rektal vor fast 30 Minuten ist der kleine Patient tiefenentspannt und selbst die Mutter scheint – ohne Medikamente bekommen zu haben – gelassen zu sein. Dr. A. darf den Kleinen auf den Arm nehmen. Dr. C. wechselt noch ein paar Worte mit der Mutter bezüglich der Nüchternheit und der Eingriffsart bei dem Patienten. Dann gehen sie gemeinsam unter den nun doch etwas bangen Blicken der Mutter über die Schleuse in den OP-Trakt.

Nachprämedizierung

Während Säuglinge unter 6 Monaten von der Umgebungsveränderung nicht beeinflusst zu werden scheinen, haben Säuglinge und Kinder über 6 Monaten bis zu 4 Jahren die größten emotionalen Schwierigkeiten, wenn sie von einem Elternteil getrennt werden. Nicht prämedizierte Kinder sollten daher nicht und vor allem nicht gegen ihren Willen von den Eltern getrennt werden. Reicht die initial applizierte Prämedikation nicht aus, so ist die zusätzliche Applikation von 2–4 mg/kg KG S-Ketamin rektal sinnvoll und effektiv [449]. Bei „kämpfenden“ Säuglingen und Kindern mit liegendem Zugang (z. B. Hickman-Katheter oder i. v. Zugang) kann man evtl. die vorsichtige intravenöse Gabe von 1 mg/kg KG Propofol im Aufwachraum im Beisein der Eltern erwägen.

Dr. A. legt das entspannte Kind auf den Operationstisch. Die Anästhesiepflegekraft befestigt derweil die Klebesättigung am großen Zeh des Patienten. Sofort hört Dr. A. den hohen und schnellen Sättigungston des Monitors über ihm. Ein Blick dorthin verrät ihm einen regelmäßigen Puls von 125/min bei einem SpO_2 von 100 %. Die Ableitung II des EKGs ist mittlerweile auch zu sehen. Die Anästhesiepflegekraft legt dem Patienten noch ein vorbereitetes Schulterröllchen unter die Schulter. Dr. C. hält nun die Beatmungsmaske in der Hand und stellt an seinem Narkosegerät den Beatmungsmodus auf eine druckassistierte Beatmung mit einer Unterstützung von 12 cmH_2O und einen PEEP von 5 cmH_2O. Die Anästhesiepflegekraft positioniert sich so, dass der Patient nicht vom Operationstisch fallen kann und hält ihn an beiden Oberarmen fest. Der kleine Patient wird im Vergleich zu vorher leicht munter, ist aber im Gesamten immer noch sehr entspannt. Nach einem einvernehmlichen Nicken zwischen Anästhesiepflegekraft und Dr. C. dreht Dr. C. den Sevofluran-Vapor auf und hält dem Patienten die Maske vor das Gesicht.

Maskeneinleitung

Als einziges geeignetes Inhalationsanästhetikum zur Maskeneinleitung steht aktuell Sevofluran zur Verfügung. Eine schnelle, effektive Form der Maskeneinleitung ist die rasche Aufsättigung mit höheren Konzentrationen Sevofluran bei hohem Frischgasfluss (> 3 l/min). Ein langsames Steigern der Sevoflurankonzentration bringt keinen Vorteil [191]. Zudem sollte der Patient während der Anflutungszeit stets mit einer Druckunterstützung und mit einem PEEP ≥ 5 cmH_2O zur Verhinderung von Atelektasen und Bronchialkollaps assistiert beatmet werden. Weiterhin ist die optimierte Lagerung des Patienten (hier: Schulterröllchen unter den Schultern) für die spätere, komplikationslose Intubation von entscheidendem Vorteil [195].

Nach wenigen Sekunden scheint der kleine Patient in tiefer Sedierung zu sein. Dr. C. bittet seinen Kollegen, die Maskenbeatmung zu übernehmen, da er jetzt den intravenösen Zugang legen möchte. Dr. A. übernimmt etwas aufgeregt die Maske von Dr. C. Im Narkosegerät sieht er, wie der kleine Patient immer noch spontan mit der maschinell eingestellten Unterstützung atmet. Dr. C. legt derweil den Zugang oberhalb des Malleolus des linken Unterschenkels, was ihm auf Anhieb problemlos gelingt. Danach übernimmt er die Beatmung des Patienten wieder. Über den Zugang wird nun körpergewichtsadaptiert Mivacurium appliziert. 3 Minuten später verlangt Dr. C. das Laryngoskop von der Anästhesiepflegekraft. Dr. A. sieht ihm wie gebannt über die rechte Schulter. Er sieht, dass Dr. C. zunächst etwas Schwierigkeiten mit der Zunge des Patienten hat, zumal diese immer in den Gaumenspalt zu rutschen scheint. Dieses Problem ist jedoch schnell behoben und Dr. C. hat nun freie Sicht auf die Stimmlippen des Patienten, die er seinem Kollegen Dr. A. auch zeigt. Unmittelbar danach platziert Dr. C. einen ID 4,0 mm blockbaren Tubus auf 12 cm Tiefe (Zahnreihe!) und überprüft den Cuffdruck. Sofort danach auskultiert er über Ober- und Mittelfelder beider Lungenhälften und macht einen zufriedenen Gesichtsausdruck. Der Tubus wird von der Anästhesiepflegekraft fachmännisch fixiert. Nun wird das Kind für die Kaudalanästhesie auf die linke Seite gelagert.

Komplikationen

Die Intubation bei Säuglingen mit einer Lippen-Kiefer-Gaumen-Spalte ist häufig mit Schwierigkeiten verbunden [195]. Eine adäquate Vorbereitung der Materialien (Wahl der Spatel- und Tubusgröße etc.) und alternatives Airwaymanagement sind daher obligat [194]. Sowohl die Zunge als auch das Laryngoskop können in den Kieferspalt und somit in den Nasopharynx rutschen. Es wird empfohlen, die Relaxation erst bei sicherer Maskenbeatmung herbeizuführen [457]. Einer der häufigsten Gründe für respiratorische Probleme nach der Intubation ist der zu tief platzierte Tubus [456]. Diese Komplikation kann sowohl durch die genaue Platzierung des Tubus unter Sicht (hierbei sind die Markierungen auf dem Tubus als Hilfestellung gut geeignet) als auch durch die Kenntnis der unterschiedlichen altersbezogenen Platzierungstiefen bei Kleinkindern und die Auskultation nach der Intubation minimiert werden. Weiterhin ist es ratsam, die Tubustiefe nach jeder Lageänderung des Patienten (hier z. B. die Rücklagerung von der Seitenlage zur Kaudalanästhesie wieder in die Rückenlage) durch Auskultation und Sichtkontrolle erneut zu reevaluieren [456].

Dr. A. schaut zu, wie sein Kollege den lumbosakralen Teil des Rückens sorgfältig desinfiziert. Er hat bisher noch nie ein rückenmarksnahes Verfahren bei Kindern beobachtet. Voller Spannung schaut er dem Geschehen zu.

Kaudalanästhesie bei Kindern

Die Kaudalanästhesie ist das bei Kindern sehr häufig durchgeführte Regionalanästhesieverfahren ([191], [261]). Die Punktion ist im Gegensatz zu den Verhältnissen beim Erwachsenen fast immer einfach. Bis zum Alter von 8–10 Jahren erfolgt die Ausbreitung bei genügender Dosierung konstant bis in die thorakalen Segmente. Jedes Kind mit einem Eingriff unterhalb des Nabels profitiert von einem Kaudalblock zur intra- und postoperativen Analgesie ([191], [261]). Anatomische Landmarken sind hierbei die beiden Spinae iliacae posteriores superiores, die mit dem Hiatus sacralis ein gleichschenkliges Dreieck bilden. In den Hiatus sacralis wird dabei eine 25-G-Kaudalnadel in einem Winkel von ca. 45–60° zur Haut eingestochen. Nach Perforation der Membran zwischen Os coccygis und Sakrum, das man als „Klicken“ bemerkt, wird die Nadel maximal noch 1–2 mm vorgeschoben. Über die so platzierte Nadel werden 1,2 ml/kg KG Ropivacain 0,2 % und optional noch 2 µg/kg KG Clonidin unter sorgfältiger Aspirationskontrolle appliziert ([191], [261], [277]). Die somit erreichte Analgesie ist effektiv und anhaltend.

Da Clonidin zur epiduralen Gabe nicht zugelassen ist, handelt es sich hierbei um eine „Off-label“-Anwendung.

Der kleine Patient wird nach der Anlage der Kaudalanästhesie wieder auf den Rücken gelagert. Dr. C. auskultiert gerade erneut die Lungen des Patienten, als der Klingelton des Diensthandys von Dr. A. ertönt. Am anderen Ende ist der koordinierende OA, der Dr. A. nun in die Prämedikationsambulanz beordert, da diese durch einen Krankheitsfall aktuell ärztlich nicht besetzt sei.

Fazit

- Kinder (vor allem Neugeborene) haben eine sehr anfällige Thermoregulation („non-shivering thermogenesis", Verhältnis Körperoberfläche zu Körpermasse etc.). Achte auf den Wärmeerhalt!
- Nachprämedizierung von deutlich agitierten Kindern mit 2–4 mg/kg KG S-Ketamin rektal.
- Maskenbeatmung bei Kindern ist schwierig! Stets Druckunterstützung + PEEP ≥ 5 cmH_2O verwenden.
- Bei Intubation wird der Tubus häufig zu **tief** platziert.
- Anatomische Landmarken der Kaudalanästhesie

14 Bronchospasmus in der Hals-Nasen-Ohren-Heilkunde

Stefanie Eing, Lars Holzer, Daniel Gill-Schuster

Dr. L. freut sich, dass sie heute mal wieder für den pädiatrischen HNO-OP eingeteilt ist. Schließlich möchte sie noch ein paar Kinderanästhesien für den Facharztkatalog sammeln.

HNO-Operationen bei Kindern

HNO-Operationen sind typische Eingriffe bei 2- bis 5-jährigen Kindern. Die kleinen Patienten können den betreuenden Anästhesisten vor große Herausforderungen stellen, da sie häufig an rezidivierenden Infekten der oberen und unteren Atemwege leiden, die im Rahmen der Allgemeinanästhesie zu einer erhöhten Rate respiratorischer Komplikationen führen [35].

Es wird Zeit, sich gründlich auf das erste Kind vorzubereiten. Dr. L. schnappt sich das Narkoseprotokoll, um dort die im Prämedikationsgespräch erhobene Anamnese und die Vorbefunde zu studieren.

Demnach soll der 5-jährige Otto eine Tonsillektomie und Adenoidektomie erhalten. Der Junge ist 110 cm groß und wiegt 20 kg. Anamnestisch liegen keine Hinweise für erschwerte Intubationsbedingungen vor. Um sich während der Einleitung ganz auf das Kind konzentrieren zu können und Dosierungsfehler zu vermeiden, bespricht Dr. L. die benötigten Medikamente und das übrige Equipment mit ihrer Oberärztin und dem Kollegen der Anästhesiepflege.

Medikamentendosierung bei Kindern

- Fentanyl (1–3 µg/kg) 40 µg
- Propofol (2–5 mg/kg) ca. 80–100 mg bzw. nach Wirkung
- Mivacurium (0,2 mg/kg) 4 mg
- Dexamethason (150 µg/kg) 3,0 mg
- Granisetron (20 µg/kg) 0,4 mg
- Novalgin (15–20 mg/kg) 300 mg
- Atropin (10–20 µg/kg) 200–400 µg

Anhand der Formel *(Alter/4) + 3,5* für gecuffte Tuben errechnet Dr. L. noch die wahrscheinlich benötigte Tubusgröße von 5,0 mm ID und legt den nächstkleineren und -größeren Tubus griffbereit. Die ungefähre **Einführtiefe**, gemessen an der Zahnreihe, sollte bei ca. 14 cm liegen, denkt sich Dr. L. gemäß der Formel *(Alter/2) + 12*.

In Ruhe trifft Dr. L. auch schon die Voreinstellungen am Narkosegerät. „Die Atemfrequenz wird wohl ungefähr 20–23/min betragen, das Ziel-Tidalvolumen liegt bei 6 ml/kg, also 120 ml, mal sehen, ob dies unter einem PEEP von 5 mbar und P_{insp} von 18 mbar hinkommt."

Dann erhält Dr. L. auch schon die Information, dass Otto und seine Eltern im OP-Bereich angekommen sind. Sie begrüßt die drei und geht zusammen mit den Eltern den Team-Time-out-Bogen durch. Zudem vergewissert sie sich, dass Otto so wie zum Zeitpunkt des Prämedikationsgesprächs vor 5 Tagen auch wirklich infektfrei ist. Die Eltern bestätigen, dass Otto auch heute keine Hinweise für einen stärkeren Infekt zeige. Leicht erkältet sei er häufig, aktuell für seine Verhältnisse aber fit. Etwas beiläufig erwähnt die Mutter noch, dass Otto in den letzten beiden Infektphasen zu „engen Bronchien" geneigt habe und deshalb vorübergehend mit einem ihr unbekannten Medikament inhalieren müsse.

Bronchiale Hyperreagibilität

Atemwegsinfekte kommen in der Kindheit häufig vor, so haben Kinder im Kleinkind- und Vorschulalter ca. 6- bis 8-mal jährlich einen Infekt der oberen Atemwege.

Erreger sind meist Viren (Influenza-/Parainfluenza-, Rhino-, Corona- oder Respiratory Syncitial Viren). Sie schädigen die Schleimhäute und Epithelien im Respirationstrakt und es kommt zu einer Inflammation der Atemwege mit Ödembildung, Bronchokonstriktion und Dyskrinie [35]. Häufig tritt begleitend eine Sensibilisierung der Atemwege auf, sodass es zur bronchialen Hyperreagibilität kommt.

Diese kann bis zu 6 Wochen oder länger andauern und somit weit über das Verschwinden aller klinischen Symptome hinaus bestehen [36].

Pathophysiologisch ähnelt die bronchiale Hyperreagibilität dem Asthma bronchiale. Es werden virusinduziert vermehrt Tachykinin und Neuropeptidasen freigesetzt, die die Kontraktion der glatten Muskulatur der Atemwege fördern.

Zusätzlich interagieren virale Neuraminidasen mit cholinergen Rezeptoren. Dadurch bedingt verstärken sich die Ausschüttung von Acetylcholin und konsekutiv die Bronchokonstriktion. Dies erklärt auch die therapeutische Wirkung von inhalativen Anticholinergika wie Ipratropiumbromid.

Bronchiale Hyperreaktivität ist ein wesentlicher Auslöser für eine funktionelle Obstruktion der oberen (Laryngospasmus) und der unteren Atemwege (Bronchospasmus), die beide rasch zu bedrohlicher Hypoxämie – dem Hauptgrund für die perioperative Morbidität und Mortalität von Kindern – führen können ([46], [275]).

Aktuell wirkt Otto auf Dr. L. fit. Die anxiolytische Wirkung der Prämedikation mit Midazolam-Saft (0,5 mg/kg, 10 mg) hat Otto äußerst freundlich zugewandt und ziemlich neugierig gemacht. Allerdings fällt Dr. L. auf, dass Otto eine leichte seröse Rhinitis hat, weshalb sie sicherheitshalber die Lungen des Kindes auskultiert. Das Atemgeräusch ist beidseits vesikulär und ohne Zeichen einer Obstruktion wie Giemen, Brummen oder einem verlängerten Exspirium.

Kind mit Erkältung – und nun?

Die Anamnese bildet zusammen mit der klinischen Untersuchung die Grundlage für eine individuelle Risiko-Nutzen-Abwägung. Kinder mit schwerem Atemwegsinfekt haben meist Fieber > 38,5 °C, eitriges Sekret, produktiven Husten mit ggf. Atemstörungen (Giemen, Rasselgeräusche) sowie ein starkes Krankheitsgefühl. Die Elternaussage „mein Kind ist krank“ ist ein valider Prädiktor für typische Komplikationen wie Laryngospasmus, Bronchospasmus, Sättigungsabfälle, Atempausen, Atelektasen, im Verlauf Pneumonien und ungeplante stationäre Aufnahmen ([408], [434]). In diesem Fall sollten elektive Eingriffe um mindestens 2 Wochen verschoben werden, da gezeigt werden konnte, dass ein akuter oder weniger als 2 Wochen zurückliegender Atemwegsinfekt mit produktivem Husten, eitriger Sekretion der Nase, Obstruktion und Fieber zu einer signifikant erhöhten Rate respiratorischer Komplikationen führt [433].

Hingegen kann die Operation/Anästhesie bei einem milden Infekt (trockener Husten, seröses Sekret, kein Fieber) durchaus unter optimierten Bedingungen durchgeführt werden, vor allem, wenn die Eltern bestätigen, dass es ihrem ständig erkälteten Kind derzeit verhältnismäßig gut gehe. Zudem sind viele dieser Kinder mit rezidivierenden Infektionen, beispielsweise aufgrund hyperplastischer Adenoide, zur definitiven Fokussanierung auf die Operation angewiesen.

Als narkosevorbereitende Maßnahme bei Kindern mit Atemwegsinfekt oder unzureichend therapiertem Asthma kann vor der Einleitung die Inhalation des bronchodilatierenden β_2-Mimetikums Salbutamol erwogen werden. Dadurch kann das Risiko von perioperativen Atemwegskomplikationen um ca. 35 % reduziert werden ([361], [435]).

Intraoperativ sollte das Anästhesiemanagement an das erkältete Kind angepasst werden: Auf Desfluran sollte wegen der Atemwegsreizung und der möglichen direkt bronchokonstriktiven Wirkung ([299], [359]) verzichtet und stattdessen Sevofluran bevorzugt werden [438]. Noch günstiger als Sevofluran wirkt sich Propofol auf eine bronchiale Hyperreagibilität aus [233]. Da auch eine Manipulation des Atemweges ein anästhesiespezifischer Risikofaktor für perioperative respiratorische Komplikationen ist, sollte, wenn möglich, zugunsten des Einsatzes einer Larynxmaske auf die Intubation verzichtet werden [433].

Während der Narkose möchte Otto von einem Flug zum Mars träumen, da er später unbedingt Astronaut werden möchte. Er gibt seiner Mutter bereitwillig einen Abschiedskuss, aber als er in den OP getragen wird, offenbart sein skeptischer Gesichtsausdruck, dass ihm nun doch ziemlich mulmig zumute ist. Die Neugierde überwiegt aber und tatsächlich stimmt Otto zu, dass Dr. L. ihm einen Venenzugang legen darf, den sie ihm als „Tankstelle für den Raketenstart" verkauft. Gut, dass auf der Station mit dem rechtzeitigen und korrekten Platzieren der „Zauberpflaster" auf beiden Handrücken alles so gut geklappt hat: die prilocain- und lidocainhaltigen Pflaster hatten ca. 1 Stunde Zeit einzuwirken, bevor sie vor ca. 15 min wieder entfernt wurden. Dr. L. entrückt ein kleiner Erleichterungsseufzer, nachdem die venöse Punktion gleich beim ersten Versuch geklappt hat. Noch stolzer ob seiner Tapferkeit ist aber der kleine Otto, der jetzt mit großen Augen zuschaut, wie der Zugang mit Pflastern versorgt wird. Vor lauter Übermut presst sich der Junge die Maske zur Präoxygenierung fest ins Gesicht, bis er nach der Gabe von Fentanyl und Propofol einschläft. Die Maskenbeatmung gelingt Dr. L. erst mit 2 Händen suffizient. Neben einem zarten Esmarch'en Handgriff muss sie mit dem Unterrand der Maske Ottos Mund leicht öffnen, da der Nasopharynx aufgrund der adenoiden Vegetationen nahezu verlegt ist. Nach Etablierung der sicheren Maskenbeatmung wird nun das Mivacurium verabreicht. Dr. L. freut sich sehr, als sie die Stimmbänder während der vorsichtigen Laryngoskopie sofort einstellen kann. Unterhalb der Stimmbänder lässt sich der Tubus jedoch nicht ohne größere Kraftaufwendung weiter schieben. Das gelingt erst mit dem nächst kleineren Tubus glatt und atraumatisch. Nach Konnektion des Beatmungsgeräts hört Dr. L. über beiden Lungen ein vesikuläres Atemgeräusch, während sie Otto vorsichtig manuell beatmet. Die CO_2-Kurve sieht unauffällig aus. Der Tubus wird bei 14 cm Zahnreihe fixiert und Dr. L. wählt zum Aufrechterhalten der Narkose 1,0 MAC Sevofluran. Sie versichert sich anhand der pulsoxymetrischen Sättigung von 99 %, des $etCO_2$ von 36 mmHg und der Beatmungsparameter (P_{insp} 19 mbar, PEEP 5 mbar, I:E-Zeit 1:1,8, Af 22/min, V_t 120 ml, AMV 2,6 l/min, FiO_2 0,45), dass eine suffiziente Beatmung vorliegt. Auch die Oberärztin ist sichtlich zufrieden, wird jedoch plötzlich in den Nachbarsaal zu einer erschwerten Intubation abberufen, bevor die beiden noch einige Dinge zur Kinderanästhesie besprechen können. Kurz bevor die HNO-Chirurgen loslegen, verabreicht Dr. L. nochmals 25 µg Fentanyl und beginnt mit dem Protokollschreiben. Otto scheint zum Operationsbeginn gut analgetisch versorgt, da die Vital- und Beatmungsparameter nahezu unverändert bleiben.

Das ändert sich jedoch nach gut 5 Minuten: die CO_2-Kurve zeigt plötzlich einen verzögerten, rampenförmigen Anstieg, die Tidalvolumina und konsekutiv das AMV schrumpfen. Dr. L. schnappt sich den Beatmungsbeutel, aber auch mit der manuellen Beatmung klappt es nicht so recht. Es werden zunehmend höhere Inspirationsdrücke nötig, um ein ausreichendes AMV zu generieren. Sie steigert die FiO_2 auf 1,0 und bittet die Operateure, den Mundsperrer wegen der möglichen Komprimierung des Tubus von außen zu lösen. Das Manöver bringt jedoch keinerlei Verbesserung. Außerdem lässt sich kein Sekret über den Tubus absaugen. Bei der Lungenauskultation hört Dr. L. ein Giemen und Brummen. Sie schlussfolgert deshalb, dass es sich um einen Bronchospasmus handeln könnte. Als Auslöser vermutet sie zunächst eine zu flache Narkose, daher vertieft sie die Narkose (2 mg/kg Propofol i. v.) und erhöht das Sevofluran auf 1,2 MAC. Damit es trotz der verlängerten Exspirationszeit zu einer vollständigen Exspiration kommen kann, ändert sie die Inspirations-zu-Exspirations-Zeit auf 1:2,3. Zum Glück hält sich die Sättigung bei 97 %, aber das Atemminutenvolumen liegt unter P_{insp} 25 mbar nur bei 1,2 l/min.

Dr. L. ist froh, dass die Oberärztin schnell herbeieilen kann. Otto erhält 2 Hübe Fenoterol über einen speziellen Tubusadapter und 5 mg/kg Prednisolon i. v. Noch während parallel eine Dauerinfusion mit Reproterol vorbereitet wird, zeigt die CO_2-Kurve eine abnehmende Obstruktion an und die Beatmungsparameter verbessern sich wieder.

Ätiologie und Pathogenese des Bronchospasmus

Bronchospasmen können durch anaphylaktoide Reaktionen (z. B. auf nicht depolarisierende Muskelrelaxanzien), Aspiration, toxische Reizungen oder operative Manipulationen im Bereich der Atemwege (z. B. Tracheobronchoskopie) auftreten. Durch eine Konstriktion der glatten bronchialen Muskulatur kommt es, ähnlich wie bei einem Asthma-Anfall, zu einem deutlich erhöhten Atemwegswiderstand.

Klinik und Diagnostik

Hinweisend auf einen Bronchospasmus beim beatmeten Patienten sind erhöhte notwendige Beatmungsdrücke bzw. konsekutiv erniedrigte Atemhubvolumina bei druckkontrollierter Beatmung. Ein schwerer Bronchospasmus kann die Beatmung eines Kindes nahezu unmöglich machen! Es drohen Hypoxie, Hyperkapnie und respiratorische Azidose. Die Kapnografiekurve zeigt typischerweise einen verzögerten Anstieg des exspiratorischen CO_2. Aufgrund der Bronchokonstriktion können durch wiederholt unvollständige Exspirationen ein „Auto-PEEP" und ein Air-Trapping in den Alveolen entstehen. Typischerweise finden sich im Auskultationsbefund der Lunge ein verlängertes Exspirium mit Giemen und Brummen („wheezing"). Differenzialdiagnostisch müssen eine Tubusfehllage, -abknickung oder -verlegung, unzureichende Narkosetiefe und technische Probleme bei der maschinellen Beatmung bedacht werden.

Therapie

Bei Verdacht auf einen Bronchospasmus sollte die inspiratorische O_2-Konzentration als erste Maßnahme erhöht werden. Die Therapie eines schweren Bronchospasmus liegt in erster Linie in der zügigen intravenösen Vertiefung der Anästhesie. Hierfür ist Propofol (2 mg/kg KG i. v.) aufgrund seiner laryngobronchialen Reflexdämpfung und bronchodilatierenden Wirkung Mittel der Wahl.

Zudem sollte bei einem schweren Bronchospasmus ein $ß_2$-Agonist intravenös (oder intraossär) appliziert werden: Reproterol (z. B. Bronchospasmin) 1 µg/kg bzw. als Dauerinfusion 0,2–2,0 µg/kg/min i. v. oder Adrenalin 1–3 µg/kg i. v. [158].

Ketamin (1–2 mg/kg i. v.) hat ebenfalls gute bronchodilatatorische Effekte und kann bei einem therapierefraktären Bronchospasmus ebenfalls gegeben werden.

Lässt sich der Patient wieder beatmen, können inhalative $ß_2$-Agonisten und volatile Anästhetika (z. B. Sevofluran) eingesetzt werden. Frühzeitig sollte ein Steroid (z. B. Dexamethason 0,5 mg/kg i. v.) verabreicht werden [158], da die Wirkung frühestens 30 min nach Gabe eintritt.

Bei kontrollierter, maschineller Beatmung sollten die Beatmungsdrücke möglichst gering gehalten werden, um ein Barotrauma zu vermeiden. Gleichzeitig sollte die Exspirationszeit bei kontrollierter, maschineller Beatmung verlängert werden. Unter Umständen muss eine permissive Hyperkapnie toleriert werden. Sollte das Kind trotz vertiefter Narkose pressen oder gegenatmen, sollte es relaxiert werden. Ist der Bronchospasmus durch eine anaphylaktoide Reaktion getriggert, muss diese zügig behandelt werden.

Die Reproterol-Gabe ist nicht mehr erforderlich und für die restliche OP-Dauer lässt sich Ottos Lunge fast wie zu Beginn beatmen, so dass die OP zu Ende geführt werden kann. Bei der Narkoseausleitung hält sich die Oberärztin im Hintergrund und beobachtet jeden Arbeitsschritt von Dr. L. Nach Durchschreiten der Exzitationsphase kann Otto bei kräftiger Spontanatmung und sicher zurückgekehrten Schutzreflexen extubiert werden. Danach wird er sofort in die Seitenlage gebracht, damit eventuelles Wundsekret ablaufen kann. Dr. L. beobachtet weiterhin gute Thoraxexkursionen ohne Einziehungen oder Nasenflügeln, die Mundatmung scheint frei zu sein und auch die periphere Sauerstoffsättigung hält sich prima. So kann sie Otto wieder in den Aufwachraum zu seinen Eltern bringen. Sie erklärt ihnen den vorgefallenen Bronchospasmus sowie den wahrscheinlichen Zusammenhang mit Ottos hyperreagiblem Bronchialsystem. Prophylaktisch soll das Kind nun auch im Aufwachraum eine Feuchtinhalation mit Salbutamol durchführen. „Gut, dass Otto diese Prozedur schon von seinen Erkältungsphasen kennt, sonst gäbe es jetzt wohl Geschrei", denkt sich Dr. L.

Fazit

- Atemwegsinfekte führen bei Allgemeinanästhesien vermehrt zu respiratorischen Komplikationen und dadurch zu erhöhter perioperativer Morbidität und Mortalität bei Kindern.
- Atemwegsinfekte gehen mit einer Sensibilisierung der Atemwege einher, die sich als bronchiale Hyperreagibilität äußert. Sie ist Auslöser für Laryngo- und Bronchospasmen, die zu bedrohlichen Hypoxämien führen können.
- Im Falle eines schweren Atemwegsinfektes (Fieber > 38,5 °C, eitriges Sekret, produktiver Husten, starkes Krankheitsgefühl) sollte der Eingriff um ≥ 2 Wochen verschoben werden. Bei milden Infekten kann die Operation/Anästhesie unter optimierten Bedingungen durchgeführt werden.
- Erste Maßnahme beim schweren Bronchospasmus ist die Erhöhung der inspiratorischen O_2-Konzentration. Therapeutisch steht die intravenöse Vertiefung der Anästhesie an erster Stelle, vorzugsweise mit Propofol (laryngobronchiale Reflexdämpfung und bronchodilatierende Wirkung). Zudem sollte ein β_2-Agonist *intravenös* verabreicht werden. Im Falle eines therapierefraktären Bronchospasmus kann Ketamin (bronchodilatatorische Effekte) appliziert werden. Bei wiedererlangtem/noch ausreichendem Atemminutenvolumen können auch *inhalative* β_2-Agonisten eingesetzt werden. Frühzeitig sollte ein Steroid verabreicht werden. Bei kontrollierter, maschineller Beamtung ist die verlängerte Exspirationszeit zu berücksichtigen.

Teil VI

Aus der individualisierten Anästhesie bei besonderen Patientengruppen

15 Anästhesie bei hochbetagten Patienten: Femurfraktur

Lars Holzer, Martin Bergold, Daniel Gill-Schuster

Dr. C. hat heute den Herzspätdienst zu absolvieren. Es ist jetzt 17:30 Uhr und er hat noch 3 Stunden bis Dienstende. Gerade hat er den Patienten aus der 2. kardiochirurgischen Runde nach unten auf die Intensiv gebracht. Jetzt will er erst einmal etwas essen. Als er im OP-Bereich den Gang zum Aufenthaltsraum betritt, kommt ihm schon sein erster Dienst entgegen. „Hallo, nach deiner Pause habe ich etwas Besonderes für dich. Eine ältere Dame mit einer proximalen Femurfraktur. Sie soll eine Osteosynthese bekommen. Ich glaube die Unfallchirurgen sind sich aber noch nicht ganz sicher, was sie da genau machen wollen. Lass dich überraschen!" Dr. C. nickt. „Ich werde noch schnell etwas essen, bis die Patientin kommt." Der erste Dienst winkt und schreitet weiter den Gang hinunter. So begibt sich Dr. C. in den Aufenthaltsraum, wo ihn Pfleger Felix 20 Minuten später kauend vorfindet. „Die Patientin kommt in etwa 10 Minuten. Ich habe dir schonmal das Protokoll mitgebracht und Fentanyl habe ich auch schon aufgezogen. Laut der zentralen Notaufnahme hat sie ordentlich Schmerzen und ich denke, dass wir sie an der Schleuse so besser umlagern können. Ich bereite dann noch die restlichen Sachen vor." „Alles klar, bis gleich", sagt Dr. C. und beendet sein Abendessen. Dann nimmt er das Protokoll zur Hand und fängt an zu lesen. Frau Z. war zu Hause gestürzt und wurde erst am Abend vom Pflegedienst im Wohnzimmer liegend vorgefunden. An Vorerkrankungen sind eine arterielle Hypertonie und eine beginnende Demenz bekannt. Das ist nicht viel, denkt sich Dr. C. Die Patientin wurde im Beisein der Angehörigen vom Schmerzdienst der Klinik aufgeklärt. „Himmel Herrgott!" Dr. C. verschluckt sich bei diesem Ausruf fast an seinem letzten Bissen. Die Patientin ist 93 Jahre alt! Das wird kein Spaß.

Definition des Alters

Es gibt keine einheitliche Definition für das Alter, aber die demografische Entwicklung zeigt eine deutliche Zunahme an alten Menschen weltweit. Dies spiegelt sich, unabhängig von elektiven oder notfallmäßigen Eingriffen, auch in den Narkosen und Operationen wieder.

Die WHO definiert Alter wie folgt: Patienten über 65 Jahre gelten als alt. Betagt sind die Patienten in einem Alter über 80 Jahre und von hochbetagten spricht man bei einem Alter von über 90 Jahren. Von geriatrischen Patienten spricht man, wenn eine geriatrietypische Multimorbidität und ein Alter von über 70 Jahren vorliegen. Mit zunehmendem Alter steigen die Komplikationsrate und die Sterblichkeit bei Operationen ([230], [400]). Dies gilt schon bei relativ kleinen und kurzen Eingriffen. Bei der operativen Versorgung einer Inguinalhernie ist die Sterblichkeit bei über 90-Jährigen 10-mal höher als in der Vergleichsgruppe der 80–90-Jährigen [306].

Klinisch relevant bleibt die erhöhte physiologische Vulnerabilität. Sie führt zu der erhöhten Komplikationsrate mit anschließenden Folgeerscheinungen. Am Ende steht der Verlust der Autonomie und des Selbsthilfestatus. Anästhesiologisch relevant sind v. a. die Multimedikation durch die altersassoziierten Erkrankungen und die altersentsprechende körperliche Beeinträchtigung. Nur ca. 2 % der über 85-Jährigen sind ohne relevante Begleiterkrankungen [350].

„Kommst Du? Die Patientin ist an der Schleuse." Pfleger Felix schaut durch die Tür. „Na dann muss ich gleich mal schauen, wie fit die Patienten wirklich ist." Mühsam steht Dr. C. auf und folgt Felix zur Schleuse.

Prämedikation bei Hochbetagten

Bei der Prämedikation von hochbetagten Patienten sollten einige Regeln beachtet werden:

Die Prämedikation erfolgt nach der Empfehlung der Fachgesellschaft [50]. Außerdem sollte das Gespräch in einer ruhigen Umgebung stattfinden. Es sollten Angehörige dabei sein, die am Ende oder nach dem Gespräch noch Fragen beantworten können, falls der Patient einige Details schon wieder vergessen hat. Da ältere Patienten häufig eine ausschweifende Erzählweise haben, sollte man das Gespräch klar und strukturiert durchführen. Seh- und Hörbehinderungen, eingeschränkte kognitive Leistungsfähigkeit und ein verlangsamtes Tempo stellen eine hohe Herausforderung in der klinischen Alltagsroutine dar. Diese erschwerten Bedingungen sollten nicht dazu führen, auf ein Aufklärungsgespräch zu verzichten oder eine körperliche Untersuchung zu unterlassen – so könnten wichtige Komorbiditäten übersehen werden. Außerdem entgehen dem psychologisch und neurologisch unerfahrenen Anästhesisten häufig minimale kognitive Leistungseinschränkungen des Patienten. Ausgedehnte Tests sind aber für die Prämedikation zu umfangreich und langwierig in der Durchführung. Dagegen hat sich der Mini-Mental-State-Test durchgesetzt, der in nur wenigen Minuten durchgeführt werden kann und als Screening-Instrument für demenzielle Symptome entwickelt wurde. Eine hohe Punktzahl deutet auf eine leichte Demenz hin, d. h. je niedriger die erreichte Punktzahl, umso schwerer ist die Demenz.

Gerade bei Patienten mit einer Demenz besteht ein besonderes Problem. Durch die Erkrankung liegt häufig eine fehlende Einsichts- und Einwilligungsfähigkeit vor. Je schwerer die Demenz, umso stärker ist die fehlende Einsichtsfähigkeit ausgeprägt. Einfache Erklärungen werden nicht verstanden oder dringende Maßnahmen vehement abgelehnt. Bei solchen Patienten sollte frühzeitig eine gesetzliche Betreuung eingerichtet werden.

Ein weiteres präoperatives Problem ist die Nüchternheit, die gemäß den Leitlinien eingehalten werden sollte [182] Der Patient sollte aber soweit versorgt sein, dass bis 2 Stunden präoperativ Flüssigkeit oral zugeführt wird oder Infusionen über einen intravenösen Zugang gegeben werden.

Bei der medikamentösen Prämedikation sollte man vorsichtig sein, da es bei älteren Patienten häufig zu einer paradoxen Reaktion auf Benzodiazepine kommen kann. Diese Patienten sollten deshalb unter kontinuierlicher Überwachung stehen, um auf eine paradoxe Reaktion oder eine Atemdepression reagieren zu können.

Frau Z. wird von einem ärztlichen Kollegen der zentralen Notaufnahme und einer Pflegekraft an die OP-Schleuse gebracht. Die Übergabe ist kurz. Die Patientin ist wach, kontaktfähig und macht den Anschein, dass sie voll orientiert ist. Sie erzählt von ihrem Sturz und dass sie eine Zeitlang auf dem Boden liegen musste, bevor ein paar nette Leute vom Roten Kreuz aufgetaucht seien und sie mit dem Auto in die Klinik gebracht hätten. Starke Schmerzen habe sie gehabt, aber der nette Herr Doktor habe ihr dann gleich etwas gegeben und daraufhin sei alles besser geworden. Dr. C. unterhält sich kurz mit der Patientin, muss aber schnell feststellen, dass sie ausschweifend erzählt. Auf die Frage, wie sie denn zu Hause versorgt wird, bekräftigt Frau Z., dass sie sich selbst versorge. „Oh gut", denkt sich Dr. C, „hier liegt also wirklich die Indikation vor, dass Frau Z. schnellstmöglich wieder ihre Selbstständigkeit erhält".

„Na dann wollen wir Sie mal auf den OP-Tisch lagern", sagt Dr. C. Pfleger Felix meldet sich: „Ich habe das Fentanyl mitgebracht. Wollen wir vor dem Umlagern davon etwas geben?" „Gute Idee, Felix. Gib ihr 0,1 mg." Felix setzt die Spritze an. „Oder warte, doch besser 0,05 mg. Ältere Patienten reagieren ja so empfindlich auf manche Medikamente!"

Medikamente

Das ist richtig. Folgende physiologische Veränderungen liegen bei älteren Patienten vor:

Das Gesamtkörperwasser ist reduziert, dagegen nimmt das Körperfett zu. Die Albuminkonzentration nimmt genauso wie die hepatische und renale Clearance ab. Dadurch verändert sich die Pharmakokinetik von vielen Medikamenten deutlich [170]. Außerdem ist mit einer Interaktion mit der multimodalen Dauermedikation zu rechnen. Diese Veränderungen führen neben einer erhöhten Empfindlichkeit gegenüber Medikamenten, z. B. Benzodiazepinen, auch zu einer verminderten Empfindlichkeit, z. B. gegenüber ß-Rezeptorblockern.

Bei volatilen Anästhetika nimmt die MAC ab. Diese Abnahme entspricht ca. 0,6 %/Lebensjahr bei einem Wert von 100 % bei einem 40-jährigen Patienten.

Bei Hypnotika kann die Induktionsdosis um ca. 30–40 % reduziert werden. Eine langsame Injektion vermindert eine Kreislaufdepression. Die kontextsensitive Halbwertszeit ist verlängert und es kommt zu einem verzögerten Aufwachen.

Auch auf Opioide reagieren ältere Patienten sensibler und mit einer verlängerten Wirkzeit. Deshalb sollte auch hier eine Dosisreduktion stattfinden. Eine ausreichend lange postoperative Überwachung sollte vorhanden sein.

Bei Muskelrelaxanzien ist mit einer erhöhten Anschlagszeit zu rechnen, die durch die verminderte Muskeldurchblutung verursacht wird. Die Wirkzeit ist vor allem bei Muskelrelaxanzien auf Steroidbasis verlängert, da sie von der Leber- und Nierenfunktion abhängig ist.

Trotzdem bleibt die Medikamentendosierung bei hochbetagten Patienten individuellen Schwankungen unterworfen. Die Dosierung sollte deshalb vorsichtig und nicht nach Gewicht, sondern nach Wirkung erfolgen. Ein erweitertes Monitoring kann, auch wenn es wenige Studien mit großen Patientenkohorten gibt, sinnvoll sein.

Das Umlagern klappt problemlos und schmerzarm. Die Patientin ist nach der Fentanylgabe schon deutlich sichtbar sediert, so dass Dr. C. sie sofort in die Einleitung bringen lässt. Die Sauerstoffsättigung beträgt 93 % und kann unter der Gabe von Sauerstoff über eine Maske auf 99 % angehoben werden. Das Atemzugvolumen ist ausreichend. „Na das geht ja schon gut los, Felix!“ Dr. C. nimmt sich noch einmal das Protokoll vor. „Zunächst legen wir noch einen Femoraliskatheter als Regionalanästhesie an, dann intubieren wir die Patientin und legen eine arterielle Blutdruckmessung und einen zentralen Venenkatheter.“

Physiologische Veränderungen

Die organspezifischen Veränderungen bei hochbetagten Patienten sind vielfältig [169]. Die Fähigkeit, auf unphysiologische Reize adäquat zu reagieren, nimmt ab.

ZNS

Im ZNS kommt es zu einer Abnahme der Hirnmasse, wobei Kortex und Thalamus am meisten vom Neuronenschwund betroffen sind. Es entsteht ein Normaldruckhydrozephalus. Veränderungen an den Synapsen, Dendriten und Myelinscheiden beeinträchtigen die Impulsübertragung. Die zerebrale Erregbarkeit ist gedämpft und die periphere Nervenleitgeschwindigkeit ist reduziert. Klinisch fallen dadurch eine Polyneuropathie und eine Abnahme der Gedächtnisleistung auf. Seh- und Hörvermögen sind eingeschränkt.

Von den normalen Entwicklungen des Nervensystems im Alter sind demenzielle Erkrankungen abzugrenzen.

Kardiovaskuläres System

Im vaskulären System herrscht eine altersbedingte Arteriosklerose vor. Sie wird hauptsächlich durch den Verlust an Elastin und eine vermehrte Fragilität des Endothels hervorgerufen. Außerdem kommt es am Herzen zum Verlust von Myozyten, Reizleitungsfasern und Sinusknotenzellen. Die Myozyten nehmen an Größe zu und es resultiert eine Zunahme der linksventrikulären Wandstärke. Schließlich kommt es zu einer Abnahme der Kontraktilität, der Koronarreserve, der β-Adrenorezeptoren und ihrer vermittelten Inotropie und Chronotropie. Dagegen verlängern sich das Aktionspotenzial und die myokardiale Kontraktionszeit, die Steifheit des Myokards steigt und die Füllungsdrücke nehmen zu. Dies wiederum führt zu einer verlängerten Kreislaufzeit, vermehrten Herzrhythmusstörungen und einer insgesamt verminderten kardialen Reserve. Verschärft wird die Situation durch eine Kardiomyopathie, ausgeprägte Herzrhythmusstörungen wie z. B. eine absolute Arrhythmie bei Vorhofflimmern, Klappenvitien oder einer Koronarischämie. Zusätzlich sind Stenosen der A. carotis oder Aneurysmata der Aorta mit einem höheren Alter vergesellschaftet. Der Sympathikotonus sinkt.

Respiratorisches System

Das zunehmende Alter bedingt eine Zunahme der Rigidität der Thoraxwand, die die Atemarbeit erschwert. Die Atemmuskulatur verliert an Kraft und Ausdauer. Weiterhin nehmen die Diffusionskapazität von O_2 und CO_2, die Einsekundenkapazität und die Vitalkapazität ab. Die Sensibilität für eine Hypoxie oder Hyperkapnie sind vermindert. Der altersabhängige paO_2 kann nach folgender Faustregel bestimmt werden:

$$paO_2 = 102 - \frac{1}{3}\text{Alter}$$

Auch hier beeinträchtigen Vorerkrankungen den Status zusätzlich, z. B.:

- COPD
- Bronchiektasien
- chronische Lungenstauung

Andere Organsysteme

Die Nieren verlieren zunehmend die Möglichkeit, den Harn zu konzentrieren und Substanzen auszuscheiden. Hervorgerufen wird dies durch Abnahme der Nephrone und durch eine verminderte Perfusion der Niere.

Auch die altersbedingte Reduktion der Lebermasse und die Reduzierung der Leberperfusion vermindern die Proteinsynthese und Entgiftung. Eine Malnutrition verstärkt den niedrigen Proteingehalt des Körpers. Ein Albuminwert kleiner als 30 g/l gilt als aussagekräftiger Parameter für einen verminderten Ernährungszustand.

Ein besonderes Augenmerk, gerade intraoperativ, gilt der Thermoregulation: Die Fähigkeit zur Vasokonstriktion ist bei alten Patienten eingeschränkt und das Kältezittern setzt erst bei niedrigen Temperaturen ein. Die basale metabolische Rate sinkt ebenfalls. Alte Patienten besitzen also eine verminderte Fähigkeit, auf ein Absinken der Körpertemperatur adäquat zu reagieren. Gerade intraoperativ bedingte Hypothermien führen zu kardiovaskulären, hämorrhagischen und entzündlichen Komplikationen [325] und sollten vermieden werden.

Das Legen des Regionalverfahrens gelingt problemlos, ebenso die Einleitung und die Anlage der restlichen Katheter. Zügig geht es in den OP-Saal. Eine Hotline zur Erwärmung der Infusion wird angeschlossen und eine Wärmedecke aufgelegt. Die Unfallchirurgen sind informiert.

Narkoseaufrechterhaltung

Für die Aufrechterhaltung einer Allgemeinanästhesie sollten kurz wirksame Medikamente mit angepasster Dosis verwendet werden, um kardiodepressive Nebenwirkungen zu vermindern. Dabei sollte Medikamenten mit organunabhäniger Elimination den Vorzug gegeben werden. Altersentsprechende Normoventilation und Normotonie sollten aufrechterhalten werden. Entsprechend muss eine adäquate Volumensubstitution durchgeführt werden oder eine kontinuierliche Infusion von Vasokonstriktiva erfolgen. Dabei muss auf einen ausgeglichen Elektrolythaushalt geachtet werden, da eine Hypokaliämie schnell zu Herzrhythmusstörungen führen kann.

Normothermie und eine vollständige neuromuskuläre Erholung sollten am Ende der Operation vorhanden sein.

Grundsätzlich sind Regionalverfahren bei älteren Patienten durchführbar, wenn diese kooperationsfähig sind. Kontraindikationen müssen ausgeschlossen sein, allem voran muss auf Antikoagulanzien geachtet werden. Auch bei rückenmarksnahen Verfahren sollte eine Dosisreduktion stattfinden. Bei der Dosierung, die bei jüngeren Patienten angewendet wird, werden ca. 3–4 Segmente mehr in die Anästhesie eingeschlossen. Eine verstärkte Wirkung ist häufig und liegt wahrscheinlich an der höheren Durchlässigkeit der Dura für Lokalanästhetika. Dadurch kommt es zu einer erhöhten Resorption. Auch ist durch die altersbedingte Gefäßveränderung mit einer ausgeprägten Hypotonie zu rechnen. Bei peripheren Blockaden ist die Anschlagzeit verkürzt und die Dauer der motorischen und sensiblen Blockaden verlängert.

Postoperatives Vorgehen

Die postoperative Versorgung ist abhängig vom prä- und intraoperativen Zustand des Patienten und von der Größe des operativen Eingriffs. Eine intensivmedizinische Überwachung ist großzügiger als bei jüngeren Patienten zu stellen. Die Gefahr, postoperativ einen Myokardinfarkt oder einen Apoplex zu erleiden, steigt mit zunehmendem Alter. Auch postoperative kognitive Störungen treten mit steigendem Alter häufiger auf. Ursächlich spielt wohl eine immunologische Antwort auf die Operation eine Rolle. Im Aufwachraum sollte deshalb schon eine Abklärung eines Delirs erfolgen, z. B. mit dem CAM-ICU-Score [256]. Sollte ein Delir vorliegen, kann es so frühzeitig behandelt werden.

Eine postoperative Schmerztherapie sollte frühzeitig begonnen werden, um Stress zu reduzieren. Um Opioide einzusparen, eignen sich Regionalverfahren besonders gut, wenn die o. g. Voraussetzungen erfüllt sind. Die Schmerztherapie erfolgt ansonsten nach dem WHO-Stufenschema. Aber gerade bei Opioiden muss mit vermehrter Atemdepression gerechnet werden und eine entsprechende Überwachung gegeben sein. Die Dosierung muss nach Vorerkrankungen und Zustand individuell durchgeführt werden.

Weiterhin kann die frühzeitige Begleitung durch Angehörige oder vertraute Personen zur Stressreduktion beitragen und die Patienten bei der Rekonvaleszenz unterstützen. Außerdem fördern frühzeitiger Kostaufbau und Mobilisation die Eigenständigkeit. Ein großes Problem besteht darin, dass der Alltag im Krankenhaus nicht auf das verlangsamte Zeitraster von hochbetagten Patienten eingestellt ist.

Der unfallchirurgische OA betritt den OP-Saal. „Guten Abend! Wie ich sehe, ging die Einleitung zügig und ihr habt bei der Patientin ein Regionalverfahren durchgeführt. Sehr gut. Wir haben nochmal mit der Familie gesprochen – Frau Z. ist eigentlich bettlägerig und wird von einem Pflegedienst betreut." „Was? Uns hat sie mehrfach versichert, dass sie sich noch selbstständig versorgt. Na, bei beginnender Demenz hätte ich das mir ja denken können", unterbricht Dr. C. den OA. „Ja das stimmt wohl, aber kein Problem. Wir haben uns aufgrund dessen für die minimale Variante des operativen Eingriffs entschieden und werden der Patientin einen Gamma-Nagel einsetzen. Das geht am schnellsten und ist am wenigsten invasiv. So sollten wir die Patientin schnell durchschleusen können und sie kann wieder in ihre gewohnte Umgebung." „Ok, das ist gut. Dann legen wir los."

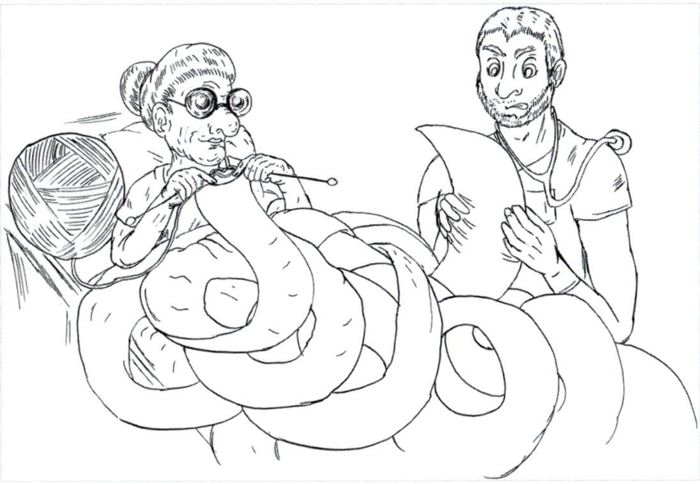

Abb. 15.1

Fazit

- Ältere Patienten zeichnen sich durch eine erhöhte physiologische Vulnerabilität aus.
- Selbst bei kleinen Operationen steigt die Komplikationsrate an.
- Anästhesiologisch sind auf altersassoziierte Erkrankungen und eine Multimedikation zu achten.
- Bei der Prämedikation sollten Angehörige vor Ort sein, da ältere Patienten selten einem Aufklärungsgespräch folgen können bzw. eine strukturierte Ananmese nicht möglich ist.
- Eine medikamentöse Prämedikation mit Benzodiazepinen kann zu paradoxen Reaktionen führen.
- Durch die physiologischen Veränderungen des Alterns verändert sich auch bei vielen Medikamenten die Pharmakodynamik und -kinetik.
- Zur Narkoseeinleitung sollten Medikamentendosierungen reduziert werden.
- Zur Narkoseaufrechterhaltung eignen sich kurz wirksame Medikamente mit organunabhängiger Elimination.
- Die psysiologischen Parameter sollten altersentsprechend normwertig und dem Patienten angepasst sein.
- Das Gesamtziel sollte sein, dass die Autonomie und der Selbsthilfestatus bestehen bleiben.

16 Anästhesie bei adipösen Patienten: Schlauchmagen-Operation

Lars Holzer, Martin Bergold, Daniel Gill-Schuster

Dr. C. ist heute als Facharzt in der Allgemeinchirurgie eingeteilt. Beide Säle laufen gerade noch, als die nächste Patientin schon in die Holding Area gebracht wird. Dr. C. nimmt sich nochmal das Anästhesieprotokoll vor. Die Patientin ist mit 42 Jahren jung, hat aber diverse Vorerkrankungen. Neben einem insulinpflichtigen Diabetes mellitus und einer arteriellen Hypertonie ist da eine besondere Sache, die Dr. C. ins Schwitzen bringt: Bei einer Körpergröße von 165 cm wiegt die Patientin 190 kg. Sie hatte mal 210 kg auf die Waage gebracht. Zunächst erhielt die Patientin einen Magenballon, der im weiteren Verlauf durch ein Magenband ersetzt wurde. Die ersten 20 kg hat sie sehr schnell verloren. Das Magenband ist aber verrutscht und die Kollegen der Abdominalchirurgie wollen der Patientin nun einen Schlauchmagen anlegen. Zum Glück hat der OA Dr. W. erklärt, dass er die Patienten bereits 2-mal problemlos intubiert hat. Dr. C. ist beruhigt, hat aber am Morgen schon alle Materialien des Airwaymanagements in den Einleitungsraum gefahren, um für alles gewappnet zu sein.

Inzidenz

Übergewichtigkeit und Fettleibigkeit stellen heute keine Ausnahme mehr dar. Schaut man sich die entwickelten Länder an, so gelten 50 % der Einwohner als übergewichtig und etwa 25 % als adipös [38]. Übergewicht und Adipositas können deshalb schon als Volkskrankheiten bezeichnet werden. Während Patienten mit Übergewicht noch mit diätetischen Maßnahmen und körperlicher Aktivität geholfen werden könnte, sind diese Maßnahmen bei Adipositas per magna nicht mehr ausreichend. Häufig muss hier eine Abnahme des Körpergewichts durch eine operative Versorgung unterstützt werden. Anästhesisten werden also immer häufiger mit dem Problem Adipositas konfrontiert, nicht nur in der bariatrischen Chirurgie. Das perioperative Risiko wird aber nicht allein durch die Adipositas, sondern zusätzlich durch die weiteren Organfunktionsstörungen, die bei diesen Patienten vorliegen, erhöht. Neben einem Diabetes mellitus und der arteriellen Hypertonie finden sich auch Fettstoffwechselstörungen und ein erhöhtes Risiko für Gefäßerkrankungen. Man spricht beim Auftreten dieser Kombination von einem metabolischen Syndrom. Trotz des erhöhten perioperativen Risikos senkt die bariatrische Chirurgie das Risiko für Langzeitschäden.

Operative Möglichkeiten

Die operativen Möglichkeiten bestehen aus der Anlage eines Magenballons, eines Magenbandes, einer Schlauchmagen-OP (gastric sleeve) oder eines Roux-en-Y-Magenbypasses.

Der Magenballon ist die einfachste Methode. Er wird endoskopisch eingeführt und mit Kochsalz gefüllt. So führt er zu einer Dehnung der Magenwand, was ein Sättigungsgefühl hervorruft. Da er aber zu Druckulzerationen führen kann, sollte er nach 6 Monaten wieder entfernt werden. Häufig wird er initial vor einer größeren definitiven Operation eingesetzt, um eine erste Gewichtsreduktion zu erreichen.

Das Magenband wird endoskopisch um den Magenfundus gelegt. Über eine subkutane Portkammer wird es dann befüllt, was oberhalb zu einer Pouchbildung führt. Auch hier führt die Dehnung der Magenwand zu einem schnelleren Sättigungsgefühl. Zu den Komplikationen dieses Verfahrens gehören die Portdiskonnektion, ein Verrutschen des Magenbandes, die Pouchüberdehnung oder eine Dysmotilität des Ösophagus [216].

Die operative Anlage eines Schlauchmagens (gastric sleeve) ist die 3. Möglichkeit der bariatrischen Chirurgie. Bei diesem Eingriff wird die große Kurvatur des Magens abgesetzt. Dadurch erhält der

Magen eine Schlauchform und das Volumen wird verkleinert. Außerdem wird das Hungergefühl reduziert. Der Eingriff wird laparoskopisch mit geringer Komplikationsrate durchgeführt und ein Malabsorptionssyndrom entsteht nicht.

Die älteste Methode in der bariatrischen Chirurgie ist ein Roux-en-Y-Magenbypass. Sie erzielt ein gutes Langzeitergebnis und die Operation wird heute überwiegend laparoskopisch durchgeführt. Zunächst wird der Magen am Fundus durchtrennt und der verbliebene Pouch als Gastrojejunostomie mit dem Jejunum verbunden. Der verbliebene Restmagen wird mit dem Duodenum anastomosiert. Man kombiniert hier ein restriktives Verfahren mit einer Malabsorption, weshalb die Substitution von Eisen und Vitamin B_{12} erfolgen muss.

In einer Single-Center-Studie wurden die operativen Komplikationsraten einschließlich der anästhesiologischen verglichen. Die Raten betrugen 3,3 % beim Magenband, 5,5 % beim laparoskopischen Magenbypass und 7,5 % beim offenen Magenbypass. Zu den häufigsten Komplikationen zählen Organverletzungen, gefolgt von anästhesiebedingten Komplikationen und dem Versagen des operativen Equipments [153].

Den OA informiert er auch gleich, dass die Patientin als Nächstes eingeschleust wird. Dieser gibt sich gelassen wie immer und meint, Dr. C. solle ihn nochmal anrufen, wenn er einen Gefäßzugang gefunden habe. Solange Dr. C. auf die Patientin warte, könne er ja mal den Body-Mass-Index (BMI) ohne Taschenrechner ausrechnen. Die Formel lautet:

$$\text{BMI} = \frac{\text{Gewicht (kg)}}{\text{Größe (m}^2\text{)}}$$

BMI

Die Weltgesundheitsorganisation (WHO) definiert die Adipositas anhand des Body-Mass-Index (BMI). Dieser wird als Gewicht in kg pro m^2 Körperoberfläche angegeben. So ergeben sich folgende festgelegte Werte:

- Untergewicht: < 18 kg/m^2
- Normalgewicht: 18–24,9 kg/m^2
- Übergewicht: 25–29,9 kg/m^2
- Adipositas Grad 1: 30–34,9 kg/m^2
- Adipositas Grad 2: 35–39,9 kg/m^2
- Adipositas Grad 3: > 40 kg/m^2

Der BMI beträgt bei dieser Patientin also:

$$\text{BMI} = \frac{190\ \text{kg}}{1,65\ \text{m}^2} = 69,8\ \frac{\text{kg}}{\text{m}^2}$$

Das entspricht einer Adipositas Grad 3.

„Und sie war mal bei 210 kg, was einem BMI von 77,1 kg/m^2 entspricht", denkt sich Dr. C.

Das EKG ist bis auf eine linksventrikuläre Hypertrophie unauffällig und das transthorakale Echo wegen schlechter Schallbedingungen nur mäßig verwertbar. Zumindest kann die linksventrikuläre Hypertrophie bestätigt werden. Retrosternale Schmerzen werden von der Patientin verneint. Dyspnoe entsteht nur bei Anstrengung und die Belastbarkeit ist mäßig. Zu Fuß ist die Patientin aktuell nur in der Wohnung unterwegs und Hausarbeit kann kaum ausgeführt werden. Der prämedizierende Kollege schreibt aber auch, dass sich die Gesamtsituation nach dem Verlust der ersten 20 kg etwas gebessert habe.

Prämedikation

Die präoperative Evaluierung richtet sich nach den Empfehlungen der DGAI, d. h. es werden nur dann spezielle Untersuchungen durchgeführt, wenn sich aus der Anamnese Hinweise ergeben [323]. In der Prämedikation sollte trotzdem immer ein besonderes Augenmerk auf die möglichen Begleiterkrankungen gelegt werden. Neben dem schon erwähnten metabolischen Syndrom wird auch das Schlaf-Apnoe-Syndrom beobachtet [38]. Das Schlaf-Apnoe-Syndrom kann zu einer Rechtsherzbelastung mit pulmonaler Hypertonie führen. Die Linksherzhypertrophie entsteht durch eine Erhöhung des Herzzeitvolumens, um eine Durchblutung des überschüssigen Fetts zu generieren. Die Spirale endet zumeist in einer dilatativen Hypertrophie mit sekundärem Linksherzversagen. Risikofaktoren bestehen außerdem für eine koronare Herzerkrankung.

Aus diesen möglichen Problemen erscheint es individuell richtig, einige Untersuchungen präoperativ durchführen zu lassen. Wie bei dieser Patientin, muss man aber bei einem Röntgen des Thorax und einer Echokardiografie mit Einschränkungen der Beurteilbarkeit rechnen.

Wie erwähnt, sollte besonderes Augenmerk auf ein Schlaf-Apnoe-Syndrom gelegt werden; es besteht in bis zu 70 % der Fälle [216]. Symptome hierfür sind [149]:

- erhöhte Tagesmüdigkeit
- Berichte eines Partners über nächtliche Atempausen
- reduzierte Sauerstoffsättigung
- im Labor auffällige Polyglobulie aufgrund der rezidivierenden Hypoxämien

Ist ein Schlaf-Apnoe-Syndrom diagnostiziert und besteht eine CPAP-Therapie (Continoues Positive Airway Pressure), sollte diese perioperativ auf jeden Fall weitergeführt werden. Dazu sollte die Patienten das auf sich angepasste Gerät mit in den OP bringen, um postoperativ z. B. im Aufwachraum schnellstmöglich mit der CPAP-Therapie zu beginnen. Gerade postoperativ bestehen in 67 % der Fälle Probleme beim Atemwegsmanagement. Bei der Einleitung beträgt der Anteil 37 % [371]. Schwierige Maskenbeatmung und Intubation machen dabei den Hauptanteil aus.

Ein Hinweis auf das Schlaf-Apnoe-Syndrom scheint nicht zu bestehen. „Na wenigstens etwas“, denkt sich Dr. C. „Aber das respiratorische System bleibt trotzdem ein Hauptproblem.“

Pulmonale Probleme und intraoperatives Vorgehen

Bei adipösen Patienten ist das respiratorische System beeinträchtigt. Neben der erniedrigten funktionellen Residualkapazität sinkt das endexspiratorische Reservevolumen und es kommt zu einem Kollaps der oberen Luftwege. Atelektasen sind dabei die häufigste Komplikation nach operativen bariatrischen Eingriffen [27]. Intraoperativ ist die Atelektasenbildung im Vergleich zu normalgewichtigen Patienten erhöht. Bis zu 15 % des Lungenvolumens können die Atelektasen im dorsalen Lungenbereich ausmachen. Die Folge ist eine Erhöhung des Shunt-Volumens und eine Verschlechterung des Gasaustauschs. Bei laparoskopischen Eingriffen erhöht sich das Risiko noch deutlich. Aber auch bei Analgosedierungen ist die Gefahr von Hypoxämien erhöht.

Schwierigkeiten bei der In- und Extubation mit damit einhergehender Hypoxie sind die häufigsten Komplikationen [53].

Die Intubationsbedingungen, allen voran die Laryngoskopie, kann durch eine sog. „Ramped Position“ verbessert werden [90]. Hierzu muss nicht nur der Kopf, sondern der gesamte Oberkörper hochgelagert werden. Am besten erreicht man diese Lagerung durch Unterlegen von mehreren OP-Tüchern oder Handtüchern. Der Rücken wird damit wie auf einer Rampe gelagert, der Kopf zusätzlich erhöht und in die verbesserte Jackson-Position gebracht. In einer Studie konnte gezeigt werden, dass die Laryngoskopie durch die Ramped Position nicht erschwert wird [27]. Die Apnoezeit kann verlängert werden, wenn der Patient noch zusätzlich in eine Trendelenburg-Lagerung gebracht wird [371]. Außerdem kann die Oxygenierung verbessert werden, wenn die Präoxygenierung nicht durch eine Spontanatmung, sondern mittels non-invasiver druckunterstützter Beatmung (CPAP/ASB) erfolgt [138].

Ist der Endotrachealtubus etabliert, sind die Respiratoreinstellungen anhand des idealen Körpergewichts vorzunehmen. Es sollte nicht das Gesamtkörpergewicht zur Berechnung herangezogen werden.

Um eine Verbesserung der mechanischen Ventilation und der Lungenfunktion herzustellen, sollte auf eine niedrige FiO_2-Einstellung geachtet (Vermeidung von Resorptionsatelektasen) und ein hoher PEEP mit Recruitmentmanöver durchgeführt werden. Durch die Kombination von einem PEEP mit 10 cmH_2O und Recruitmentmanövern werden der intraoperative Gasaustausch verbessert, die Atelektasen reduziert und die pulmonale Komplikationsrate postoperativ gesenkt. Dies verkürzt die Zeit im Aufwachraum zusätzlich. Studien zeigten, dass dieses Vorgehen einem PEEP von 5 cmH_2O oder der alleinigen Durchführung von Recruitmentmanövern ohne zusätzlichen PEEP überlegen ist ([332], [412]). Ein Recruitmentmanöver sollte mit 40 cmH_2O durchgeführt werden [332]. Von Nutzen ist das Recruitmentmanöver zum Eröffnen kollabierter Alveolen, der PEEP dient zum Offenhalten dieser Alveolen.

Die Wahl von druck- oder volumenkontrollierter Beatmung hat keinen Einfluss auf den perioperativen Verlauf.

Postoperativ verbessert man den Gasaustausch im Aufwachraum durch eine non-invasive Beatmung mit einem moderaten PEEP von 10 cmH_2O und einer ausreichenden Druckunterstützung. Man führt also die intraoperativen Maßnahmen fort [332].

Es konnte gezeigt werden, dass neuere Modelle von Larynxmasken (Pro Seal, Igel) sicher angewendet werden können. Allerdings sind die o. g. Beatmungseinstellungen und Recruitmentmanöver nicht möglich.

Weitere perioperative Probleme finden sich in der Anlage von peripheren Venenverweilkanülen und der Etablierung von Regionalanästhesien. Allem voran führen Spinalanästhesien zu einer erheblichen Einschränkung der Vitalkapazität. In Studien mit schwangeren, adipösen Patientinnen konnte gezeigt werden, dass die Vitalkapazität umso stärker eingeschränkt war, je höher der BMI lag. Vor allem erholt sich die Vitalkapazität nicht mit dem Abklingen der Blockade, sondern erst mit dem Beginn der Mobilisierung [437].

Die Dosis der Lokalanästhetika unterscheidet sich nicht von der schlanker Patienten [79].

Anästhesiepflegerin Martina betritt die Einleitung. „Die sind gleich fertig im Saal, wollen wir die nächste Patientin reinholen? Können wir überlappen?" „Ich denke, dass das kein Problem ist. Ja komm, wir überlappen." Gesagt, getan. „Was soll ich für Medikamente aufziehen und brauchen wir noch was Besonderes?", fragt Martina. „Bitte ziehe von jedem die doppelte Dosis auf. Wir führen eine RSI mit Rocuronium durch. Danke!"

Medikamentendosierung

Von einem erhöhtem Aspirationsrisiko muss bei Adipositas per magna nicht ausgegangen werden. Die Magenentleerung ist nicht verzögert und eine RSI deshalb nicht grundsätzlich angezeigt. Adipöse haben aber häufiger als schlanke Patienten einen gastroösophagealen Reflux und Hiatushernien [20]. Sind die Patienten mit einem Magenband versorgt, besteht ein erhöhtes Aspirationsrisiko, da es hier zu einer verzögerten Magenentleerung kommt. Eine RSI ist auf jeden Fall durchzuführen.

Zur Dosis von Medikamenten gibt es nur wenige Studien mit kleinen Fallzahlen. Die Dosierung anhand des totalen Körpergewichts ist auch nur bei schlanken Patienten validiert. Bei adipösen Patienten ist v. a. der Anteil des Fettgewebes im Vergleich zum restlichen Gewebe erhöht. Das Verteilungsvolumen ist ebenfalls erhöht, was aber wiederum von der Lipophilie der Substanz abhängig ist. Andererseits scheinen die hepatische und die renale Elimination auch erhöht [235]. Es wird deshalb empfohlen, Propofol, Midazolam (Einzeldosis) und Succinylcholin nach totalem Körpergewicht und Thiopental, Etomidat, Midazolam (kontinuierliche Gabe), Rocuronium, Cis-Atracurium sowie Fentanyl und Sufentanil nach idealem Körpergewicht zu berechnen [235].

Eine Prämedikation, z. B. mit Midazolam, sollte bei begleitetem OSAS nur zurückhaltend verabreicht werden. Wenn eine Prämedikation nötig sein sollte, dann sollte nur die halbe Dosis verabreicht werden. Alternativ kann man den Patienten auch in der Einleitung unter Monitoring prämedizieren.

In der Frage nach balancierter inhalativer Anästhesie und totaler intravenöser Anästhesie ergibt sich ein leichter Vorteil für Desfluran. Hier konnte eine schnellere postoperative Erholung der Lungenfunktion beobachtet werden, was bis zu 24 Stunden postoperativ anhielt [235]. Eine Erklärung dafür gibt es nicht. Unter Sevofluran zeigte sich im Vergleich zwischen schlanken und adipösen Patienten keine verlängerte Aufwachzeit [95].

Am Ende einer Operation sollte die Muskelrelaxierung vollständig aufgehoben sein, um respiratorische Komplikationen zu vermeiden.

„Ach warte!“, sagt Dr. C. „Von Fentanyl brauchen wir nur die normale Dosis. Aber von Propofol lieber die doppelte! Schau, da kommt die Patientin. Na dann wollen wir mal beim Schlankwerden helfen.“

„Hallo, Frau M., kommen Sie rein. Wie geht es Ihnen?“, sagt Dr. C. „Oh wow“, denkt er sich, „ich glaube, das größte Problem wird wirklich der Zugang.“

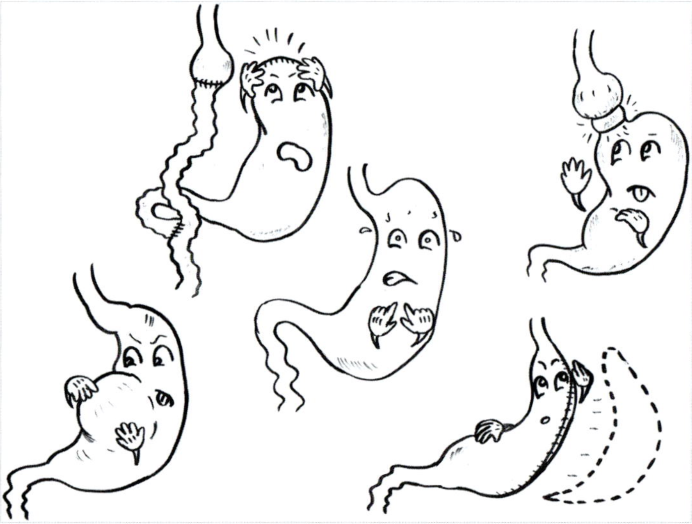

Abb. 16.1

Fazit

- Anästhesisten werden in Zukunft immer häufiger mit dem Problem Adipositas konfrontiert werden.
- In der bariatrischen Chirurgie gibt es unterschiedliche Methoden mit speziellen Risiken, die dabei helfen, Gewicht zu reduzieren.
- Anästhesiologische Komplikationen sind die zweithäufigsten Probleme, die auftreten können.
- Die WHO definiert Über-, Norm- oder Untergewicht anhand des Body-Mass-Index (BMI).
- Bei der anästhesiologischen Vorbereitung sollte auf adipositasbedingte Begleiterkrankungen geachtet werden.
- Spezielle präoperative Untersuchungen werden nach den Empfehlungen der DGAI angeordnet.
- Das Schlaf-Apnoe-Syndrom gehört zu den häufigsten Erkrankungen von adipösen Patienten.
- Zu den häufigsten anästhesiologischen Problemen gehört der schwierige Atemweg.
- Die Intubationsbedingungen können durch die sog. „ramped position" verbessert werden.
- Teilweise muss beachtet werden, dass Medikamente anhand des idealen oder des gesamten Körpergewichts berechnet werden.
- Intra- und postoperativ herrschen die pulmonalen Komplikationen vor.

Teil VII

Aus der Allgemein- und Gefäßchirurgie

17 Phäochromozytom

Daniel Gill-Schuster, Martin Bergold, Lars Holzer

Herr S. ist erfreut, dass er endlich einen Termin zur OP für sein Phäkotomokyom oder so etwas bekommt. Er war ja an und für sich beschwerdefrei, aber trotzdem bekam er manchmal dieses Herzrasen und diese Kopfschmerzen. Sein Hausarzt wusste anfangs keinen Rat und in der Praxis war alles immer wunderbar. Doch dann machte er eine Langzeit-Blutdruckmessung und da zeigten sich plötzlich Blutdruckanstiege bis zu einem systolischen Wert von über 200 mmHg.

Phäochromozytom

Herr S. meint sicherlich ein Phäochromozytom. Das Phäochromozytom ist ein hormonell aktiver Tumor des Nebennierenmarks oder der sympathischen Paraganglien (Paragangliome). Nur 10–15 % der Neoplasien sind maligne, 85–90 % sind benigne. 90 % der Tumore stammen aus dem Nebennierenmark und nur 10 % aus den Paraganglien. In 10 % der Fälle treten Phäochromozytome bilateral auf. Der Name stammt von der Braunfärbung der Tumorzellen bei Kontakt mit Chromsalzen (sog. chromaffine Zellen). Da der Tumor Adrenalin, Noradrenalin oder Dopamin produzieren kann, kommt es zu den typischen katecholamininduzierten Symptomen wie:

- Hypertonien (95–100 %)
- Tachykardien, Palpitationen und Herzrhythmusstörungen
- Stimulation der Glykogenolyse und dadurch zu einem gesteigerten Metabolismus mit Hyperglykämien und Glucosurien
- unspezifischen Symptomen wie Übelkeit, Kopfschmerz, Unruhe, Gewichtsverlust, Schweißausbrüchen, Blässe und Leukozytose

Erst eine Untersuchung von Vanille im Urin oder so etwas hat dann die richtige Diagnose erbracht. Oder war es Vanille im Blut? Er wusste zwar, dass er seit neuestem Diabetes hatte, aber so etwas hat er noch nie gehört.

Diagnostik

Auch hier ist etwas anderes gemeint. Früher wurde die Diagnose mittels der Bestimmung der Gesamtzahl an Katecholaminen im Serum und der Bestimmung von Abbauprodukten wie Vanillinmandelsäure im Urin gestellt. Diese Methode ist jedoch recht ungenau. Daher werden heutzutage mittels ELISA- oder RIA-Technik die Metanephrine im Plasma bestimmt. Metanephrine sind inaktive Abbauprodukte von Adrenalin und Noradrenalin und besitzen keine hormonelle Wirkung. Wenn die Metanephrine im Plasma normal sind, ist ein Phäochromozytom nahezu ausgeschlossen. Sollten die Katecholamine nur grenzwertig erhöht sein, so sind weitere Testverfahren notwendig, um die Diagnose zu sichern. Zum einen wird ein Clonidin-Suppressionstest oder ein Glukagon-Stimulationstest durchgeführt.

Clonidin stimuliert die zentralen α-2-Rezeptoren, die aufgrund einer negativen Feedback-Antwort die Produktion von Katecholaminen stoppen. Bei einem autonom produzierenden Tumor bleibt die Konzentration von Katecholaminen im Plasma trotz der Clonidingabe gleich oder wird sogar noch gesteigert.

Beim Glukagon-Stimulationstest wird dem Patienten Glukagon verabreicht. Dies führt zur Ausschüttung von Katecholaminen aus sympathischen Nervenendigungen oder dem Nebennierenmark. Sollte es im Rahmen der Testung zu einer Verdopplung oder gar zu einer Verdreifachung des Katecholaminwerts im Serum kommen, ist die Diagnose eines Phäochromozytoms nahezu 100 % wahrscheinlich.

Darauf folgend wird ein CT, eine Sonografie oder eine Magnetresonanztomografie zur Lokalisationsbestimmung durchgeführt. Zusätzlich kommen nuklearmedizinische Untersuchungsmethoden zum Einsatz, die zum Ausschluss von extraadrenalen Phäochromozytomen dienen. Zum Ausschluss einer multiplen endokrinen Neoplasie (MEN) sollten zusätzlich eine Schilddrüsensonografie sowie die Bestimmung von Calcitonin, Parathormon und Kalzium erfolgen.

Herr S. sitzt nun in der Prämedikationsambulanz. Er wartet jetzt bereits seit 2 Stunden, aber er sieht auch, dass die Ambulanz zum Bersten voll ist. Die Pfleger, die das Ganze an der Anmeldung koordinieren, sind hektisch am Arbeiten und Herr S. sieht, wie der Narkosearzt Dr. C. versucht, den immer größer werdenden Berg abzuarbeiten. Er fragt sich manchmal, warum er denn so früh hier sein muss. Er hat doch noch 2 Wochen bis zu seiner OP und eigentlich ist er jetzt ganz gut eingestellt.

Therapie

Die Therapie besteht darin, den Tumor zu entfernen. Präoperativ sollte jedoch auch bei Normotension eine Vorbehandlung mit dem Ziel erfolgen, hypertensive Krisen zu vermeiden, die präoperative Blutdruckkontrolle durchzuführen und postoperativ einen drastischen Blutdruckabfall durch Hypovolämie infolge desensiblisierter, adrenerger Rezeptoren zu verhindern. Zum einen sollten die α-Rezeptoren blockiert werden, z. B. mit Phenoxybenzamin (ein nicht selektiver α-Blocker) oder alternativ mit Prazosin oder Doxazosin als selektive α-1-Blocker. Nebenwirkung der nicht selektiven α-Blocker ist eine Reflextachykardie, die mit einem zusätzlichen β-Blocker therapiert werden sollte. Wichtig ist hierbei auch, dass es bei Einnahme von α-Blockern zu einer Hypovolämie kommen kann, die es mit ausreichender Volumensubstitution über mindestens 10 Tage und salzreicher Diät auszugleichen gilt. An präoperativer Diagnostik wird ein EKG und eine Echokardiografie zur Beurteilung der kardialen Pumpfunktion und zum Ausschluss einer katecholaminbedingten Kardiomyopathie durchgeführt. Die medikamentöse Vorbehandlung ist ausreichend, wenn der Blutdruck innerhalb der letzten 24 Stunden nicht über 165/90 mmHg gestiegen ist, es keine reversiblen ST-Strecken-Veränderungen gegeben hat und die Rate an Extrasystolen über eine Woche niedrig war. Eine Orthostasereaktion darf noch vorhanden sein, jedoch muss der Patient im Stehen einen Blutdruckwert größer als 80/45 mmHg haben.

Die 2 Wochen sind vergangen wie im Fluge. Herr S. ist so aufgeregt. Morgen ist die OP. Er hat alle Untersuchungen hinter sich gebracht und kommt am Abend vor der OP mit all seinen Befunden auf die Station. „Guten Abend, Herr S., wie geht es Ihnen?", begrüßt die Stationsschwester ihn freundlich. „Kommen Sie mit. Ich zeige Ihnen Ihr Zimmer. Sie können es sich gemütlich machen und danach gibt es auch schon Abendessen. Sie wissen ja, Sie müssen für morgen nüchtern sein. Also danach nichts mehr essen. Trinken können Sie noch bis morgen früh. Aber keinen Kaffee!"

Nüchternheit

Da hat die Schwester Recht. Herr S. darf laut Empfehlungen der DGAI 2 Stunden vor OP-Beginn die letzte klare Flüssigkeit zu sich nehmen und 6 Stunden vor OP-Beginn das letzte Mal essen.

„Der Anästhesist hat Ihnen des Weiteren noch eine kleine Beruhigungstablette aufgeschrieben, damit Sie heute Nacht gut schlafen. Morgen früh bekommen Sie dann zusätzlich noch etwas, damit die OP entspannt abläuft."

Prämedikation

Eine breite Prämedikation ist zur Stressreduktion durchzuführen. Weiter ist es wichtig, die fest angesetzten α- und β-Blocker vor der OP weiter zu nehmen, um eine hypertensive Entgleisung zu vermeiden.

Jetzt ist es endlich soweit. OP Tag – es geht los! Herr S. wird eingeschleust, und analog der WHO-Checkliste nach seinem Namen, Geburtsdatum etc. abgefragt. Herr S. ist aufgrund der Prämedikation schon äußerst müde, so dass er immer wieder einschläft. Er wird von Dr. C. in die Einleitung geschoben. „Guten Morgen Herr S., mein Name ist Dr. C. Ich bin Arzt hier in der Narkoseabteilung und mache bei Ihnen die Narkose. Können Sie mir sagen, wann Sie zuletzt etwas gegessen und getrunken haben?" „Ich habe zuletzt gestern Abend gegessen und getrunken." „Haben Sie denn Allergien Herr S.?" Müde antwortet Herr S. „Nein, Allergien sind auch keine bekannt." Auf einmal kommt noch eine 2. Stimme aus dem Hintergrund. „Guten Morgen! Auch ich möchte mich kurz vorstellen. Mein Name ist Schwester Uschi. Ich unterstütze Dr. C. im Bereich der Narkose. Sie haben es gleich geschafft, wir pieksen Sie jetzt noch 2-mal. Einmal in die Vene und einmal in das pulsierende Gefäß am Handgelenk, die Arterie. Damit das nicht so weh tut, gibt es jetzt erst einmal eine Lokalanästhesie.“ Schwester Uschi reicht Dr. C. die Spritze.

Monitoring und Wahl der Zugänge

Da es gerade bei der Einleitung zu Blutdruckabfällen kommen kann, ist es empfehlenswert, die arterielle Kanüle vor der Einleitung in die Lokalanästhesie anzulegen. Des Weiteren sollte für eine etwaige Katecholamingabe ein zentraler Venenkatheter angelegt und bei ausgeprägter Kardiomyopathie evtl. ein TEE etabliert werden.

„So, dann schlafen Sie mal gut“, sagt Dr. C. „Sollen wir nicht noch einen PDK legen?“, fragt Schwester Uschi.

Thorakaler Periduralkatheter

Ein thorakaler Periduralkatheter (PDK) kann zur postoperativen Schmerztherapie gelegt werden, wird jedoch nicht empfohlen. Der Nachteil ist, dass es nach der Tumorentfernung zu einem Wegfall von Katecholaminen kommt. Dies und der Umstand, dass der Patient eine medikamentöse α-Blockade hat, können zu protrahierter massiver Vasodilatation führen, die eine ausgeprägte Hypotonie nach sich zieht.

„Schwester Uschi, wir geben Lidocain 2 mg/h per Perfusor. Wir überwachen ihn doch sowieso postoperativ.“

Lidocain

Die intravenöse Applikation von Lidocain ist laut Metaanalysen eine sinnvolle und effektive Alternative zum PDK oder einer intravenösen Analgesie. Studien konnten zeigen, dass zum einen die Darmfunktion postoperativ schneller wieder einsetzte als nach Analgesie durch einen PDK. Zum anderen reduzierte sich die postoperative Übelkeit deutlich gegenüber der Gruppe mit PDK. Die Häufigkeit von Nebenwirkungen war in beiden Gruppen gleich. Allerdings scheint es auch Operationen zu geben, in denen Lidocain keinen Vorteil bringt. Hierzu zählen Tonsillektomien, Hüft-Endoprothetik und aorto-koronare Bypass-Operationen ([239], [264], [405], [465]).

„Was hätten Sie denn gerne als Einleitungsmedikament?“, fragt Schwester Uschi.

Medikamente zur Einleitung

Zur Einleitung sollten Medikamente vermieden werden, die eine zu starke Histaminliberation, Vagolyse, Sympathikomimese oder eine Myokardsensibilisierung gegen Katecholamine verursachen. Selbst wenn der Blutdruck aufgrund der Dauermedikation gut eingestellt ist, kann es bei Stress durch das sensible sympathische Nervensystem zu einer vermehrten Katecholaminauschüttung kommen, die zu einer überschießenden Reaktionen führen kann. Eine balancierte Anästhesie ist die Anästhesie der Wahl. Sie sollte möglichst wenig kardiozirkulatorisch depressiv sein. Grundsätzlich gilt jedoch, dass es keine Belege bezüglich Vor- und Nachteilen einzelner Anästhetika bei Phäochromozytomen gibt. Wichtig ist, dass bei Manipulationen wie Intubation oder Anlage weiterer Zugänge eine tiefe Narkose vorliegt.

Die Einleitung mit Fentanyl, Propofol und Rocuronium verläuft problemlos. Herr S. ist absolut stabil. Die Präparation im Situs verläuft gut und die Stimmung im OP ist ausgelassen. Plötzlich steigt der Blutdruck an. Dr. C. vertieft die Narkose. Doch der Blutdruck steigt schnell weiter. 130, 160, 190, 210, 240, 260, 280 mmHg systolisch. „Leute“, ruft Dr. C., „macht ihr da irgendwas? Bitte mal alle Finger raus aus dem Situs.“

OP-Komplikationen

Was ist da wohl passiert? Während der Operation besteht die Gefahr, dass der Tumor bei der Präparation des Situs komprimiert wird und dadurch Katecholamine in die Blutbahn sezerniert werden. Dadurch kann es zu einem rapiden Blutdruckanstieg kommen. Wichtigste Maßnahmen sind vor allem die Absprache mit dem Operateur und das eventuelle Unterbrechen der Operation. Es kann notwendig sein, den Blutdruck mit Vasodilatatoren wie Nitroprussid-Natrium oder Nitroglycerin zu senken. Diese Medikamente sollten auch zur Einleitung bereits vorbereitet sein, um den Blutdruck bei Bedarf schon während der Einleitung abzufangen.

Bei Nitroprussid-Gabe ist zu beachten, dass es zu einer ausgeprägten Cyanidfreisetzung kommt. Um eine Vergiftung zu vermeiden, sollte parallel dazu Natriumthiosulfat verabreicht werden. Aufgrund seiner vasodilatativen Eigenschaften kann Magnesium ebenso additiv verwendet werden. Nebenbefundlich kommen hierzu noch seine positiven antiarrhythmischen Eigenschaften hinzu.

Puh. Das ist gerade noch einmal gut gegangen. Der Blutdruck sinkt nach Gabe von Nitroglycerin und OP-Stillstand langsam. Dr. C. wartet, kontrolliert die Pupillen des Patienten und hofft, dass er diesen maximalen Hochdruck gut überstanden hat. Die OP kann bei normotensiven Druckverhältnissen weitergeführt werden und plätschert so vor sich hin. Plötzlich hört man den Chirurgen fluchen, und Herr S. zeigt schwere Arrhythmien. „Oh man, immer diese Katecholamine“, denkt sich Dr. C.

Herzrhythmusstörungen

Sollte es zu Tachykardien kommen, ist der Einsatz von kurz wirksamen β-Blockern wie Esmolol oder alternativ dem länger wirkenden Metorolol in Betracht zu ziehen. Wichtig hierbei ist immer, dass zuvor eine adäquate α-Blockade durchgeführt wurde. Ventrikuläre Extrasystolen sind mit Lidocain oder, bei manifester Herzinsuffizienz, mit Amiodaron zu behandeln ([180], [445]).

Auch diese Komplikation meistert Dr. C. problemlos. „So, ich hoffe, das war es jetzt“, denkt er sich. „Ok, wir sehen den Tumor jetzt. Wir setzen ihn jetzt ab. Achtung und … das war es, die Vene ist durch“, sagt der Chirurg Dr. L. Und schon wieder alarmiert es. „Haben wir jetzt noch einmal eine Hypertonie oder was ist jetzt los?“ Der Blick auf den Monitor verrät jedoch, dass der Druck auf einmal bei 56/20 mmHg ist. „Oh Mann …“

Blutdruckabfall

Nach Unterbindung der Tumorvenen kann es durch den raschen Abfall des Katecholaminspiegels zu einem plötzlichen Druckabfall kommen. Dies ist zu allererst mit der beherzten Gabe von Volumen und bei Bedarf auch von Noradrenalin zu beheben. Bei Zeichen der Herzinsuffizienz können auch Inotropika wie Dobutamin oder Suprarenin verabreicht werden.

Die OP ist vorüber. Dr. C. kann Herrn S. problemlos extubieren, allerdings ist dieser noch sehr müde. Außerdem ist er sehr hypoton, so dass er weiter mit Katecholaminen behandelt werden muss, um einen adäquaten Blutdruck aufrechtzuerhalten. Es ist gut, dass er ein Bett auf der Intensivstation hat. Die werden sich schon um ihn kümmern.

Post-OP-Zustand

Müdigkeit kann ein Symptom sein, das nach Entfernung des Phäochromozytoms auftritt. Es ist durch den Katecholaminentzug zu erklären und sollte einige Tage nach der OP verschwinden. Hypotonien können postoperativ vorkommen. In fast 50 % der Fälle leiden die Patienten in den ersten 1 bis 3 Tagen jedoch unter einem persistierenden Hypertonus. Außerdem ist es wichtig, auf der Intensivstation den Blutzuckerwert engmaschig zu kontrollieren, da ein Abfall des Katecholaminspiegels Hypoglykämien verursachen kann.

Dr. C. gibt Herrn S. auf der Intensivstation ab und wünscht ihm alles Gute.

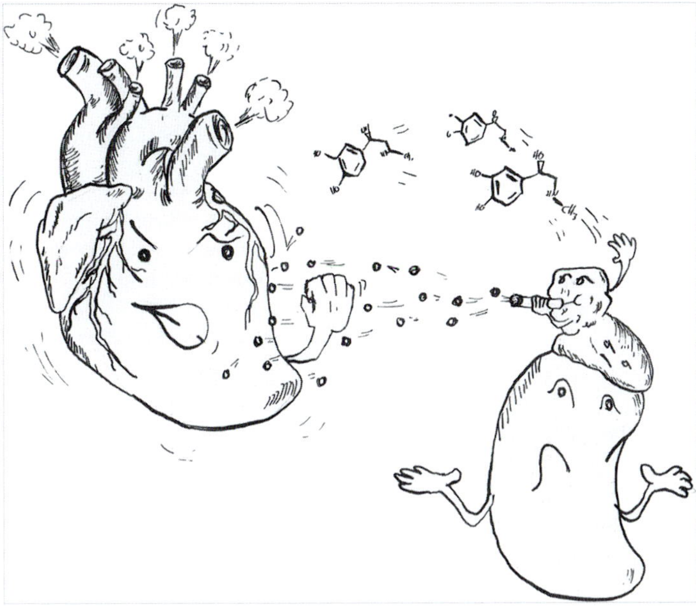

Abb. 17.1

Fazit

- Ein Rezidiv tritt nach operativer Therapie in bis zu 10 % der Fälle auf. Daher sollten postoperativ regelmäßig Kontrolluntersuchungen durchgeführt werden.
- Das Phäochromozytom kann als Erstmanifestation einer MEN auftreten. Daher umfassen die Kontrolluntersuchungen die Erfassung MEN-assoziierter endokrinologischer Erkrankungen.

18 Schlafapnoe-Syndrom

Martin Bergold, Daniel Gill-Schuster, Lars Holzer

Herr P. (53 Jahre, 165 cm, 85 kg) wird sich heute einer elektiven laparoskopischen Cholezystektomie unterziehen. Es ist die Aufgabe von Dr. C., den jüngeren Kollegen Dr. A. anzulernen und gemeinsam die Anästhesie zu bestreiten. In dem Prämedikationsbogen stellt Dr. C. fest, dass Herr P. unter einem bekannten obstruktiven Schlafapnoe-Syndrom (OSAS) leidet und seit 2 Jahren mit einem Heim-CPAP-Gerät behandelt wird. Auf dem Bogen sieht Dr. C. weiterhin, dass ein Kollege von ihm nicht die üblichen präoperativen Sedativa zur Anxiolyse verordnet hat, sondern Clonidin.

Definition der Schlafapnoe

Die obstruktive Schlafapnoe (OSA) wird definiert als eine im Schlaf auftretende, intermittierende, partielle oder komplette Obstruktion der oberen Atemwege [15]. Wenn zusätzlich noch kardiozirkulatorische oder ZNS-Folgeerscheinungen auftreten, handelt es sich um ein obstruktives Schlafapnoe-Syndrom (OSAS) [442]. Zugrunde liegt der OSA, neben der Zunahme des parapharyngealen Fettgewebes mit steigendem Body-Mass-Index (BMI), die Erschlaffung des M. genioglossus und des M. geniohyoideus [402]. Die Prävalenz der OSA beträgt zwischen 10 und 25 %, die Prävalenz der OSAS liegt weit niedriger bei ca. 4 % ([85], [171], [368]). Trotz fehlender Evidenz höherklassiger Evidenzlevel schlägt die American Society of Anesthesiology (ASA) einen Risiko-Score zur perioperativen Risikoeinschätzung bei Patienten mit OSA vor (▶ Tab. 18.1, [15], [157]).

Tab. 18.1 ASA-Risikoscore zur perioperativen Risikoeinschätzung bei OSA.

A **OSA-Schwere** **(0–4 Punkte)**	B **Invasivität des Eingriffs** **(0–3 Punkte)**	C **Postoperativer Opioidverbrauch** **(0–3 Punkte)**
• keine = 0 Punkte • mild = 1 Punkt • moderat = 2 Punkte • schwer = 3 Punkte • bereits CPAP-Therapie vorhanden = 1 Punkt subtrahieren • arterielle BGA in Ruhe mit pCO_2 > 50 mmHg = 1 Punkt addieren	• oberflächlicher Eingriff in Lokalanästhesie oder rückenmarknaher Anästhesie ohne Sedierung = 0 Punkte • oberflächlicher Eingriff unter moderater Sedierung/Allgemeinanästhesie oder peripherer Eingriff unter rückenmarknaher Anästhesie mit moderater Sedierung = 1 Punkt • peripherer Eingriff unter Allgemeinanästhesie oder Eingriff an den Atemwegen unter moderater Sedierung = 2 Punkte • großer Eingriff oder Eingriff an den Atemwegen unter Allgemeinanästhesie = 3 Punkte	• keine = 0 Punkte • niedrige Dosierung = 1 Punkt • hohe Dosierung (parenteral oder neuraxial) = 3 Punkte
perioperatives Risiko = Summe aus A und der „höchstbepunkteten" Kategorie aus B oder C (0–7 Punkte möglich) 4 Punkte = möglicherweise erhöhtes perioperatives Risiko > 4 Punkte = signifikant erhöhtes perioperatives Risiko (Kontraindikation für ambulanten Eingriff)		

Einnahme von Sedativa

Die präoperative Einnahme von Sedativa (v. a. Benzodiazepine) kann einen Kollaps der oberen Atemwege bewirken [203]. Zudem begünstigen Sedativa bei OSAS-Patienten eine Verzögerung der Weckreaktion bei Hypoventilation und die daraus entstehende relative Hyperkapnie. α_2-Adrenorezeptoragonisten schwächen den Atemanreiz unter Hypoventilation/Hyperkapnie bei gesunden Personen ab, ohne eine signifikante Atemdepression nach sich zu ziehen [302]. Aus physiologischen Überlegungen hat sich bei Patienten mit OSA die präoperative Gabe von α_2-Adrenorezeptoragonisten wie Clonidin oder Dexmedetomidin in der Praxis durchgesetzt. Dabei werden zur Prämedikation 2–5 µg/kg KG Clonidin p. o. 90–120 min vor Eingriff (oder 2 µg/kg KG i. v. 15 min vor Eingriff) empfohlen [368]. Hierbei ist jedoch zu beachten, dass es sich aufgrund der Medikamentenzulassung um einen sog. „Off-label"-Gebrauch handelt.

Nun ist es soweit. Der Patient liegt in der Einleitung, der jüngere Kollege Dr. A. präoxygeniert Herrn P. eifrig, während Dr. C. noch einen sicheren intravenösen Zugang installiert. Nach erfolgreicher Anlage des Zugangs fängt die Fachkrankenpflegerin auch schon mit der medikamentösen Induktion der Narkose an (200 mg Propofol, 0,2 mg Fentanyl, 16 mg Mivacurium). Dr. C. beobachtet zunächst das weitere Geschehen aus dem Hintergrund. Der Kollege hat offensichtliche Schwierigkeiten bei der Maskenbeatmung und verlangt nach einem Güdel-Tubus. Auch mit dem Güdel-Tubus scheint die Maskenbeatmung eine kleine Herausforderung zu sein. Nach mehr oder minder suffizienter Zwischenbeatmung macht sich Dr. A. nun an das Laryngoskopieren. Nach wenigen Sekunden hört er prompt auf und macht sich wieder an die Maskenbeatmung: „Hilf mir da mal, ich habe rein gar nichts gesehen!" Dr. C. übernimmt nun das Szenario, lässt jedoch für alle Fälle noch das Videolaryngoskop holen. Dr. C. nimmt das Laryngoskop in die Hand und versucht in positiver Erwartung sein Glück. Unmittelbar danach stellt er selbst fest, dass er mit der konventionellen Laryngoskopie bei einem Cormack-Lehane Grad 4 nicht weit kommen wird. Die periphere Sättigung ist in den wenigen Sekunden, in denen er den Intubationsversuch gewagt hatte, um 5 % auf 94 % gesunken. Zum Glück hatte er den Geistesblitz, das Videolaryngoskop holen zu lassen.

Atemwegskomplikationen

Etwa 60–85 % der Patienten mit einem OSAS haben einen signifikant erhöhten BMI und daher von Grund auf eine höhere Wahrscheinlichkeit für das Auftreten einer Atemwegskomplikation [368]. In einer retrospektiven Studie konnte gezeigt werden, dass bei adipösen OSA-Patienten im Vergleich zu normalgewichtigen Patienten ohne OSA eine 5- bis 6-fach erhöhte Inzidenz an Intubationsschwierigkeiten vorlag [207]. Ein im Vorfeld definierter „Plan B" im Sinne des Difficult Airwaymanagements (z. B. Videolaryngoskopie, alternative Atemwege etc.) ist daher bei OSA-/OSAS-Patienten unerlässlich. Es ist auch im Grundsatz zu erwägen, dass bei OSA-/OSAS-Patienten – wenn immer möglich – eine Lokal- oder Regionalanästhesie einer Allgemeinanästhesie vorgezogen werden sollte [157]. Weiterhin ist bei OSA-/OSAS-Patienten unter dem oro-/nasotrachealen Intubationsversuch mit einer rasch einsetzenden Sauerstoffentsättigung zu rechnen. Daher wird von einigen Autoren neben einer moderaten Oberkörperhochlagerung von 20–25° eine suffiziente Präoxygenierung (5 min) bei einer dichtsitzenden Maske mit einem FiO_2 von 1,0 und einem PEEP von 7–10 cmH_2O empfohlen [368]. Auch eine optimierte Lagerung (z. B. „Schnüffelposition", Verwendung von Nacken-/Schulterrollen) im Vorfeld dient zur Erleichterung der weiteren Schritte [184].

Mit dem Videolaryngoskop kann die Intubation problemlos durchgeführt werden. Alle Beteiligten atmen erleichtert auf. Die weitere Narkoseführung während der laparoskopischen Cholezystektomie verläuft ereignislos. Dr. A. entscheidet sich für Sevofluran zur Narkoseaufrechterhaltung, injiziert zum Schnitt noch 0,1 mg Fentanyl und appliziert beim Patienten während der Trendelenburg-Lagerung einen PEEP von 8 cmH_2O bei moderat hohen Ventilationseinstellungen; das etCO_2 steigt darunter nie über 42 mmHg.

Überraschenderweise sind die allgemeinchirurgischen Kollegen nach knapp 45 min mit dem Eingriff fertig. Dr. A. macht sich nun an die Ausleitung der Narkose. Dr. C. ist voller Vorfreude auf die schon aufgegebene kurze Mittagspause, die ihm nun durch die ungewohnt kurze Schnitt-Naht-Zeit doch noch vergönnt ist, als er aus den Augenwinkeln sieht, dass Dr. A. gerade im Begriff ist, den gerade zum ersten Mal hustenden Patienten zu extubieren. Eilig und bestimmt schreitet Dr. C. ein.

Extubation

Die Konsensuskonferenz der American Society of Anesthesiology (ASA) empfiehlt, OSA-/OSAS-Patienten möglichst im Wachzustand zu extubieren [157]. Dabei soll laut ASA im Vorfeld der Narkoseausleitung unter Berücksichtigung der bereits applizierten Pharmaka insbesondere auch ein Überhang von Muskelrelaxanzien relaxometrisch ausgeschlossen werden. Wenn technisch machbar, sollte eine Oberkörperhochlagerung von 45° zur Extubation und ein Verweilen in dieser Position nach der Extubation auch im Aufwachraum zur Erholung der Atemmechanik erfolgen ([15], [157]).

Durch das Einschreiten von Dr. C. kann eine zu frühe Extubation verhindert werden. Nach wenigen Minuten führt Dr. A. einen erneuten Extubationsversuch bei dem mittlerweile wachen und kommunikationsfähigen Patienten durch. Die Oberkörperhochlage erleichtert die Atemmechanik des extubierten Patienten sichtlich. Nach 5 Minuten wird der Patient in den Aufwachraum gebracht und die Kollegen gehen danach in die wohlverdiente Mittagspause.

Postoperative Phase

Essenzielle Punkte in der postoperativen Phase bei OSA-/OSAS-Patienten sind sowohl die Vermeidung von Medikamentenüberhängen (hier insbesondere Opiate und Muskelrelaxanzien) als auch die Vermeidung der Oberkörperflachlagerung ([15], [157], [368]). Trotz fehlender Evidenz zur Überlegenheit einer postoperativen Analgesietechnik bei OSA-/OSAS-Patienten wird von der ASA auch hierbei die Nutzung von Lokal-/Regional- oder rückenmarksnahen Anästhesieverfahren im Sinne einer differenzierten, opiatarmen Schmerztherapie empfohlen ([15], [157]). Leitlinien zur postoperativen Überwachung von OSA-/OSAS-Patienten stehen aktuell noch aus. Dennoch stimmt die ASA darin überein, dass bei dieser Patientengruppe eine über den Aufwachraum/Wachstation hinaus gehende kontinuierliche Pulsoxymetrie hilft, postoperative respiratorische Komplikationen zu reduzieren. Trotz fehlender Studien scheint die zusätzliche Gabe von O_2 mit dem Ziel, die periphere O_2-Sättigung > 90 % zu halten, sinnvoll. Es ist bekannt, dass es durch die REM-Schlafphasen-Inhibition der Allgemeinanästhesie an den Folgetagen nach der Narkose zu übersteigerten REM-Phasen kommen kann, die wiederum das Auftreten von Atemwegsverlegungen fördern können. So benötigen OSA-/OSAS-Patienten bis zu 7 Tage, um die gewohnte Schlafarchitektur und somit ihren „sicheren" Schlaf wiederzuerlangen [212].

Fazit

- Vorsicht bei der Prämedikation von OSA-Patienten mit Benzodiazepinen und/oder anderen Sedativa!
- Rechnen Sie bei OSA/OSAS-Patienten stets mit einer Atemwegskomplikation. Halten Sie „Plan B" bereit!
- Vor der Narkoseausleitung/Extubation möglichen Relaxanzienüberhang ausschließen. Relaxometrie!
- OSA/OSAS-Patienten stets im wachen Zustand extubieren!
- Sorgen Sie für adäquate Analgesie unter Vermeidung postoperativer Medikamentenüberhänge.
- Oberkörperhochlagerung

19 Laparoskopische Cholezystektomie

Martin Bergold, Daniel Gill-Schuster, Lars Holzer

Dr. A. ist am Morgen sehr aufgeregt. Er wird heute das erste Mal die Anästhesie bei einer laparoskopischen Cholezystektomie durchführen. Dr. C. ist sein Supervisor. Während beide auf den Patienten in der Einleitung warten, fragt Dr. C. ihn, welche Form der Anästhesie Dr. A. wählen würde. Dr. A. hat sich am Abend vorbereitet. Er sagt seinem Supervisor, dass er bei dem sonst gesunden 40-jährigen Patienten eine Intubationsnarkose mit 2 venösen Zugängen, Standardmonitoring und Inhalationsanästhesie durchführen würde. Dr. C. ist gerade im Begriff, seinen jüngeren Kollegen nach den Besonderheiten einer Anästhesie bei laparoskopischen Eingriffen zu fragen, als der Patient schon in den Einleitungsraum geschoben wird. Sie fangen mit ihrer Arbeit an.

Standardmonitoring

Das Standardmonitoring (NIBP, EKG, SpO_2, $etCO_2$) ist bei einem laparoskopischen Eingriff bei ASA I–II eingestuften Patienten ausreichend [164]. Im Alter jedoch kann bei Patienten die alveoloarterielle CO_2-Differenz ($AaDCO_2$) ansteigen, so dass die Anlage eines arteriellen Zugangs im individuellen Fall zum erweiterten Monitoring notwendig werden kann [164]. Zudem muss bei kardiopulmonalen Risikopatienten auch bei kleineren laparoskopischen Eingriffen individuell abgewogen werden, ob ein erweitertes Monitoring (arterielle Blutdruckmessung, PiCCO, TEE etc.) sinnvoll ist. Die Intubation ist bei laparoskopischen Eingriffen bezüglich des Aspirationsschutzes und der Möglichkeit, höhere Beatmungsdrücke verwenden zu können, als Standard weit verbreitet ([164], [178]). In den vergangenen Jahren sind supraglottische Atemwege aber ebenfalls optimiert worden, sodass eine Magensonde durch einen Drainagekanal installiert werden kann. Dieses Verfahren wird bei laparoskopischen Eingriffen durchaus angewendet ([2], [211]). Zur Aufrechterhaltung der Narkose bei laparoskopischen Eingriffen wird meist entweder die total intravenöse Anästhesie (TIVA) oder die balancierte Anästhesie empfohlen ([164], [178]).

Zur Zufriedenheit von Dr. C. konnte Dr. A. eine tadellose, sichere Narkoseeinleitung durchführen. Nach körpergewichtsadaptiert dosierter Gabe von Fentanyl, Propofol und Cisatracurium intubiert Dr. A. den Patienten mit einem Tubus mit einem Innendurchmesser von 8,0 mm. Da alle Vorbereitungen nun getroffen zu sein scheinen, entschließt Dr. A. sich, den Patienten in den Operationssaal zu schieben. Dr. C. klopft Dr. A. ermutigend auf die Schulter und verkündet, dass er in den Nachbarsaal zur nächsten Einleitung gehe. Er sei bei Problemen und Fragen jedoch jederzeit abrufbereit.

Dr. A. fährt den Patienten gemeinsam mit der Anästhesiepflegekraft in den Saal. Während er die Beatmung des Patienten auf dem Narkosegerät körpergewichtsadaptiert einstellt, sorgt die Anästhesiepflegekraft für die Installation einer konvektiven Wärmedecke. Die OP-Pflegekraft und der Operateur sorgen für die korrekte Lagerung und Polsterung der Arme sowie für die Auspolsterung beider Schultern des Patienten. Kurze Zeit später ist der Patient abgedeckt und abgewaschen. Der Operateur fragt Dr. A. nach der Freigabe zum Schnitt. Kurze Zeit später werden die Trokare eingeführt und das Abdomen mit Kohlenstoffdioxid insuffliert.

Patientenlagerung

Die korrekte Lagerung des Patienten ist bei laparoskopischen Eingriffen essenziell. So kann eine nicht korrekte Lagerung zu bleibenden Schäden von Sensibilitätsstörungen bis hin zu kompletten Plexusschäden führen. Weiterhin sind die Installation von wärmeregulierenden Mechanismen (konvektive Wärmesysteme, Decken etc.) und die Überwachung der Körpertemperatur sinnvoll und werden empfohlen ([164], [178]).

Die Aufregung bei Dr. A. legt sich nun allmählich. Die Vitalwerte des Patienten sind vollkommen stabil und im Normbereich, der Operateur hat gerade eben die Kopftieflagerung des Patienten erbeten.

Dr. A. sitzt auf seinem Stuhl vor dem Narkosegerät und nimmt sich gerade vor, die QM-Arbeitsanweisung zur Narkoseführung bei laparoskopischen Eingriffen zu lesen, als er den aktuellen NiBP-Wert vom Monitor abliest. Der Wert, eben noch bei 95/60 mmHg, ist nun bei 142/76 mmHg. Etwas verwundert über diesen Sprung von fast 50 mmHg fängt Dr. A. an, die ersten Zeilen der Arbeitsanweisung zu lesen. Wenige Minuten später schreckt er jedoch hoch, als er den hohen Warnton des Narkosegeräts wahrnimmt. Der Blick auf den Bildschirm verrät ihm ein $etCO_2$ von 46 mmHg (die Alarmgrenze war auf 45 mmHg eingestellt), gleichzeitig fällt ihm eine verminderte V_t bei 320 ml (zuvor 450 ml) und ein AMV von 4,2 l/min (zuvor 5,8 l/min) auf. Etwas irritiert von der Beatmungseinstellung – denn vor ein paar Minuten hatte er ja peinlich genau auf die richtige Einstellung geachtet – passt Dr. A. die Beatmung erneut an. Nun scheint die Situation wieder geklärt und stabil zu sein. Dr. A. ist zufrieden. Nachdem er die Monitore für ein paar Minuten beobachtet hat und keine Änderung zu sehen ist, widmet er sich nun wieder der Arbeitsanweisung, die er bereits zu lesen begonnen hatte.

Wenige Minuten später ertönt wiederum ein Warnsignal. Diesmal zeigt das Narkosegerät einen $etCO_2$ von 49 mmHg (!) an. Die soeben angepasste Beatmungseinstellung scheint zudem wieder nicht mehr adäquat zu sein. Dr. A. versteht die Welt nicht mehr. Er lässt Dr. C. von der Anästhesiepflegekraft holen.

Hoch- und Tieflagerung

Bei laparoskopischen Eingriffen werden Patienten (je nach Operationstechnik) entweder in eine Kopfhochlagerung (Anti-Trendelenburg-Lagerung) oder in eine Kopftieflagerung (Trendelenburg-Lagerung) verbracht. In der Trendelenburg-Position kommt es zu einem erhöhten venösen Rückfluss, dadurch steigen der ZVD und der MAP deutlich an. Zudem führt die Verlagerung des Zwerchfells nach kranial in der Trendelenburg-Position zu einer verminderten funktionellen Residualkapazität der Lunge und zu einem erhöhten Atemwegswiderstand. Dagegen führt die Anti-Trendelenburg-Lagerung zu einer Erniedrigung des Cardiac Index (CI) als Ausdruck der kardialen Pumpleistung, jedoch zu keiner Erniedrigung des MAP ([151], [178], [432]).

Der herbeigeeilte Dr. C. erkennt die Lage sofort. Er erklärt dem verunsicherten Dr. A. die physiologischen Zusammenhänge, die die Ereignisse der letzten Minuten erklären. Dr. A. hat nun wieder etwas Farbe im Gesicht. Er bedankt sich bei Dr. C. und nimmt sich vor, sich voll auf das Geschehen zu konzentrieren und nicht mehr in die Arbeitsanweisung zu schauen.

Dr. C. ermutigt seinen Kollegen, weiterhin wachsam zu sein und bei jedem Problem Unterstützung anzufordern. Er verlässt den Saal und überlässt Dr. A. seiner weiteren Arbeit.

Dr. A. ist nun angespannt. Er starrt in der Hoffnung, diesmal mögliche Probleme früher zu erkennen, auf die Monitore. Und siehe da, es dauert nicht lange und Dr. A. erkennt eine langsame aber stetige Erhöhung des $etCO_2$. Dr. A. steigert die Atemfrequenz am Narkosegerät, um durch die erhöhte Ventilation den $etCO_2$ zu senken. Nach weiteren Minuten ist das $etCO_2$ bereits bei 55 mmHg.

Kapnoperitoneum

Bei laparoskopischen Eingriffen wird das Abdomen mit CO_2 insuffliert. Das so entstandene Kapnoperitoneum erleichtert auf der einen Seite die chirurgische Arbeit, auf der anderen Seite hat es aber unerwünschte Auswirkungen auf den Patienten und damit auf die Aufgabe des Anästhesisten. Der gesteigerte intraabdominelle Druck (IAP) kann die Hämodynamik deutlich verändern. Durch die Verminderung des venösen Rückstroms über die V. cava inferior bei steigendem IAP wird das Blutvolumen initial aus dem Splanchnikusgebiet mobilisiert, sodass ein Blutdruck-Anstieg die Folge ist. Wenn der IAP den Druck in der unteren Hohlvene übersteigt, so wird der venöse Rückstrom wieder gedrosselt und der MAP sinkt als Folge [174]. Bei der Trendelenburg-Lagerung jedoch kommt dieser Effekt nicht zum Tragen, da die durch die Lageänderung erzeugte Erhöhung des Blutflusses den Kompressionseffekt der V. cava durch den IAP überlagert. Das Pneumoperitoneum hat auch negative Effekte auf die Respiration. Zusätzlich zur Reduktion der funktionellen Residualkapazität (FRC) durch die Allgemeinanästhesie, die bis zu 25 % betragen kann, wird die FRC durch das Pneumoperitoneum zusätzlich gesenkt. Folgen sind die Zunahme des alveolären Totraums sowie die Abnahme der pulmonalen Compliance und der Vitalkapazität ([151], [432]). Mit zunehmendem IAP nimmt der renale Blutfluss und damit in Folge auch die glomeruläre Filtrationsrate und die Urinausscheidung ab. Zudem wird bei einem Kapnoperitoneum das CO_2 ebenfalls resorbiert. Das so aufgenommene CO_2 wird über die Lunge vermehrt abgegeben ([174], [178]). Da die Puffersysteme im Blut dabei aber in Anspruch genommen werden, kommt es bei Erschöpfung der Pufferkapazität auch häufig zu einer Hyperkapnie. Diesem Prozess kann durch eine erhöhte Ventilation entgegengewirkt werden.

Der Eingriff nähert sich dem Ende. Der Operateur beendet das Kapnoperitoneum und macht sich gerade daran, die Einstichstellen der Trokare zu vernähen. Dr. A. fällt im Monitor eine plötzliche Blutdruck-Erhöhung auf, die er sich jedoch nicht erklären kann.

Systemvaskulärer Widerstand (SVR)

Durch die CO_2-resorptionsbedingte Erhöhung des Sympathikotonus und damit der Erhöhung von Vasopressoren in der Blutbahn (Adrenalin, Noradrenalin, Dopamin, Renin) ist der systemvaskuläre Widerstand (SVR) zum Zeitpunkt der Deflation des Kapnoperitoneums deutlich gesteigert. Es kann dabei sogar zu krisenhaften Blutdruckanstiegen kommen, denen mit intravenösen Antihypertensiva (Nitroglycerin, Urapidil, Betablocker etc.) begegnet werden muss [178].

Dr. A. ist sehr geschafft von seiner „ersten“ laparoskopischen Cholezystektomie. Er hatte sich das alles bedeutend einfacher vorgestellt. Er bringt den extubierten und hämodynamisch und respiratorisch stabilen Patienten zusammen mit der Anästhesiepflegekraft und dem chirurgischen Assistenten in den Aufwachraum. Nach der Übergabe eilt Dr. A. schnurstracks in den Aufenthaltsraum. Er braucht dringend eine Pause! Er ist gerade im Begriff, in sein Pausenbrot zu beißen, als das Diensthandy klingelt. Es ist die Pflegekraft im Aufwachraum, der er gerade den Patienten übergeben hat. Der Patient würde unaufhörlich erbrechen und es sei kein postoperatives Antiemetikum verordnet.

Postoperative Übelkeit und Erbrechen (PONV)

Nach laparoskopischen Eingriffen ist die Inzidenz von PONV deutlich erhöht. In der Literatur sind Zahlen von 50–75 % zu finden. Die Ursachen für diese Erhöhung der Inzidenz speziell bei laparoskopischen Eingriffen sind nicht bekannt, jedoch geht die Gabe von Dexamethason (optimalerweise hohe Dosen zwischen 8–16 mg) i.v. mit einer Senkung der PONV-Inzidenz um 45 % bei laparoskopischen Eingriffen einher [201]. Postoperativ sind zur Stabilisierung des Patientenkomforts und des Operationsergebnisses zentral wirkende Antiemetika (5-HT_3-Rezeptorantagonisten) oder Dimenhydrinat die Mittel der Wahl [201].

Dr. A. hat heute viel gelernt. Am Ende des Tages ist er jedoch körperlich und geistig ziemlich erschöpft und freut sich nur noch auf seinen Feierabend.

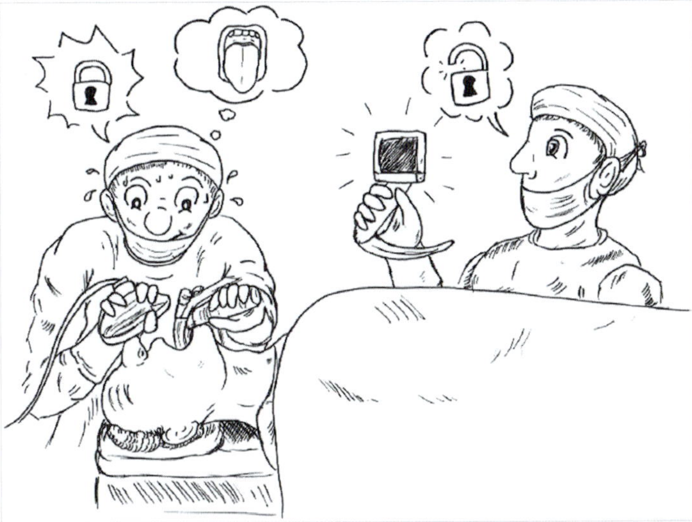

Abb. 19.1

Fazit

- Das Standardmonitoring ist bei laparoskopischen Eingriffen bei ASA I–II Patienten ausreichend. Im Individualfall kann/soll auch ein erweitertes Monitoring angewandt werden.
- Bei laparoskopischen Eingriffen werden die Patienten je nach Operationstechnik gelagert (Kopftief-/Kopfhochlagerung), welche hämodynamisch relevant werden können.
- Der gesteigerte intraabdominelle Druck (IAP) durch das Kapnoperitoneum kann die Hämodynamik ebenfalls deutlich beeinflussen!
- Der Sympathikotonus und somit der systemvaskuläre Widerstand ist CO_2-resorptionsbedingt erhöht. Denke bei der Deflation des Kapnoperitoneums an mögliche krisenhafte Blutdruckanstiege!
- Die PONV-Inzidenz ist nach laparoskopischen Eingriffen deutlich erhöht!

20 Abdominelles Aortenaneurysma

Martin Bergold, Daniel Gill-Schuster, Lars Holzer

Herr A. (56 Jahre, 75 kg, starker Raucher), der seit mehreren Monaten Beschwerden wegen eines Bandscheibenvorfalls hat, sitzt eines Abends vor dem Fernsehprogramm und greift nach seinem Hefeweizen, als er einen deutlichen Schmerz im LWS-Bereich verspürt, der diffus über das untere Abdomen und das linke Gesäß bis in D 1 der unteren Extremität fortgeleitet wird. Mit einem einhergehenden Sensibilitätsverlust des Oberschenkels stellt sich bei dem Patienten eine langsame aber sichere Progression der Schmerzen ein, sodass er den Rettungsdienst anfordert. Der mitalarmierte Notarzt vermutet einen akuten Bandscheibenvorfall und weist den Patienten unter Applikation von Opioiden (10 mg Morphin i.v unter Schmerzstärke NAS 7) stationär ein. In der Klinik der Maximalversorgung angekommen, wird in der dortigen zentralen Notaufnahme von dem diensthabenden Neurochirurgen die Indikation zu einer CT-Diagnostik gestellt. Der diensthabende Radiologe diagnostiziert jedoch nach der Nativfahrt des CT neben einer Spinalkanalstenose auf Höhe L 3/L 4 eine ungewöhnliche Breite der abdominellen Aorta.

Abdominelles Aortenaneurysma

Das abdominelle Aortenaneurysma (AAA) wird definiert als eine Erweiterung des Querdurchmessers der abdominellen Aorta auf mehr als 3 cm. Dabei ist darauf zu achten, dass der „normale" Durchmesser der abdominellen Aorta von Alter, Geschlecht und der Körpergröße abhängig ist. Der durchschnittliche abdominelle (infrarenale) Aortendurchmesser bei einem 25-jährigen Mann beträgt in der Literatur 1,75 cm, bei einem 55-jährigen Mann 2,25 cm ([404], [477]). Grundsätzlich sind Männer bis zu 10-mal häufiger betroffen als Frauen. Das Prädilektionsalter beträgt beim AAA 75–84 Jahre (Prävalenz Männer 12,5 %; Frauen 5,2 %), die Prävalenz zwischen 45 und 54 Jahren beträgt für Männer 1,3 % und für Frauen 0,4 % [122].

Die daraufhin angefertigten Kontrast-CT-Bilder von Herrn A. beweisen das bereits Vermutete: Ein infrarenales sacciformes Aortenaneurysma mit einem Durchmesser von 5,3 cm.

Merke

Ab einem Durchmesser von 5,0 cm wird die Situation durch das Rupturrisiko und die damit verbundene hohe Letalität (> 50 %) kritisch. Da die Letalität einer Aneurysmaruptur ab 5,5 cm Durchmesser die perioperative Letalität eines Elektiveingriffs übersteigt, ist ab hier die Indikation zur Intervention gegeben [211].

Nach intensiver Konferenz der nun mittlerweile an diesem Fall beteiligten Fachgebiete (Neurochirurgie, Radiologie, Gefäßchirurgie, Anästhesie), an dem auch Dr. A. und Dr. C. beteiligt sind, wird folgende Vorgehensweise bei Herrn A. festgelegt: Zunächst soll Herr A., der weitere Nebenerkrankungen in Form einer arteriellen Hypertonie, einer bekannten KHK bei NYHA II–III, einer mittelgradigen Karotisstenose und einer Hypercholesterinämie hat, durch Analgesie soweit stabilisiert werden, bis Schmerzfreiheit erreicht wird. Darauffolgend soll eine elektive endovaskuläre Versorgung mittels EVAR durchgeführt werden.

Endovascular aortic Aneurysm Repair (EVAR)

Bei der EVAR (endovascular aortic aneurysm repair) wird der endovaskulär eingeführte Endograft so platziert, dass dieser sich proximal und distal des Aneurysmas selbstexpandierend an die Innenwand legt. Voraussetzung zur sicheren Endograft-Platzierung und somit zur erfolgreichen EVAR-Therapie sind ausreichend breite proximale und distale Verankerungsbereiche („Landungszonen"), die frei von Thromben und Kalzifikationen sein müssen.

Die Versorgung der Spinalkanalstenose wird mit Einverständnis der Neurochirurgen bis auf weiteres vertagt. Sowohl die unmittelbare Schmerztherapie als auch die Vorbereitung auf den elektiven Eingriff werden daraufhin in den Verantwortungsbereich der anästhesiologischen Abteilung übertragen. Diese entschließt sich bei der Operation zu der Durchführung einer Vollnarkose.

Wahl des Anästhesieverfahrens

Die Wahl des Anästhesieverfahrens orientiert sich mitunter an der sicheren Platzierung des Endografts. Grundsätzlich wäre bei der Durchführung der EVAR in einem AAA sowohl die Lokalanästhesie, die Regionalanästhesie mittels rückenmarksnahem Verfahren als auch die Vollnarkose möglich [211]. Ist nur die solitäre Platzierung des Endografts geplant, kann dies unter gewissen Voraussetzungen (Nebenerkrankungen, hämodynamische Stabilität) durchaus in einer Lokalanästhesie durchgeführt werden. Sind zusätzliche Maßnahmen wie Crossover-Bypässe oder ausgedehnte Freilegungen der Leiste notwendig, empfiehlt sich alleine schon durch die Operationsdauer eine rückenmarksnahe Regionalanästhesie oder gar die Vollnarkose.

Der mittlerweile schmerzfreie Herr A. wird 3 Tage nach Einlieferung nach ausreichender Prämedikation (Dikaliumclorazepat und 20 mg Simvastatin zur Nacht, Midazolam 7,5 mg p. o. 30 min vor Abruf, 10 mg Bisoprolol am Morgen) in die Einleitung des gefäßchirurgischen Saals gebracht.

Prämedikation

Da durch Angstreaktionen sowohl überschießende Blutdruckwerte als auch myokardiale Ischämien auftreten können, ist eine gute Prämedikation bei der Vorbereitung auf die Operation von essenzieller Bedeutung. Alternativ zu Midazolam kann auch eine präoperative orale Gabe von Clonidin (2–4 µg/kg KG) in Erwägung gezogen werden. Clonidin hat nicht nur einen guten sedierenden Effekt, sondern vermindert auch die Grundherzfrequenz, senkt den introperativen Anästhetikabedarf sowie intraoperative Herzfrequenzschwankungen [211]. Eine vorbestehende β-Blocker- oder Statindauermedikation soll nach den aktuellen Leitlinien der AHA weitergeführt werden. Wenn keine Dauermedikation von Statinen oder β-Blockern vorbesteht, ist ein präoperativer Therapiebeginn gerechtfertigt ([122], [152], [211]). Bei der Neuansetzung der β-Blockertherapie ist zu beachten, dass diese optimalerweise bei elektiven Eingriffen Wochen im Voraus begonnen wird. Unmittelbar vor dem Eingriff begonnene β-Blockertherapien scheinen sowohl das Schlaganfallrisiko als auch die Letalität zu erhöhen [318].

Nach Beginn des Standardmonitorings (5-lead-EKG, NiBP, SpO_2) legt Dr. A. eine Wacharterie am kontralateralen Arm der NiBP-Messung an. Die weitere, eher opiatbestimmte Narkoseeinleitung (0,4 mg Fentanyl, 100 mg Propofol) mit der anschließenden Kanülierung der V. jugularis interna dextra (ZVK + Schleuse) durch Dr. C. verläuft problemlos.

Intrainterventionelle Aneurysmaruptur

Trotz der endovaskulären Strategie ist die Möglichkeit der intrainterventionellen Aneurysmaruptur nicht zu vernachlässigen (Inzidenz 0,7 %) [152]. Die Inzidenz der Konversion von der endovaskulären zur offen-chirurgischen Intervention wird in der Literatur mit unter 2 % beschrieben [211]. Bei der Einleitung ist auf eine adäquate Kanülierung für den Fall einer Konversion zu achten.

Intraoperativ wird zudem eine kontinuierliche ST-Strecken-Analyse durchgeführt. Während der Platzierung des Endografts (4 min) benötigt Herr A. 300 µg Nitroglycerin intravenös titriert.

Windsackeffekt

Während der zuvor beschriebenen Entfaltung des Endografts in der Aorta kommt es kurzzeitig zu einer abrupten Widerstandserhöhung im Gefäßlumen („Windsackeffekt"). Es kommt zuweilen auch vor, dass der Endograft per intraluminaler Ballondilatation an die Gefäßwand anmodelliert werden muss. In beiden Fällen birgt diese schlagartige Erhöhung des intraluminalen Widerstands die Gefahr der Distalverschiebung des Endografts. Um dies zu verhindern, sollte daher in dieser speziellen Phase der Intervention der mittlere arterielle Druck, wenn nötig auch medikamentös (z. B. Nitroglycerin, Narkosevertiefung), auf Werte zwischen 50–60 mmHg gesenkt werden ([152], [211]).

Trotz des endovaskulären Eingriffs beträgt der intraoperative Flüssigkeitsbedarf bei einem Blutverlust von 150 ml ca. 2500 ml. Der weitere intra- und perioperative Verlauf gestaltet sich problemlos, sodass Herr A. nach 5 Tagen Aufenthalt in die Rehabilitation entlassen werden kann. Dort beginnen jedoch am 2. Tag wieder seine Schmerzen in der Lumbalregion.

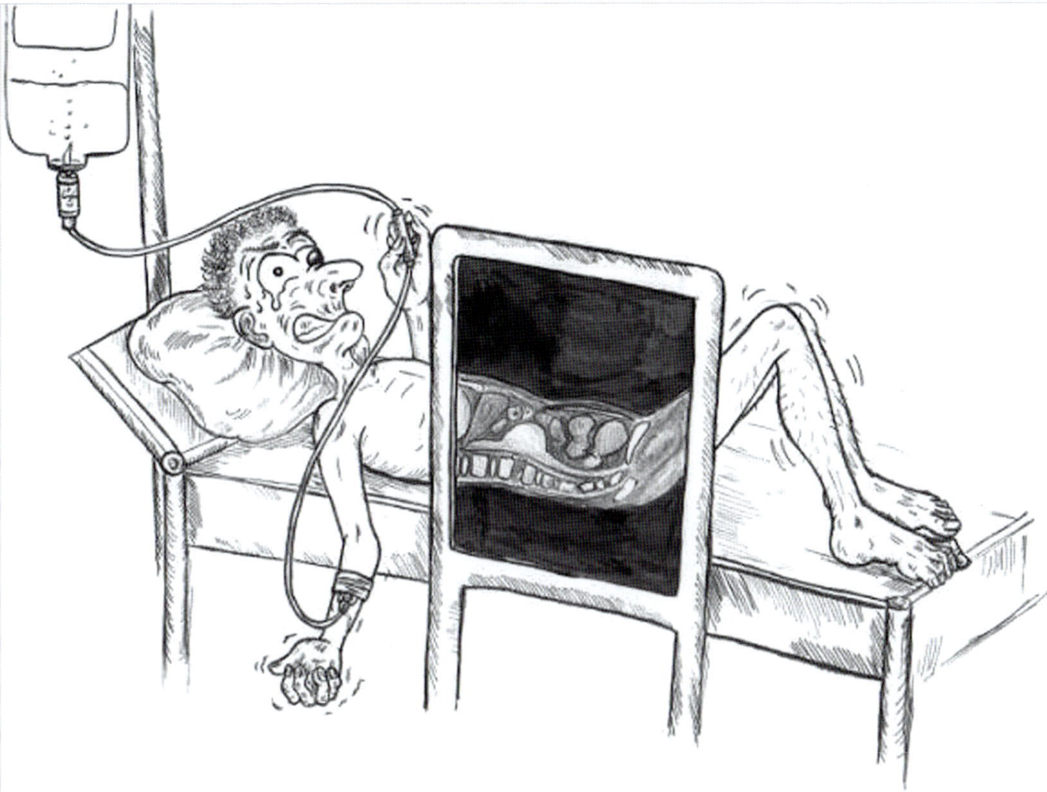

Abb. 20.1

Fazit

- Die Symptomatik des AAA ist wie ein Wolf im Schafspelz. Bei plötzlich beginnenden, starken Rücken-/Bauchschmerzen im Rettungsdienst ist stets an AAA zu denken!
- Ab einem Querdurchmesser von 5,5 cm übersteigt die Rupturgefahr die perioperative Letalität eines Elektiveingriffes.
- Gute Prämedikation ist von essenzieller Bedeutung.
- Die Wahl des Anästhesieverfahrens orientiert sich mitunter an der operativen Strategie.
- Seien Sie stets für eine intraoperative Konversion von endovaskulären zu offenen Verfahren gewappnet.
- Der MAP sollte während der Entfaltung des Endografts bei der EVAR-Therapie bei 50–60 mmHg liegen.

Teil VIII

Aus der Anästhesie im Kopfbereich

21 MKG-Chirurgie: Zahnschaden

Lars Holzer, Martin Bergold, Daniel Gill-Schuster

Der erste Dienst in seiner Laufbahn läuft für Dr. T. bis jetzt ganz gut. Der Tag war nicht besonders anstrengend und am Vormittag hatte er mit einer Medizinstudentin einiges durchgesprochen und sogar noch etwas gelernt. Jetzt ist es 19:00 Uhr und die Bestellung für das Abendessen ist gerade raus. Alle haben sich auf Pizza geeinigt und man wartet auf die Lieferung. Sein erster Dienst kommt in den Aufenthaltsraum. „Ah Dr. T.! Hast du noch irgendwelche Fragen? Alles was du heute Abend machst, sprichst du bitte mit mir durch. Du wirst viel machen dürfen, aber da es dein erster Dienst überhaupt ist, machst du bitte nichts alleine, ok?" „Ja kein Problem, habe ich auch nicht vor", antwortet Dr. T.

„Ok, wir haben dann etwas. Einen Abszess im Kieferbereich. Der Patient ist jung, 23 Jahre alt und hat wohl vor 8 Tagen einen Weisheitszahn entfernt bekommen. Die Mund-Kiefer-Gesichtschirurgen haben den Patienten aufgenommen. Er bekommt gerade Blut abgenommen und eine Antibiose angehängt. Der OA ist verständigt. Diesen Patienten werden sie dann auflegen. Du könntest dir bitte den Patienten anschauen und prämedizieren. Achte bitte darauf, wie der Zugang zum Atemweg ist, müssen wir ihn z. B. fiberoptisch wach intubieren oder geht es konventionell? Ansonsten das Übliche! Wir können erst noch essen und schleusen den Patienten dann ein. So lange brauchen die noch mit der ganzen Vorbereitung, denn er soll auch noch ein bildgebendes Verfahren erhalten." Dr. T. macht sich umgehend auf den Weg.

Ätiologie

Abszesse des Kiefers oder der Mundhöhle gehen meistens von Entzündungen eines Zahnes oder mehrerer Zähne aus. Die Entzündung kann sich entlang von Faszien oder lymphogen bzw. hämatogen ausbreiten. Die Besiedelung und die folgende Entzündung gehen von den Bakterien der Mundhöhle, also der normalen Mundflora, aus [22]. Es handelt sich hierbei meist um ein polymikrobielles Erregerspektrum, wobei anaerobe Bakterien eine Hauptrolle spielen. Ein Problem bleibt, dass zwischen pathogenem Erreger und einer Besiedelung mit der Standortflora häufigt nicht unterschieden werden kann.

Oberstes Therapieziel ist die Wiederherstellung von Form und Funktion des Zahnes und Ausräumung der Entzündung. Eine Ausbreitung kann im Verlauf zu Folgekomplikationen mit teilweise letalem Ausgang führen.

Rasch hat Dr. T. den Patienten in der zentralen Notaufnahme gefunden. Er stellt sich kurz vor und beginnt mit dem Prämedikationsgespräch. Der Patient ist 72 kg schwer und 180 cm groß. Er hat bis auf Heuschnupfen keine anderen Allergien oder irgendwelche Vorerkrankungen. Eine Dauermedikation besteht nicht. Der Patient ist sportlich sehr aktiv.

Die linke Wange ist im hinteren Unterkieferbereich deutlich geschwollen und gerötet. Schluckbeschwerden bestehen keine und der Kehlkopf ist verschieblich. Die Mundöffnung ist schmerzbedingt deutlich eingeschränkt und beträgt ca. 1,5 cm. Dr. T. klärt den Patienten über die Narkose auf und erklärt vor allem die Möglichkeiten der Atemwegssicherung. Neben der konventionellen Intubation erklärte Dr. T. dem Patienten auch das Vorgehen bei einer fiberoptischen Wachintubation. Als Dr. T. fast fertig ist, klingelt sein Telefon. Das Essen ist da. Er überprüft noch einmal alle Details und scheint nichts vergessen zu haben.

Klinik

Klinische Symptome sind Schmerzen und Schwellungen im Kieferbereich mit Rötung. Zusätzlich bestehen typische Zeichen eines Infekts wie Fieber, Schüttelfrost und Schlappheit. Bei Übergriff auf Nachbarstrukturen können Funktionseinschränkungen wie Sensibilitätsstörungen, Dysphagie und Dysphonie auftreten. In vielen Fällen besteht eine mehr oder weniger ausgeprägte schmerzbedingte Kieferklemme.

In bildgebenden Verfahren können sich Osteolysen, parodontaler Knochenabbau und eine Erweiterung des Parodontalraums zeigen. In der Blutuntersuchung zeigen sich die typischen Konstellationen mit einer Erhöhung der Entzündungsparameter und Blutbildveränderungen. Ein mikrobiologischer Befund sollte schnellstmöglich erhoben werden.

„Und?“, fragt der 1. Dienst. „Es gibt keine Besonderheiten, was seinen gesundheitlichen Status betrifft. Er hat nach einer Weisheitszahnextraktion einen submandibulären Abszess entwickelt. Eine Antibiotikatherapie wurde begonnen. Zur Analgesie haben die Kollegen ihm Paracetamol und Piritramid verabreicht. Einzig auffällig ist seine Mundöffnung, die nur ca. 1,5 cm beträgt“, antwortet Dr. T. „Ist sie schmerzbedingt?“, fragt der 1. Dienst. Dr. T. nickt. „Alles klar, das schauen wir uns dann gemeinsam an.“

Therapie

Zur Therapie gehören lokale Maßnahmen wie Mundspülungen als Desinfektion, Wurzelkanalbehandlungen und physikalische Maßnahmen. Systemische Maßnahmen betreffen die Gabe von Antibiotika, Antiphlogistika, Antipyretika und Analgetika. Bei ausgeprägten Abszessen und einer Ausbreitung der Infektion ist eine operative Sanierung angezeigt. Hierzu gehören Inzision oder Ausräumung, operative Revision, Debridment und ggf. Sicherung der Atemwege durch Intubation oder Tracheotomie.

Gerade als das Essen beendet ist, wird der Patient vom OP-Pflegepersonal eingeschleust. Nach der Vorbereitung des Patienten wird mit der Präoxygenierung begonnen. „Da die geringe Mundöffnung schmerzbedingt ist, denke ich, dass wir den Patienten mit einem Videolaryngoskop unterstützt intubieren können. Das wirst du dann übernehmen.“, sagt der 1. Dienst. Es folgt die Gabe der Narkosemedikamente und rasch schläft der Patient ein. Die Maskenbeatmung funktioniert problemlos. Nach dem Abwarten der Relaxierung lässt sich der Mund nicht optimal, aber deutlich weiter öffnen und so führt Dr. T. das Videolaryngoskop ein. Die Einstellung gelingt nicht auf Anhieb zufriedenstellend. Dr. T. korrigiert das Laryngoskop noch einmal und da passiert es: Der linke obere Schneidezahn hängt komplett luxiert, im wahrsten Sinne des Wortes, am seidenen Faden.

Inzidenz von Zahnschäden

Zahnschäden stellen die häufigste Komplikation in der Anästhesie dar [471]. Die Inzidenz variiert zwischen 1:1000–1:6 000 bei trachealer Intubation ([105], [240], [469]) oder zwischen 1:2073–1:4 537 bei allen Anästhesien ([363], [478]). Häufig handelt es sich um eine Luxation oder Fraktur der Zähne [363], wobei die oberen Schneidezähne am häufigsten betroffen sind ([240], [469]). Zahnschäden können zu funktionellen, finanziellen, aber v. a. auch zu ästhetischen und emotionalen Beeinträchtigungen der Patienten führen.

Nomenklatur und Zahnschema

Die Dokumentation präoperativer Zahnerkrankungen oder postoperativer Zahnschäden sollte nach einem international gültigen Zahnschema erfolgen. Ein Zahnschema hat den Zweck, die Position eines Zahnes im Zahnbogen genau zu benennen. International hat sich das Schema der Fédération Dentaire Internationale (FDI) durchgesetzt [446], das 1970 bei einer Jahrestagung des Zahnärzteweltverbandes in Bukarest verabschiedet wurde. Es wird seitdem auch von der WHO verwendet. Die Freie Universität Berlin nutzte dieses Zahnschema bereits 1960 [294].

In diesem Schema wird zunächst der Ober- und Unterkiefer in 4 Quadranten gegen den Uhrzeigersinn aufgeteilt. Als nächstes werden die Zähne von der Mitte nach hinten durchnummeriert.
Das bedeutet:
Aus Sicht des Patienten wird der rechte Teil des Oberkiefers mit 1 bezeichnet. Der linke obere Teil dann mit 2, der linke Teil des Unterkiefers erhält die 3 und der rechte die 4. Der erste Schneidezahn im Oberkiefer rechts erhält somit die Bezeichnung 11. Der linke untere Prämolare, als vierter Zahn von der Mitte aus gezählt, erhält somit die Ziffer 34. Wichtig ist aber, dass keine Zahl gebildet wird, sondern die Ziffern einzeln vorgelesen werden. Somit hat der Prämolare die Ziffer „drei-vier“ und nicht „vierunddreißig“.

Entstehung und Verletzungsmuster

Bei einem Schlag mit einem harten Gegenstand, in diesem Falle z. B. mit einem Laryngoskop, kann es zu Schmelz- oder Schmelz-Dentin-Frakturen kommen. Die Frakturflächen sind dann scharf begrenzt und erscheinen hell. Dabei kann es zu einer Eröffnung der Pulpa kommen, aus der Blut austreten kann. Die Eröffnung der Pulpa hat einen ungünstigen Einfluss auf die Prognose der Erhaltung des Zahnes [69].

Liegen schon Veränderungen an den Zähnen vor, wie z. B. Füllungen, kariöse Läsionen oder Ähnliches, ist die Stabilität des Zahnes eingeschränkt. Hier können Frakturen schon durch die Finger entstehen. Hier erscheinen die Bruchflächen dunkel verfärbt. Bei Karies sind diese weich.

Luxationen erfordern wie bei der Fraktur erhebliche Kräfte, wenn die Zähne gesund sind. Bei einer Luxation kommt es zur Zerreißung der sog. Sharpey-Fasern und zu einem Blutaustritt aus der Zahnfleischtasche.

„Oh, Mist, verdammt“, stöhnt Dr. T. „Jetzt mal langsam und in aller Ruhe“, beruhigt ihn der 1. Dienst. „Lass das Laryngoskop im Mund, berge den Zahn, bevor er noch tiefer rutscht und dann intubierst du den Patienten erst einmal.“ Die Bergung des Zahnes erweist sich als einfach, da er noch an einer kleinen Hautbrücke hängt. Dr. T. legt ihn behutsam auf eine sterile Kompresse, stellt sich den Larynx neu ein, diesmal mit größter Vorsicht, und intubiert den Patienten problemlos. Als er die Beatmung anschließt, sagt er zu seinem 1. Dienst: „Ich habe mich so auf den Bildschirm konzentriert.“ „Schon gut. Du bist nicht der Erste und auch nicht der Letzte, dem das passiert. Wir werden die MKGler gleich mal fragen, ob sie etwas machen können. Wir verpacken den Zahn erst einmal nach Vorschrift.“ Er schaut kurz in den OP und sieht, dass der Kollege der MKG schon vor Ort ist. „Hallo, uns ist bei der Intubation ein Zahn herausgebrochen. Kannst du mal kurz schauen, ob Du ihn wieder implantieren kannst?“ Der Kollege grinst, kommt aber sofort gelaufen und schaut sich den Zahn an. Er sagt: „Der Patient hat Parodontose. Mir ist unten schon aufgefallen, dass er schlechte Zähne hat. Ich denke aber, dass wir das wieder hinbebekommen!“ Dr. T. atmet erleichtert auf.

Zahnkrankheiten und Anästhesie

Parodontose erhöht das Risiko eines Zahnschadens erheblich. Die freiliegende Wurzeloberfläche führt zu einem Verlust der Verankerung des Zahnes mit dem Knochen. Weitere Risiken sind: Karies oder avitale Zähne, Zahnfehlstellungen, Zahnersatz mit ausgedehnten Restaurationen oder einzeln stehenden Zähnen, weibliches Geschlecht, Alter über 50 Jahre und natürlich ein vorbestehender schwieriger Atemweg ([131], [145], [418], [428], [478]).

„Hätte der Patient doch nur einen herausnehmbaren Zahnersatz gehabt, dann hätte ich den entfernt und mehr Platz gehabt", brummt Dr. T.

Zahnersatz

Die Unterscheidung zwischen natürlichen Zähnen und Zahnersatz ist beim heutigen technischen Stand nur schwer möglich. Zahnersatz schützt auch nicht vor Zahnschäden. Dünne Keramikblendschalen z. B. an den Frontzähnen können bei einem leichten Schlag mit dem Laryngoskop schon abplatzen. Kommt es zu Schäden an Brücken, müssen diese im Bedarfsfall komplett erneuert werden. Berichte über das Verschlucken von Teilen sind aber rar ([172], [198]).

Ob der Zahnersatz in situ belassen werden sollte, muss individuell entschieden werden. Entfernt werden sollte er allerdings auf jeden Fall, wenn er schlecht sitzt oder die Mundöffnung deutlich von diesem eingeschränkt wird [92].

Dagegen sollte man die Zahnprothese belassen, wenn die für die Fixierung benötigten Prothesenpfeiler beschädigt werden könnten. Aber auch dies ist mit Einschränkungen zu sehen, da auch der Druck auf die Zahnprothese auf die Pfeiler übertragen werden und einen Schaden hervorrufen kann.

Ein weiteres Argument für das Belassen der Zahnprothese ist die mögliche schlechtere Maskenbeatmung nach Entfernung des Zahnersatzes durch das Einfallen der Wangen [185]. Abhilfe kann hier mit einem Guedel-Tubus oder sogar einer Larynxmaske geschaffen werden. Falls der Zahnersatz entfernt wird, muss er in einem geeigneten Behältnis und an einem sicheren Ort gelagert werden. Außerdem muss er dem Patienten eindeutig zugeordnet werden können. Der Patient sollt ihn nach der Narkose schnellstmöglich wieder erhalten und eingesetzt bekommen.

Dr. T. ärgert sich immer noch. „In meinem ersten Dienst", denkt er, „mal sehen, was mein Chef morgen früh dazu sagt. Hätte ich mir doch die Zähne nur besser angeschaut!"

Risikoevaluierung

Die Vermeidung eines Zahnschadens beginnt schon bei der Vorstellung eines Patienten in der Prämedikationsambulanz. Es sollte eine gründliche Zahnanamnese, eine Untersuchung des Kiefers, der Mundhöhle und der Zähne durchgeführt werden. Auch die Risikofaktoren sollte man sich vergegenwärtigen. Bei besonders auffälligen Befunden sollte der Patient präoperativ dem Zahnarzt vorgestellt werden.

Ein Zahnschutz kann verwendet werden. Hierzu stehen Standardschienen oder individuell angepasste Schienen zur Verfügung. Alle genannten Möglichkeiten haben den Nachteil, dass sie die Intubation behindern können. Epiglottis und Stimmbandebene können so nur erschwert einsehbar sein. Entsprechend kann ein Zahnschutz einen Schaden am Gebiss nicht zu 100 % verhindern [69]. Die Verwendung von Kunststoffspateln kann die Frakturhäufigkeit ebenfalls reduzieren [185].

Des Weiteren darf nicht vergessen werden, dass nicht nur die Intubation, sondern auch die Extubation einen kritischen Gefahrenmoment für Zahnschäden darstellt (z. B. wenn der Patient in der Exzitationsphase auf den Tubus beißt). Hier gilt es, jede Anwendung von Gewalt zu vermeiden.

„Pass auf, wir machen jetzt erst einmal die Narkose zu Ende und schauen mal, was der Kollege tun kann. Der Patient muss jetzt behandelt werden. Ich gehe auch nachher mit dir zusammen zum Patienten und rede mit ihm. Einverstanden? Hast du ihn denn über Zahnschäden aufgeklärt?" Dr. T. nickt. „Ja sicher, das mache ich immer. Und bei ihm habe ich es wegen des möglichen schwierigen Atemwegs und des erhöhten Risikos nochmals betont."

Vorgehen nach Zahnschaden

Was ist also zu tun, wenn es zu einem Zahnschaden kommt? Der Zahn oder die Zahnteile sollten geborgen und aufbewahrt werden. Hierzu bietet sich z. B. eine Zahnrettungsbox an, in der das Teilstück oder der Zahn in einer Nährlösung feuchtgehalten wird. Dies sollte innerhalb von 30 min nach dem Ereignis stattfinden. Der Zahnstatus sollte präoperativ und nach dem Ereignis dokumentiert werden. Die Dokumentation sollte auch das weitere Vorgehen bzw. die Empfehlung des Zahnarztes oder des Mund-Kiefer-Gesichtschirurgen beinhalten, der zeitnah konsiliarisch hinzugezogen werden muss, um die Erhaltung und ggf. Reimplantation zu prüfen.

Abschließend sollte das weitere Vorgehen mit der Krankenhausverwaltung (Rechtsabteilung), bei niedergelassenen Anästhesisten ggf. mit der Haftpflichtversicherung, und danach mit dem Patienten besprochen werden.

Folgende Überlegungen sollte man sich vergegenwärtigen:

- Zahnschäden gehören zu den anästhesietypischen Komplikationen. Dennoch muss geprüft werden, ob das zum Fehler führende Verhalten fahrlässig war. Wesentlich für die Beurteilung sind hierfür der Zahnstatus vor Schädigung und die äußeren Umstände der anästhesiologischen Versorgung (Notfall- versus elektive Anästhesieeinleitung).
- Entstehen in einer Notfallsituation trotz sachgerechtem Vorgehen Schäden an gesunden Zähnen, so gilt dies als unvermeidbare Komplikation.
- Ist das Gebiss vorgeschädigt und liegen keine Anwendungsfehler seitens der Anästhesie vor, so wird dies ebenfalls als unvermeidbare Komplikation angesehen [69].
- Liegt jedoch ein anästhesiologischer Anwendungsfehler vor, so muss der Patient beweisen, dass der Zahnschaden durch diesen Fehler verursacht wurde [69].
- Ist die Indikation für eine Intubation nicht gegeben und es kommt bei der Intubation zur Schädigung von Zähnen, dann ist dies als fehlerhaft einzustufen [69].
- Patienten müssen immer über mögliche Zahnschäden aufgeklärt werden.

Merke

Dem Patienten dürfen vor Rücksprache mit der Rechtsabteilung keine Zugeständnisse gemacht werden!

Der Zahn kann trotz der Parodontose am Ende der Operation wieder implantiert werden. Vom Kollegen wird aber eine dringende Gebisssanierung empfohlen. Dr. T. dokumentiert alles und schreibt einen Zwischenfallbericht. Wieder etwas besser gestimmt, geht Dr. T. kurz vor der Verlegung alleine zum Patienten in den Aufwachraum, um ihm von dem Zahnschaden zu erzählen und mit ihm das weitere Vorgehen abzustimmen. Der Patient erzählt Dr. T. von seiner unglaublichen Angst vor Zahnärzten und dass es ihn schon wahnsinnige Überwindung gekostet habe, sich den Weisheitszahn ziehen zu lassen. Komischerweise habe er keine Angst vor einer Narkose. Er wisse auch um seinen schlechten Zahnstatus. Dr. T. bietet ihm im Scherz an, eine Narkose für die Sanierung durchzuführen. Trotz des Zahnschadens gefällt dem Patienten die Idee, da er mit der Narkose sehr zufrieden war.

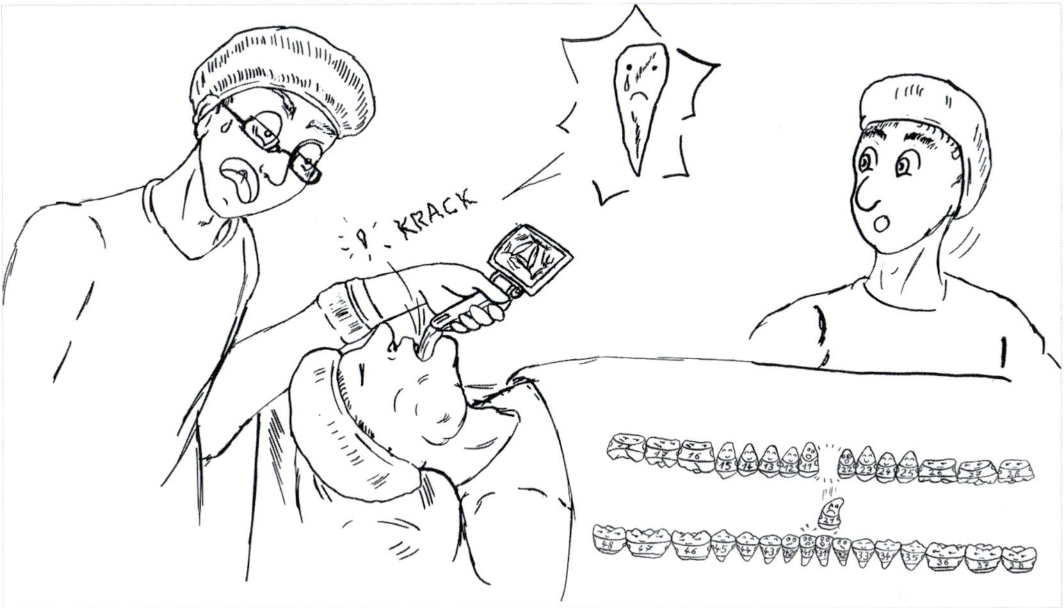

Abb. 21.1

Fazit

- Zahnschäden an den oberen vorderen Schneidezähnen gehören zu den häufigsten Komplikationen in der Anästhesie.
- Bei gesunden Zähnen ist ein hoher Kraftaufwand nötig, während bei vorgeschädigten Zähnen schon die Mundöffnung per Hand eine Zahnverletzung verursachen kann.
- Das Belassen oder Entfernen eines Zahnersatzes muss individuell vom Patienten abhängig gemacht werden. Das Entfernen von Zahnersatz kann die Maskenbeatmung deutlich erschweren.
- Eine Aufklärung über mögliche Zahnschäden sollte immer im Patientengespräch erfolgen und auf dem Aufklärungsbogen schriftlich festgehalten werden.
- Die Vermeidung eines Zahnschadens beginnt schon bei der Prämedikation mit der Erhebung des ausführlichen Zahnstatus. Zur Dokumentation bietet sich die Verwendung eines Zahnschemas an. Die Risikofaktoren sollte man sich vergegenwärtigen und alles ausführlich dokumentieren.
- Neben der ausführlichen Dokumentation auch nach einem Zahnschaden ist die rasche konsiliarische Anfrage bei einem Mund-Kiefer-Gesichts-Chirurgen oder einem Zahnarzt unabdinglich. Eine Rettung des Zahns kann so unter Umständen noch möglich sein.
- Nach einem Zahnschaden sollte der Patient rasch unterrichtet werden. Aussagen über eine Schadensregulierung sollten aber erst nach Rücksprache mit der Krankenhausverwaltung oder dem Haftpflichtversicherer erfolgen.

22 Neurochirurgie: intrakranielle Blutung und intrakranieller Druck

Lars Holzer, Martin Bergold, Daniel Gill-Schuster

Mittagspause! Fast alle Narkosen sind durchgeführt und man wartet auf den nächsten Patienten. Endlich kann Frau Dr. B. mal etwas essen. Jedoch: „Hallo, Frau Dr. B.!" Der OP-Koordinator der Anästhesie schaut durch die Tür des Aufenthaltsraums. „Gut, dass du hier bist. Wir schleusen jetzt eine Patientin der Neurochirurgie ein. Die Patientin wurde von den Neurologen aufgenommen und hat eine intrakranielle Blutung. Da sie wohl aufstaut, braucht sie eine externe Ventrikeldrainage. Gehst du bitte in Saal 7 und übernimmst das?" Und weg ist er wieder.

Na gut, das war es dann mit der Mittagspause.

Intrakranielle Blutungen

Intrakranielle Blutungen (ICB) können nach anatomischen und ätiologischen Gesichtspunkten eingeteilt werden:

- Anatomisch unterscheidet man parenchymatöse, subarachnoidale und sub- oder epidurale Blutungen, aber auch nach supra- oder infratentoriellen Lokalisationen.
- Ätiologisch muss man in primäre Blutungen (80–85 %) [259], also ohne eigentlich erkennbare Ursachen, und sekundäre Blutungen (15–20 %) unterteilen. Diese können traumatologisch, tumor- oder pharmakologisch assoziiert sein. Zu letzteren zählen z. B. Blutungen unter oralen Antikoagulanzien (4–20 %) [327], Kokain oder Amphetaminen [396].

Etwa 50–60 % der ICB sind mit einem chronischen, arteriellen Hypertonus assoziiert [396]. Epidemiologisch erleiden pro Jahr ca. 90 000 Menschen in der europäischen Union eine ICB [451].

Die Sterblichkeit hängt von der Größe und Lokalisation der Blutung ab. Bei Hämatomen mit einem Volumen von mehr als 60 ml liegt die Sterblichkeit bei tief gelegenen Blutungen bei 93 % und bei lobulären Blutungen bei 71 %. Auch bei Kleinhirnblutungen ist die Sterblichkeit auch bei geringerem Blutvolumen noch sehr hoch. Zwischen 35 und 52 % der Patienten mit einer ICB versterben innerhalb eines Monats und nur 20 % sind nach 6 Monaten funktionell unabhängig [59].

Kurze Zeit später wird die Patientin in die Einleitung gefahren. Der neurochirurgische Kollege ist dabei. „Hallo", begrüßt er Frau Dr. B. „Das ist Frau M., 67 Jahre. Im cCT zeigt sich eine spontane linksseitige tief liegende temporale Blutung. Diese Blutung führt bei der Patientin zu einem Liquoraufstau mit zunehmendem Hirndruck. Wir müssen schnellstmöglich eine externe Ventrikeldrainage legen, um den Hirndruck zu überwachen und gegebenenfalls zu therapieren. An die Blutung wollen wir erst einmal nicht. Der Operationsweg dorthin ist selbst für eine stereotaktische Punktion zu riskant. Gegen 12:00 Uhr wurde der Rettungsdienst von der Tochter alarmiert. Man ging initial von einem Apoplex aus. Die ersten Symptome waren eine motorische Aphasie und sie hatte im Glasgow Coma Scale einen Wert von 12 Punkten. Jetzt ist die Patientin nicht mehr richtig kontaktfähig, hat also eher ein GCS-Score von 8–9 Punkten. Sie war aber soweit stabil, dass wir von einer Schutzintubation abgesehen haben. Das überlassen wir lieber euch."

„Hallo Frau M., mein Name ist Dr. B., verstehen Sie mich?" Die Patientin antwortet nur noch mit einem Seufzen und öffnet kurz die Augen. Frau Dr. B. gibt ihr auch nur noch einen GCS-Wert von 8 Punkten.

Bildgebung

Die CT-Diagnostik gehört mit einer Sensitivität von bis zu 100 % zu den schnellsten und sichersten Verfahren. Eine akute Blutung stellt sich hyperdens da. Aber Vorsicht: Bei einem zum Zeitpunkt der ICB niedrigen Hämatokrit, z. B. aufgrund einer Anämie, bestehen Einschränkungen, denn hierdurch können Blutungen als isodens in Erscheinung treten [55]. Im Verlauf werden Hämatome schließlich iso- und dann hypodens.

Die Sensivität und Spezifität der Magnetresonanztomografie (MRT) liegt ebenfalls bei 100 %, wenn es multimodal, also mit verschiedenen Sequenzen durchgeführt wird. Die Bildgebung sollte aber von einem erfahrenen Untersucher ausgewertet werden [128], da die Darstellung einer Blutung in der cMRT von vielen Variablen abhängig ist.

„Als Vorerkrankungen wissen wir von einer langjährigen arteriellen Hypertonie. Des Weiteren besteht ein insulinpflichtiger Diabetes mellitus. Neben einem Lang- und Kurzzeitinsulin nimmt sie Ramipril, Metoprolol und ASS ein“, ergänzt der Kollege.

Risikofaktoren einer ICB

Mit diesen beiden Erkrankungen hat Frau M. schonmal 2 Hauptrisikofaktoren der ICB. Zu den weiteren Risikofaktoren gehören noch das Alter, ethnische Zugehörigkeit sowie Nikotin- und Alkoholabusus. Niedrige Cholesterinspiegel sind ebenfalls mit einem erhöhten ICB-Risiko verbunden [379].

Orale Antikoagulanzien erhöhen das Risiko um das 8- bis 11-Fache [394], aber bei der Einnahme von ASS zur Herzinfarktprophylaxe und zur Rezidivprophylaxe einer zerebralen Ischämie überwiegt der Nutzen das Risiko [163]. Die Kombination mit Clopidogrel erhöht das Risiko nochmals deutlich. Außerdem besteht ein Zusammenhang zwischen der Einnahme eines Thrombozytenaggregationshemmer und der Zunahme der Blutungsgröße in den ersten 48 Stunden [416].

Die Nachblutung und damit die Größenzunahme sind eine der Hauptkomplikationen einer ICB. Fast 40 % aller Patienten mit einer spontanen ICB erleiden eine Nachblutung innerhalb der ersten 24 Stunden [64].

Zu den weiteren Komplikationen zählt die Einblutung ins Ventrikelsystem. Sie betrifft ebenfalls etwa 40 % der Patienten und erhöht die 30-Tage-Mortalität deutlich. Als letzte Komplikation ist das Hirnödem zu nennen, das in der akuten sowie subakuten Phase auftreten und bis zu 14 Tage anhalten kann. Eine perihämorrhagische Minderperfusion scheint dagegen eine untergeordnete Rolle zu spielen, da es sich nicht um eine Ischämie handelt.

Während Frau Dr. B. dem Kollegen zuhört und sich Gedanken über das weitere Vorgehen macht, schließt die Fachschwester Maria die Patientin an das Monitoring an. Die Patientin ist nicht mehr kontaktfähig und auch nicht orientiert. Kaum ist die erste Blutdruckmessung durchgeführt, schlägt die Schwester Alarm. Der Blutdruck beträgt 230/130 mmHg. Jetzt fällt Frau Dr. B. auch das sehr langsame Piepsen der Pulsoxymetrie auf. Die Herzfrequenz liegt bei 35 Schlägen pro Minute, im EKG zeigt sich ein Sinusrhythmus. Verdammt, was ist jetzt los? „Maria, ziehe mir bitte sofort Ebrantil und Atropin auf“, ruft Frau Dr. B.

ICB und Blutdruck

Die meisten Patienten mit einem Apoplex oder ICB sind chronische Hypertoniker. Bei langjährigen Hypertonikern verschiebt sich die zerebrale Autoregulationskurve nach rechts. Während der zerebrale Blutfluss (CBF) bei normotensiven Patienten konstant zwischen einem mittleren arteriellen Blutdruck (MAP) von 60 und 140 mmHg gehalten wird, tolerieren Hypertoniker dagegen höhere MAP-Werte. Im Umkehrschluss sind diese Patienten selbst bei normalen MAP-Werten von einer Minderperfusion betroffen.

Auf der anderen Seite verhindert eine Verminderung des Blutdrucks aber die Vergrößerung einer Blutung oder beugt einer Rezidivblutung vor. Dies konnte 2005 in einer Studie gezeigt werden, in der die Patienten ihren Blutdruck auf systolisch < 160 mmHg und diastolisch < 90 mmHg eingestellt bekamen. Das Ergebnis war, dass es nur zu einem Hämatomwachstum von 9 % kam [375]. Eine andere Studie hingegen zeigte eine Volumenzunahme von 2 ml innerhalb von 24h, wenn der MAP bei Aufnahme mehr als 120 mmHg betrug [326].

Deshalb wird empfohlen, bei Patienten mit einer chronischen Hypertonie und Blutdruckwerten über systolisch 180 mmHg und diastolisch über 105 mmHg, den Blutdruck auf unter 170/100 mmHg zu senken. Das entspricht einem MAP-Wert von 125 mmHg [395].

Bei Patienten ohne chronischen Hypertonus sollte der Blutdruck bei einem Wert größer 160/95 mmHg auf unter 150/90 mmHg gesenkt werden, was einem MAP von 110 mmHg entspricht [396].

Über die zu gebrauchenden Medikamente herrscht Uneinigkeit. Der Einsatz von Kalziumantagonisten sollte aufgrund ihrer raschen und ausgedehnten Blutrucksenkung nur mit Vorsicht eingesetzt werden. Häufig eingesetzt wird Urapidil, das die peripheren, postsynaptischen α1-Rezeptoren blockiert. Der Effekt ist eine Senkung des Gefäßwiderstands und damit eine Senkung des systolischen und diastolischen Blutdrucks. Über die Stimulation von zentralen Serotoninrezeptoren 5-HT 1A wird eine Gegenreaktion durch das sympathische Nervensystems in Form einer Reflextachykardie vermieden.

Andere Medikamente, die Verwendung finden, sind:

- Clonidin
- ACE-Hemmer
- β-Blocker

Die Anwendung kann oral oder intravenös erfolgen, wobei die intravenöse Gabe aufgrund der besseren Steuerbarkeit und der schnelleren Anschlagzeit in der Akutsituation bevorzugt werden sollte. Die jeweiligen Kontraindikationen sind zu beachten und bei der intravenösen Blutdrucksenkung sollte möglichst eine invasive Blutdrucküberwachung erfolgen.

Liegt eine invasive Hirndrucküberwachung vor, können die Grenz- und Zielwerte des Blutdrucks anhand des zerebralen Perfusionsdrucks (CPP) gesteuert werden. Als Zielwert sollte der CPP mindestens 70 mmHg betragen.

„Moment!“, ruft der Kollege der Neurochirurgie. „Das ist ein Zeichen des zunehmenden Hirndrucks, der sog. Cushing-Reflex. Leg die Patientin so schnell wie möglich in Narkose, damit wir die nötige Entlastung durchführen können. Der Blutdruck wird durch deine Medikamente doch eh gesenkt. Und zu niedrig sollte er ja auch nicht sein, damit der CPP noch einen ordentlichen Wert hat. Aber treffe die Basismaßnahmen zur Hirndrucksenkung. Ich gehe mich waschen.“ Er schaut kurz in die Pupillen, sie sind beide isokor, mittelweit, reagieren aber nur träge auf Licht.

„Ach so, der Cushing-Reflex“, denkt Dr. B. „Ganz klar!“

Cushing-Reflex

Beim Cushing-Reflex handelt es sich um eine Blutdrucksteigerung, die mit einer Bradykardie einhergehen kann, wenn es zu einem Anstieg des Hirndrucks kommt. Der CPP berechnet sich nach folgender Formel:

CPP (zerebraler Perfusionsdruck)
= MAP (mittlerer arterieller Blutdruck)
– ICP (intrakranieller Druck)

Kommt es in Folge einer Hirndrucksteigerung zu einem Abfall des Perfusionsdrucks, nehmen die Durchblutung des Gehirns und damit die Sauerstoffversorgung ab. Als Reaktion und um das Verhältnis von MAP und ICP konstant zu halten, steigert der Körper den Blutdruck durch einen Anstieg der Sympathikusaktivität in der rostralen, ventrolateralen Medulla oblongata. Eine aktive Blutdrucksenkung sollte möglichst nicht erfolgen, außer es besteht, wie oben erwähnt, eine aktive Blutung.

Frau Dr. B. will loslegen. Sie fragt Schwester Maria, ob alles klar sei. „Wir führen mit Sufentanil, Propofol und Succinylcholin eine RSI durch. Oder darf ich davon irgendetwas nicht verwenden?“, fragt Dr. B. an Maria gewandt. Diese zuckt etwas überfragt mit den Achseln. „Auf jeden Fall müssen wir schon mit den Basismaßnahmen beginnen. Wir lassen jetzt direkt eine Mannitol einlaufen, oder? Wie war das nochmal mit dem Hirndruck?“, fragt Schwester Maria.

Hirndruck

Der Hirndruck ist der Druck, den der Schädelinhalt auf die Durahülle ausübt. Es ist der Druck, den man aufwenden muss, um den Austritt von Hirnwasser aus einer Kanüle, die im Liquorraum eingebracht wurde, zu verhindern, wenn man sich in einer horizontalen Körperlage befindet. Normalerweise liegt der Hirndruck unter 15 mmHg [200].

Wichtig hierbei ist, dass es eine Beziehung zwischen dem ICP und dem Volumen innerhalb des Schädels gibt. Das zerebrale Gesamtvolumen wird aus Hirngewebe, Liquor und Blutvolumen (arteriell, venös) gebildet. Diese Beziehung ist aber nicht linear, sondern verläuft exponentiell. Eine 5 %ige Volumenzunahme geht also nicht mit einer 5 %igen Druckzunahme einher. Dies hängt damit zusammen, dass das Gehirn für eine gewisse Zeit und für ein gewisses Volumen einen Kompensationsmechanismus besitzt, um das Gesamtvolumen im Schädelinneren konstant zu halten. Kommt es z. B. durch eine ICB zu einer Volumenzunahme, greift der erste Kompensationsmechanismus in Form der Liquorresorption und -umverteilung. Das Liquorvolumen wird verringert und damit das Gesamtvolumen verkleinert. Ist dieser Mechanismus ausgereizt, wird das Blutvolumen reduziert. Dieser Mechanismus ist nicht so effektiv wie die Liquorkompensation. Eine weitere Volumenzunahme durch die ICB führt rasch zu einem ICP-Anstieg, da eine weitere direkte Volumenabnahme nicht mehr möglich ist. Der Mechanismus wird auch spatiale Kompensation genannt, die sog. Monroe-Kellie-Doktrin. Das Parenchym, das etwa 80 % des Hirnvolumens ausmacht, kann nur in einer Form an der Kompensation teilnehmen: eine Volumenabnahme ist nicht möglich. Es wird deshalb durch vorgegebene anatomische Öffnungen verschoben. Dazu zählen der Tentoriumschlitz (obere Einklemmung) und das Foramen magnum (untere Einklemmung). Dabei kommt es zu irreversiblen Gewebsschädigungen und schließlich zum Tod des Patienten.

Entscheidend ist der Druckgradient über diese anatomisch vorgegebenen Engstellen. Schon bei gering erhöhtem Hirndruck kann eine Einklemmung durch Verschiebungen von Gewebe entlang eines solchen Druckgradienten stattfinden. Von entscheidender Bedeutung ist eine Blockade der Liquorpassage an diesen Engstellen. Ein Druckausgleich durch den Tentoriumschlitz bzw. durch das Foramen magnum kann nicht mehr stattfinden. Der Druckgradient muss aber nicht zwangsläufig nur nach kaudal erfolgen, sondern kann auch – wie z. B. bei einer Kleinhirnblutung und Anlage einer EVD – zu einer sog. „upward herniation“ führen. Die Einklemmung erfolgt dann ebenfalls am Tentoriumschlitz, da das Hirngewebe dem Gradienten nach kranial folgt.

Als Goldstandard gilt die Druckmessung über eine in einen Seitenventrikel eingebrachte Drainage.

Hierüber kann dann mittels Manometrie der ICP abgleitet und ggf. eine Liqordrainage und -analytik durchgeführt werden. Durch die Drainage besteht somit gleichzeitig die Möglichkeit, den Hirndruck durch Ablassen von Liquor zu senken. Als gleichwertig zur externen Ventrikeldrainage gilt die Messung mit einer Sonde im Parenchym [200]. Die Anlage des Tipsensors ist aufgrund des kleineren Bohrlochs und der geringeren Eindringtiefe ins Parenchym weniger traumatisierend [200]. Eine Senkung des ICP durch Ablassen von Liquor ist hier aber nicht möglich.
Andere Verfahren gelten als wenig geeignet.

„Nein, warte! Wir nehmen zur Einleitung Propofol, Sufentanil und Rocuronium. Wir müssen Medikamente vermeiden, die den zerebralen Blutfluss und damit den ICP erhöhen.“

Zerebraler Blutfluss (CBF)

Der CBF beträgt etwa 700 ml/min. Das entspricht ca. 15–20 % des Herzzeitvolumens. Anders ausgedrückt sind das etwa 50 ml/min/100 g Hirngewebe. Fällt der CBF unter den kritischen Wert von 18 ml/min/100 g Gewebe, zeigen sich progrediente EEG-Veränderungen. Bei einem Wert unter 6 ml/min/100 g Gewebe sind irreversible Neuronenuntergänge zu erwarten. Der CBF wird normalerweise durch mehrere Mechanismen der zerebralen Autoregulation konstant gehalten. Geregelt wird die Autoregulation durch den zerebralen Stoffwechsel ($CMRO_2$), den arteriellen CO_2 Druck ($paCO_2$), den arteriellen O_2-Druck (paO_2) und chemische sowie neurogene Faktoren. Eine lokale Steigerung des zerebralen Stoffwechsels oder des $paCO_2$ führt zu einer Steigerung des CBF. Dagegen führt ein paO_2-Abfall erst unter 50 mmHg zu einer Steigerung des CBF. Lokale Vasodilatationen im gesunden Hirngewebe können zu einem Stealphänomen im erkrankten Gewebe führen. Ein hoher CBF kann bei defekter Blut-Hirn-Schranke ein Hirnödem begünstigen.

Somit wird jetzt auch klar, weshalb ein ausreichender MAP aufrechterhalten werden muss: Ein ausreichender CPP wird generiert und damit eine Durchblutung des Hirngewebes gegen einen erhöhten ICP ermöglicht [165].

Es gibt insgesamt wenige Medikamente, die den zerebralen Blutfluss (CBF) steigern. Die Medikamentenauswahl ergibt sich aus den Kriterien, die die Substanz erfüllen soll: die Ischämietoleranz erhöhen, den O_2-Verbrauch erniedrigen, den CPP erhalten ohne den CBF und das zerebrale Blutvolumen (CBV) massiv zu erhöhen, den ICP senken und die Autoregulation erhalten. Ein solches Medikament gibt es natürlich nicht.

Volatile Anästhetika vermindern in niedriger MAC den zerebralen Metabolismus. In Folge dessen wird auch der CBF reduziert. Mit zunehmender Narkosetiefe tritt dieser Effekt durch die Erhöhung der MAC aber in den Hintergrund und es kommt zu einer Vasodilatation der zerebralen Gefäße, d. h. der CBF steigt und damit auch das CBV.

Eine unerwünschte Zunahme des ICP ist die Folge [283].

Sevofluran steigert den CBF im Gegensatz zu den anderen inhalativen Anästhetika geringer. Darum ist es das volatile Anästhetika der Wahl in der Neuroanästhesie ([176], [177]). Jedoch ist zu bedenken, dass die Effekte bei Sevofluran dosisabhängig sind. Eine MAC von 0,7 beeinflusst den CBF, den zerebralen O_2-Verbrauch und den ICP nicht, aber die zerebrale Autoregulation ist bei einer MAC von 0,5–1 bereits verzögert ([348], [425]). Bei einem MAC von 1,3 steigt der CBF an und bei einem Wert von 1,5 ist die zerebrale Autoregulation aufgehoben [301]. Sollten also volatile Anästhetika eingesetzt werden, sollte die Konzentration < 1 MAC betragen und die Narkose mit einer milden Hyperventilation ($paCO_2$ 35 mmHg) gekoppelt werden.

Hypnotika wie Barbiturate und Propofol führen dosisabhängig zu einer Reduktion des Hirnstoffwechsels. Da zwischen Hirnstoffwechsel und Hirndurchblutung ein Zusammenhang besteht, führen die Hypnotika gleichfalls zu einer Verminderung der Durchblutung und des ICP. Die Autoregulation bleibt erhalten. Im Vergleich zu den volatilen Anästhetika ist das CBV niedriger. Eingriffe an Patienten mit erhöhtem ICP sollten ausschließlich i. v. Hypnotika erhalten [118].

Barbiturate vermindern den Stoffwechsel um bis zu 60 %, wodurch CBF, CBV und schließlich der ICP abfallen. Diese Effekte treten schon ab einem Drittel der Null-Linien-Dosis auf und sind bis zum Erreichen eines Burst-Suppression-EEG nachweisbar. Durch höhere Dosierungen kann keine weitere Reduzierung des Hirnstoffwechsels mehr herbeigeführt werden. Höhere Dosierungen bergen aber die Gefahr, eine hämodynamische Instabilität als Nebeneffekt hervorzurufen, was im Umkehrschluss einen zu niedrigen MAP und eine zerebrale Minderdurchblutung bedeuten kann [249].

Die neuroprotektiven Effekte von Propofol entsprechen in etwa denen von Barbituraten. Auch mit Propofol kann ein Burst-Suppression-EEG erreicht werden. Hervorzuheben sind aber die Kreislaufeffekte von Propofol, die zu ausgeprägten MAP-Abfällen führen können. Es sollte deshalb nach Wirkung vorsichtig titriert gegeben werden.

Unter Opiaten bleiben die CO_2-Reaktivität und die zerebrale Autoregulation erhalten. Dosisabhängig kommt es durch die Stimulation der Opiatrezeptoren und durch eine Suppression des Hirnstoffwechsels zu einer zerebralen Vasokonstriktion. Der ICP bleibt somit unverändert, solange der MAP konstant gehalten wird.

Bei depolarisierten Muskelrelaxanzien soll es zu einem Anstieg des zerebralen Blutflusses kommen. Eine ICP-Erhöhung kann damit einhergehen. Deshalb werden depolarisierende Muskelrelaxanzien generell nicht empfohlen [164].

Aber Vorsicht: Auch die als sicher geltenden Medikamente können durch eine Bolusgabe und einen damit einhergehenden MAP-Abfall verheerende Folgen haben. Durch den MAP-Abfall kommt es zu einem CPP-Abfall und damit zu einer generalisierten Minderdurchblutung. Es wird daher empfohlen, die Medikamente zur Anästhesieeinleitung in mehreren niedrigen Boli und nach Wirkung zu dosieren [23] und auf einen ausgeglichenen Volumenstatus zu achten. Die Anlage einer arteriellen Blutdruckmessung sollte aus diesem Grund großzügig gestellt werden. Durch regelmäßige Blutgasanalysen können zusätzlich die Ventilationsparameter exakt eingestellt werden. Auch sollte bei der Laryngoskopie und Intubation ein Blutdruck- und Herzfrequenzanstieg vermieden werden, da diese ebenfalls den ICP steigern.

Der endotracheale Tubus muss perfekt fixiert werden, da eine Kontrolle nach Abdecken nicht mehr möglich ist und eine Dislokation nicht rasch korrigiert werden kann. Durch die neurochirurgische Manipulation kann es zu Übelkeit und Erbrechen kommen. Eine Magensonde kann deshalb indiziert sein.

Die Einleitung gelingt problemlos. Der Blutdruck sinkt nach der Gabe von Mannitol auf 190/105 mmHg. Sofort geht es in den Saal, wo die Patientin gelagert, abgewaschen und das OP-Gebiet abgeklebt wird. Frau Dr. B. kann jetzt nur noch die Basismaßnahmen weiterführen.

Basismaßnahmen

Zu den Basismaßnahmen gehören z. B. präoperativ die Vermeidung von ICP-steigernden Situationen wie Angst, Erbrechen, Temperaturanstieg, Blutdruckanstieg und Schmerzen. Aber auch intraoperativ entstehen Schmerzen z. B. beim Einspannen in die Mayfield-Klemme, dem Hautschnitt und bei der Trepanation, die vom Patienten nicht erlebt, aber nozizeptiv weitergleitet werden können. Solche Schmerzspitzen sollten frühzeitig abgefangen werden.

Es sollte auf eine Neutralstellung des Kopfes geachtet werden, um den venösen Abfluss nicht zu behindern.

Bezüglich der Infusionstherapie sollte eine Normovolämie angestrebt werden, um hypovolämische Hypotensionen zu vermeiden. Vorsicht ist aber auch bei einer gestörten Blut-Hirn-Schranke geboten, denn hier kann es zu unvorhergesehenen Flüssigkeitsverschiebungen kommen. Bei einer ICB kann man z. B. von einer gestörten Blut-Hirn-Schranke ausgehen.

Es sollte eine Diurese von 0,5 ml/kg/h angestrebt werden. Medikamentös können Osmodiuretika, allen voran Mannitol, das innerhalb von 20 Minuten zu einer raschen ICP-Senkung führt, eingesetzt werden. Dieser Effekt geht über einen diuretischen Effekt hinaus [375]. Vielmehr führen Mannitol und auch hypertone Kochsalzlösungen zu einer Erhöhung des CPP und einer Verbesserung der Hirndurchblutung. Dieser Effekt wird durch eine Plasmaexpansion sowie eine Reduktion des Hämatokrits und der Plasmaviskosität herbeigeführt. Zusätzlich kommt es zu einer Mobilisation von Flüssigkeit entlang des osmotischen Gradienten. Natürlich sind die Nebenwirkungen zu beachten.

Wichtig ist aber, dass die Osmodiuretika nicht dauerhaft über einen Perfusor oder nach einem festgelegten Schema verabreicht werden sollten, sondern nur, um Hirndruckspitzen abzufangen. Mit hypertonen Kochsalzlösungen ist es sogar möglich, bei Hirndruckkrisen, die weder auf Mannitol noch auf andere Maßnahmen ansprechen, eine Senkung des ICP herbeizuführen. Eine erhöhte Plasmanatriumkonzentration sollte beachtet und deshalb regelmäßig kontrolliert werden.

Führen diese Maßnahmen nicht zum gewünschten Erfolg, kann die Therapie weiter eskaliert werden. Eine rasche und schnell einsetzende Wirkung hat die Hyperventilation des Patienten. Der endtidale CO_2-Wert sollte zwischen 30 und 35 mmHg liegen. Ein größerer Effekt wird durch niedrigere Werte nicht erreicht. Der Effekt hält nur bis zu 24 Stunden an und ein Nichtansprechen ist ein prognostisch schlechtes Zeichen [200].

Des Weiteren kann Tris-Puffer verabreicht werden, wozu jedoch bei möglichen Gewebsnekrosen ein Zentralvenenkatheter gelegt werden müsste. Eine Barbituratnarkose mit einer EEG-Überwachung (Burst-Suppression-Muster) wird nur als Ultima Ratio [200] und die Gabe von Kortikosteroiden nicht mehr empfohlen [200].

Nach nicht einmal 25 Minuten ist die Operation vorbei und die Abdeckung nach Verbandanlage entfernt. Die EVD ist konnektiert und die Patienten fast normoton und normofrequent. Während der Anlage wurde bereits Liquor über die EVD abgelassen, was schon zur ICP-Senkung beigetragen hat. Die Patientin bleibt für den Transport und bis zur Stabilisierung des Zustandes intubiert und beatmet. Die Narkose wird mit Propofol fortgeführt. Die EVD ist für den Transport geschlossen.

Gerade geht es Richtung Schleuse, als der OP-Koordinator vorbeikommt. „Hallo Dr. B., alles gut gegangen? Du musst die Patientin auf die chirurgische Intensivstation fahren, nicht auf die neurochirurgische. Bettenmangel… Die wissen unten aber Bescheid und erwarten dich schon in Zimmer 245. Dann machst du endlich mal Pause!“

Kurze Zeit später kommt die Patientin im Zimmer an, das Monitoring wird von Schwester Maria umgehängt und eine Übergabe an die Pflegekraft und den ärztlichen Kollegen der Intensiv erfolgt.

Danach betritt der junge Kollege der Intensivstation das Zimmer. Sein Blick fällt auf die Anschlüsse und auf die EVD. Der fragende Blick verwirrt Frau Dr. B. „Hast du mit einer EVD schon mal gearbeitet?“ „Nein“, ist die zögerliche Antwort. „Wo hänge ich denn das Reservoir hin und wo den Druckaufnehmer?“ „Nichts leichter als das! Das ist einfach! Als Nullpunkt wählst du das Foramen monroi!“ „Wie bitte?“ „Das entspricht in etwa der Höhe des äußeren Gehörgangs. Der Auffangbehälter wird etwa 15 cm oberhalb des Gehörgangs aufgehängt. Danach wird das System genullt. Während der Messung ist der Schlauch zum Auffangbehälter geschlossen. Sollte der ICP über 15 cmH_2O ansteigen, dann kann der Schlauch geöffnet werden. Es wird so viel Liquor abfließen, bis der Liquordruck auf unter 15 cmH_2O abfällt. Die Liquormenge ist zu kontrollieren und zu dokumentieren, damit keine Überdrainage stattfindet. Sollte der Patient gelagert werden, dann muss auch der Nullpunkt bzw. der Behälter angepasst werden. Zum Transport wird die EVD abgeklemmt. Also nicht vergessen, sie wieder zu öffnen, wenn der Transport vorüber ist.“

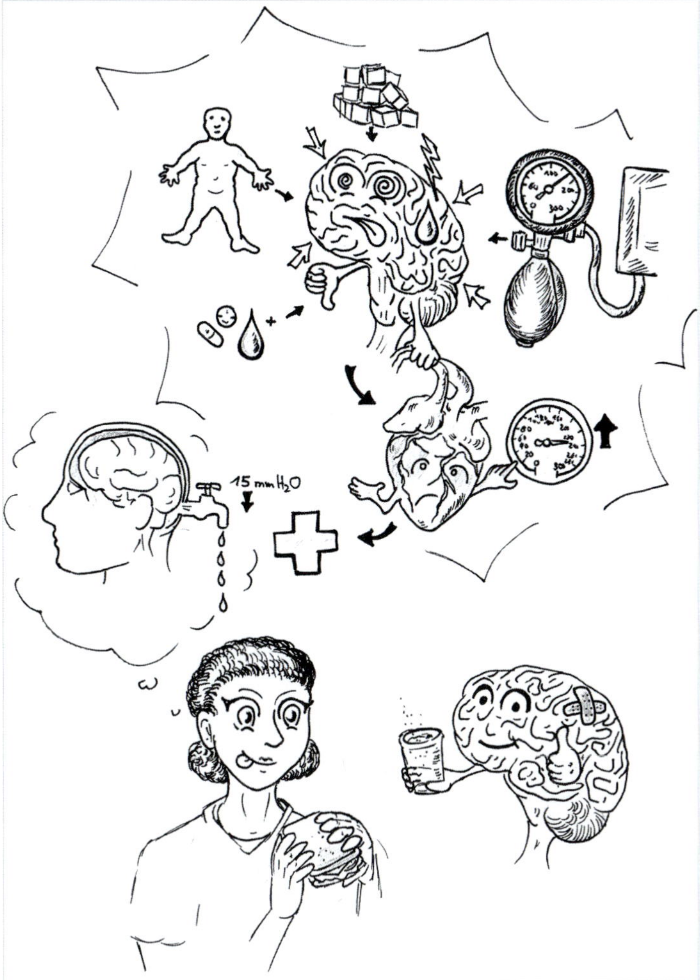

Abb. 22.1

Fazit

- Zerebrale Blutungen sind zu 50 % mit einem arteriellen Hypertonus assoziiert und orale Antikoagulanzien erhöhen das Risiko um das 8- bis 11-Fache.
- Ein Anstieg des ICP führt zu einem Abfall des CPP und schließlich zu einer Sauerstoffunterversorgung des Gehirns. Ein ausreichender MAP ist deshalb wichtig und wird vom Körper durch einen Blutdruckanstieg selbst generiert. Zusätzlich erfolgt die spatiale Kompensation.
- Die Anlage einer EVD ist der Goldstandard, da der Hirndruck gemessen und gleichzeitig durch Ablassen von Liquor therapiert werden kann.
- Alle Anästhetika bieten Vor- und Nachteile zur Anästhesiedurchführung bei erhöhtem Hirndruck. Hypnotika senken den Hirnstoffwechsel, haben aber hämodynamische Nebeneffekte. Deshalb erfolgt die Dosierung nach Wirkung.
- Sevofluran kann bis zu einem MAC < 1 in Verbindung mit einer milden Hyperventilation eingesetzt werden. Bei höheren Dosierungen geht die zerebrale Autoregulation verloren.
- Die Basismaßnahmen, eine medikamentöse Therapie und z. B. die Hyperventilation sollten bei einem erhöhten Hirndruck schnellstmöglich eingesetzt werden.

23 Augenheilkunde: postoperatives Unterdrucklungenödem

Daniel Gill-Schuster, Martin Bergold, Lars Holzer

Ein weiterer Tag in der Augenklinik. Dr. B. hat bereits 4 Narkosen bei gesunden ASA-1-Patienten beendet und bereitet sich gerade auf die 5. vor.

American Society of Anesthesiologists (ASA)

Die Einteilung nach der American Society of Anesthesiologists (ASA) geht auf das Jahr 1941 zurück. Saklad, Rovenstine und Taylor wurden durch ein Komitee der ASA beauftragt, eine Kategorisierung anhand von statistischen Auswertungen zu finden, die eine perioperative Einteilung von Patienten bezüglich ihres Operationsrisikos und ihrer Komplikationsrate ermöglicht. Diese Aufgabe wurde von ihnen als nicht lösbar definiert. Sie entwickelten eine 6-Punkte-Skala, die eine allgemeine Einteilung des präoperativen Patientenstatus definiert. Sie hofften, dass die Anästhesisten Amerikas diese Einteilung übernehmen und damit eine statistische Auswertung der Daten bezüglich Mortalität und Morbidität von operativen Prozeduren möglich wäre. Die Klassen 1–4 ähnelten den Klassen 1–4 der heutigen Definition. Klasse 5 wurde als Notfall definiert, der normalerweise als 1–2 kodiert werden würde. Klasse 6 wurde als Notfall definiert, der normalerweise als Klasse 3 oder 4 definiert werden würde [356]. 1963 wurde die heute bekannte Definition eingeführt, nachdem die Kategorien 5 und 6 neu definiert wurden (▶ Tab. 23.1).

Tab. 23.1 ASA-Klassifikationen (Quelle: [12]).

ASA-Klassifikation	Definition
1	normaler, gesunder Patient
2	Patient mit leichter Allgemeinerkrankung
3	Patient mit schwerer Allgemeinerkrankung
4	Patient mit schwerer Allgemeinerkrankung, die eine ständige Lebensbedrohung ist
5	moribunder Patient, der ohne OP wahrscheinlich nicht überleben wird
6	hirntoter Patient, dessen Organe zur Organspende entnommen werden

Sie blickt auf den OP-Plan und bemerkt, dass der nächste Patient ein privat versicherter Patient ist und damit vom OA eingeleitet wird. Als der Patient endlich kommt, bereitet sie alles vor, legt einen Zugang und bereitet die total intravenöse Narkose mit Propofol und Remifentanil vor.

Narkose bei Augenoperationen

Bei Operationen am Auge, vor allem bei einem akuten Glaukom, soll der Augeninnendruck durch die Narkoseeinleitung nicht ansteigen. Zur Vermeidung von Husten und Pressen bei der Intubation sollte eine adäquate Narkosetiefe etabliert werden. Medikamente wie Succinylcholin oder Ketamin sollten vermieden werden. Des Weiteren steigert auch eine Beatmung mit PEEP und eine Hyperkapnie aufgrund einer Hypoventilation den Augeninnendruck.

Der Blutdruck sollte eher im unteren Normalbereich gehalten werden, um Hypertonien und Blutdruckspitzen zu vermeiden. Der venöse Abfluss im Kopfbereich sollte stets gewährleitestet werden. Die Narkose kann mit Inhalationsanästhesie oder total intravenöser Anästhesie weitergeführt werden [266]. Der Augeninnendruck wird weder durch Propofol noch durch Inhalationsgase wie Sevofluran oder Isofluran gesteigert [308]. Medikamente wie Dehydrobenzperidol (DHB), nicht depolarisierende Muskelrelaxanzien, eine hyperbare Oxygenierung oder Hyperventilation, Osmodiuretika oder Carboanhydrasehemmer wie Azetazolamid erniedrigen den Augeninnendruck [165].

Der Patient ist sehr aufgeregt und im Protokoll wird eine ausgeprägte Angststörung beschrieben. Dr. B. beginnt mit dem Team-Time-out. Der Patient versichert ihr, dass das rechte Auge operiert werden sollte, in allen Akten ist aber vom linken Auge die Rede. Also muss erst einmal der Operateur gerufen werden.

WHO-Checkliste zur Patientensicherheit

Seit dem Jahr 2007 empfiehlt die World Health Organization (WHO) die Durchführung einer standardisierten Checkliste zur Sicherung der Patientensicherheit. Diese Checkliste besteht aus jeweils einem Bereich, der vor der Narkose, vor dem Schnitt und vor dem Verlassen des OPs durchzuführen ist. Im ersten Teil vor der Narkose, dem „Sign In", werden die Patientenidentität, Aufklärung, Allergien und Eingriff im Gespräch mit dem Patienten geklärt. Im „Time Out"-Abschnitt, vor dem Schnitt, werden OP-relevante Dinge wie Patientenidentität, Vorstellung des Teams, zu erwartender Blutverlust laut mit dem kompletten Team erörtert. Im „Sign Out"-Abschnitt werden postoperativ relevante Punkte wie Vollständigkeit der Tücher oder postoperative Anordnungen besprochen [460]. In der Evaluierung dieser einfachen Maßnahme konnte gezeigt werden, dass die Letalität bei großen OPs um 47 % und die Rate von schweren Komplikationen um 36 % gesenkt wurde [162]. Die Komplikationsrate fiel nach Einführung der WHO-Liste selbst bei dringlichen Operationen um 36 % und die Inzidenz von Todesfällen sogar um 62 % [455]. Im Bereich der Seitenverwechslung konnte in einer retrospektiven Studie nachgewiesen werden, dass bei Anwendung der Checkliste 85,3 % aller Seitenverwechslungen hätten vermieden werden können [307]. Ein wichtiger juristischer Punkt ist, dass der Unterzeichner lediglich die Durchführung mit der am Ende zu leistenden Unterschrift bestätigt und nicht für die inhaltliche Richtigkeit verantwortlich ist. In Haftungsprozessen kann jedoch eine nicht ausgefüllte oder nicht korrekt ausgefüllte Liste als mangelnde Sorgfalt interpretiert werden [419].

Die Durchführenden haben allerdings auch Vorbehalte gegen die WHO-Checkliste. Ein lautes Vorlesen der Punkte wird von Mitarbeitern als peinlich interpretiert oder als Hierarchieproblem empfunden, da sich der Operateur von der vorlesenden Pflegekraft kontrolliert fühlt. Des Weiteren wird das Vorlesen der Liste immer noch als ein zu großer Zeitaufwand empfunden, obwohl ein komplettes Abarbeiten gerade einmal 2 Minuten in Anspruch nimmt ([31], [380]).

Nachdem der Operateur endlich da ist, können alle Fragen bezüglich der OP geklärt werden. Der Patient ist bereits sichtlich verängstigt, die Prämedikation wirkt wohl nicht mehr. Die Narkoseeinleitung mit Propofol und Remifentanil verläuft jedoch problemlos. Die Larynxmaske wird durch den OA atraumatisch platziert. Der Patient ist während der ganzen Narkose stabil. Am Ende der OP kann Dr. B. die Spritzenpumpen für Propofol und Remifentanil abstellen und wartet nun auf das

Erwachen. Plötzlich wird der Patient unruhig, er hustet und presst gegen den Beatmungszyklus. Dr. B. versucht, die Larynxmaske zu entfernen, jedoch beißt der Patient fest zu. Endlich öffnet er den Mund und die Maske kann entfernt werden. Das Atemmuster sieht jedoch auch nach der Extubation noch angestrengt aus. Der Patient hustet, ringt nach Luft und wirkt nicht orientiert. Jetzt beginnt auch noch die Sättigung zu fallen. Dr. B. drückt die Beatmungsmaske auf das Gesicht und schaltet das Beatmungsgerät auf den druckunterstützten Modus mit einem PEEP von 8mbar. Danach lässt sie den OA rufen. Im Kopf geht sie derweilen verschiedene Diagnosen durch: Überhang von Muskelrelaxanzien? Nein, der Patient hat keine Relaxanzien erhalten. Opiatüberhang? Nein, das Remifentanil ist schon lange aus und außerdem ist das Atemmuster untypisch dafür. Bronchospasmus? Sie lässt sich ihr Stethoskop aufsetzen und hört auf beiden Lungen grobblasige Rasselgeräusche. Aus dem Mundraum kann die Pflegekraft reichlich rötliches schaumiges Sekret absaugen. „Hm, das ist doch ein Anzeichen für ein Lungenödem! Kann es vielleicht ein postoperatives Lungenödem sein?“

Postoperatives Unterdrucklungenödem

Das postoperative Unterdrucklungenödem wurde zum ersten Mal 1927 von Moore bei Hunden beschrieben [272]. Die Ursache ist ein akuter, negativer, intrathorakaler Druck, der bei Verschluss des oberen Luftwegs unter Spontanatmung entsteht. Pathophysiologisch besteht es aus 2 Merkmalen: Zum einen kann der im Thorax entstandene Unterdruck –50 bis –100 cmH_2O betragen. Dadurch wird der venöse Rückstrom zum Herzen und nachfolgend das enddiastolische Volumen und damit auch der enddiastolische Druck erhöht. Das transpulmonale Blutvolumen steigt und führt über eine Flüssigkeitsverlagerung ins Interstitium zu einem Lungenödem ([134], [220], [295]). Zum anderen führt die Hypoxie, die während des Verschlusses des oberen Luftweges entsteht, zu einer Erhöhung des prä- und postkapillären pulmonalen Gefäßwiderstands. Dies führt ebenso zu einer Flüssigkeitsverschiebung ins Interstitium mit Schädigung der Alveolen [358].

Die Inzidenz des Unterdrucklungenödems beträgt weniger als 0,1 % im Rahmen von chirurgischen Eingriffen. Häufiger ist jedoch ein Unterdrucklungenödem bei akutem oberen Atemwegsverschluss. Hier gibt es eine Häufigkeit von 9,6–12 % [310].

Ursachen für ein Unterdrucklungenödem können z. B. sein:
- Erhängen
- Strangulation
- laryngeale Tumoren
- Schlaf-Apnoe-Syndrom
- Biss auf den Tubus [238]
- Krupp-Anfall und Epiglottitis bei Kleinkindern [52]
- Aspiration

Während Dr. B. noch auf den OA wartet, fällt langsam aber kontinuierlich die periphere Sättigung.

Klinische Symptome

Die klinischen Symptome eines Unterdrucklungenödems sind:
- ausgeprägte Atemnot nach Extubation
- Tachypnoe
- Tachykardie
- rötlich-blutig tingierte pulmonale Exsudation
- auskultatorische grobblasige Rasselgeräusche
- Sauerstoffsättigungsabfall

Im Röntgenbild zeigen sich frühzeitig interstitielle und alveoläre Infiltrate [25].

Eines versteht Dr. B. jedoch nicht: „Der Patient wurde doch über eine Larynxmaske beatmet. Kann es da aber überhaupt zu einem solchen Lungenödem kommen?“

Auftreten

Das Auftreten des Krankheitsbildes bei der Verwendung einer Larynxmaske ist sicherlich seltener als bei einer endotrachealen Intubation. Dennoch sind auch Fälle bekannt, bei denen das Unterdrucklungenödem während einer Narkose mit einer Larynxmaske auftritt. Als Ursache werden ein ausgeprägter Stimmritzenkrampf oder das kräftige Beißen auf die Larynxmaske mit Okklusion des Lumens diskutiert [384].

Nachdem der OA gekommen ist, wird rasch der Entschluss gefasst, den Patienten erneut zu intubieren. Die Beatmung wird mit einem moderaten PEEP gestartet. Daraufhin verbessert sich die Oxygenierung des Patienten wieder.

Behandlung

Die Behandlung des Unterdrucklungenödems erfolgt auf der Intensivstation. Wenn möglich, wird eine CPAP-Maskenbeatmung bis zur Rekompensation durchgeführt. Bei schweren Verläufen wird der Patient reintubiert und mit einem hohen PEEP beatmet. Generell gilt es, das Ödem zu korrigieren. Hierzu wird eine negative Flüssigkeitsbilanz angestrebt. Dennoch ist der Einsatz von Diuretika umstritten. Einige Autoren sehen keinen signifikanten Vorteil der Diuretikagabe gegenüber einer konservativen Therapie ([47], [295], [312]).

Meist verschwindet das Lungenödem innerhalb der ersten 3–12 Stunden. In einigen Fällen kann es bis zu 48 Stunden andauern. Generell ist jedoch die Prognose sehr gut, wenn eine adäquate Therapie umgehend begonnen wird. Umso mehr steigt die Komplikationsrate bei unzureichender Therapie oder zu später Diagnosestellung erheblich [312].

Der Patient wird nun auf die Intensivstation gebracht. Bereits am nächsten Tag kann der Patient bei guter Oxygenierung und Decarboxylierung extubiert werden und verlässt in den Abendstunden die Intensivstation. Nach weiteren 3 Tagen Atemtherapie ist der Patient wieder vollständig rekonvaleszient.

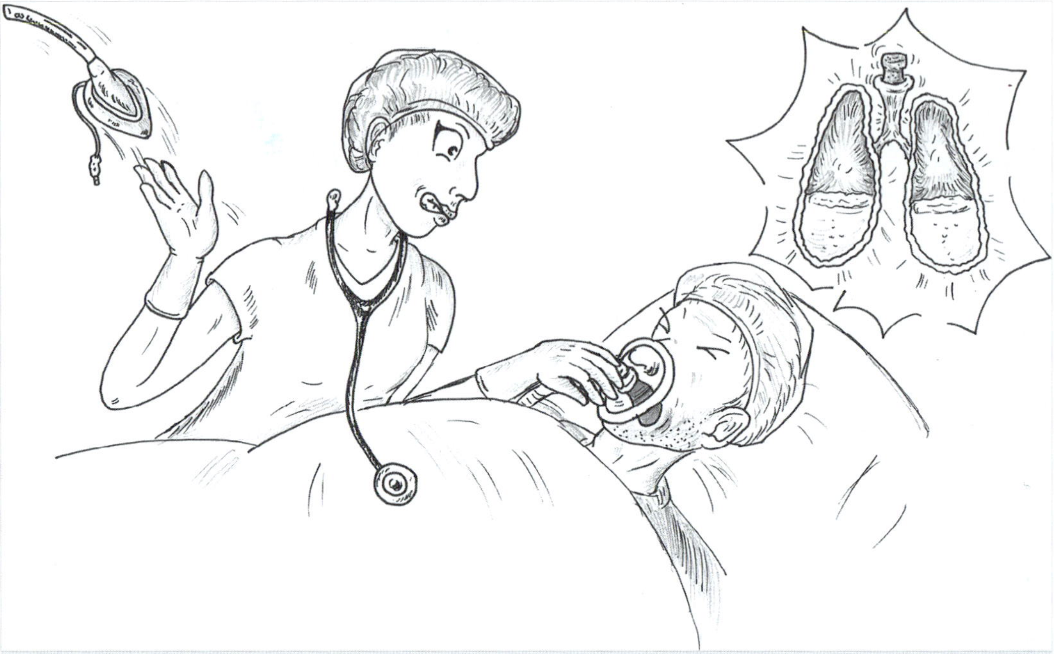

Abb. 23.1

Fazit

- Die korrekte Durchführung des Team-Time-outs analog der WHO-Checkliste führt zu einer Erhöhung der Patientensicherheit.
- Verwechslungen können deutlich reduziert werden.
- Die Letalität kann gesenkt werden.
- Das Unterdrucklungenödem wird durch Verschluss des oberen Atemwegs ausgelöst.
- Die Therapie besteht aus einer CPAP-Beatmung.
- Bei zunehmender respiratorischer Insuffizienz sollte eine Intubation und eine PEEP-Beatmung in Betracht gezogen werden.
- Eine Diuretikagabe ist umstritten.
- Bei adäquater Behandlung ist die Prognose günstig.

Teil IX

Aus der Thorax- und Kardiochirurgie

24 Ein-Lungen-Ventilation I

Lars Holzer, Martin Bergold, Daniel Gill-Schuster

Dr. B. beginnt heute mit dem 3. Monat in der Herz- und Thoraxchirurgie. Vom OA wird sie auch endlich einmal in der Thoraxchirurgie eingeteilt. Den 1. Patienten hat sie sogar gestern selbst prämediziert. Sonst hat sie sich die Thoraxchirurgie immer etwas komplizierter vorgestellt. Wenn sie Eingriffe mitbekommen hat, dann waren diese binnen kürzester Zeit vorbei. Die Einleitung dauerte meistens länger als der Gesamteingriff. Jetzt fand sie v. a. die Vorbereitung kompliziert und gestern in der Prämedikationsambulanz hat sie dann mitbekommen, welche Untersuchungen diese Patienten über sich ergehen lassen müssen, damit man herausfinden kann, ob man ein Stück Lunge entfernen kann oder nicht.

Es geht heute um den 64-jährigen Herrn K., der seit einigen Monaten schon mit der typischen B-Symptomatik einer onkologischen Erkrankung zu kämpfen hat. Neben einem Gewichtsverlust in sehr kurzer Zeit, Nachtschweiß und Appetitlosigkeit, hustet der Patient seit 2 Wochen blutig tingierten Schleim aus. Das war dann endlich das Signal für ihn, einen Arzt aufzusuchen. Schließlich wurde er in die Klinik eingewiesen, nachdem sich beim Röntgen des Thorax ein Rundherd zeigte und dieser durch ein CT bestätigt wurde. Der linke Oberlappen ist betroffen. Eventuell muss der Eingriff jedoch noch erweitert werden.

Lungenteilresektion

Die Resektion von Teilen der Lunge aufgrund von Tumoren gehört zu den häufigsten Eingriffen in der Thoraxchirurgie. Das Bronchialkarzinom macht 90 % aller Tumore aus, die restlichen 10 % werden von Adenomen eingenommen. Von diesen 10 % gehört ein verschwindend geringer Teil zu den gutartigen Tumoren.

Bei den Bronchialkarzinomen sind ca. 20–25 % kleinzellige und 75–80 % großzellige Tumoren. Die frühzeitige Resektion ist die effektivste Therapie, v. a. bei den kleinzelligen Tumoren, wenn noch keine Metastasierung vorliegt.

Da die Resektion von Teilen einer Lunge Auswirkungen auf die Physiologie haben kann und vor allem postoperativ erhebliche Komplikationen auftreten können, sollte der Patient gut vorbereitet werden, um eine maximale Sicherheit zu gewährleisten.

Zu den postoperativen Problemen gehören respiratorische Komplikationen, wie Atelektasen, Pneumonien und die Ateminsuffizienz. Die Frühfolge ist eine restriktive Störung der Lungenfunktion, die innerhalb von einigen Wochen reversibel ist. Im weiteren Verlauf führt die Resektion von Lungenparenchym zu einer Minderung der Lungenfunktion. Bis zu 3 Monate nach einer Resektion ist eine Funktionsminderung der Restlunge nachweisbar, die nach 6 Monaten wieder aufgehoben ist. Ein Drittel der Patienten zeigt nach einer Pneumektomie dauerhaft eine Funktionseinschränkung [51].

Auch kardiale Komplikationen wie z. B. Arrhythmien oder Myokardischämien können auftreten [103]. Eine ausgiebige präoperative Evaluation ist essenziell, um das peri- und postoperatives Risiko für massive Einschränkungen zu minimieren.

Bei Herrn K. ist noch nicht klar, um welche Art von Tumor es sich handelt. Man geht aufgrund der raschen Progression eher von einem bösartigen Tumor aus, schlussendlich wird aber erst die Histologie Klarheit schaffen. Ansonsten ist der Patient bis auf eine arterielle Hypertonie, die auch erst seit 2 Jahren behandlungsbedürftig ist, gesund. Er hat nie geraucht und ist bis vor kurzem (eigentlich sogar bis er langsam körperlich abgebaut hat) immer sportlich aktiv gewesen. Allergien bestehen nicht.

Präoperative Evaluation

Neben den apparativen Untersuchungen sind natürlich eine umfassende Anamnese und eine klinische Untersuchung essenziell. Besonderes Augenmerk sollte aber auf die Belastbarkeit im Alltag gelegt werden, da sie eine Risikoabschätzung erlaubt. Fragen nach Treppensteigen, z. B. auch als Test, zusammen mit einer Pulsoxymetrie und Herzfrequenzzählung, können eine ähnliche Aussagekraft auf die perioperative Morbidität haben wie eine Lungenfunktionsprüfung. Dies ist bei Patienten mit einem Alter über 70 Jahren nachgewiesen worden [65].

Diese Untersuchung liefert einen wichtigen Hinweis, ersetzt aber v. a. zur Planung der Resektabilität nicht die apparative Diagnostik, z. B. eine Funktionsuntersuchung von Atemmechanik, kardiopulmonaler Leistung und Gasaustausch. Die Atemmechanik wird mit einer Lungenfunktionsprüfung getestet, wobei hier die Messung der Einsekundenkapazität (FEV_1) die höchste Aussagekraft hat. Weitere Messungen sollten die Vitalkapazität (VC), die totale Lungenkapazität (TLC) und die funktionelle Residualkapazität (FRC) beinhalten.

Die kardiopulmonale Funktion kann mit einer Messung der maximalen Sauerstoffaufnahme (VO_2max) in ml/kg/min überprüft werden. Unterstützt durch den Treppensteige- oder einen Gehtest kann die Untersuchung komplettiert werden. Hier sollte die periphere Sauerstoffsättigung um nicht mehr als 4 % vom Ausgangswert abfallen.

Der Test mit der besten Aussagekraft zur Untersuchung der alveolokapillären Funktion ist der Kohlenmonoxiddiffusionstest. Hier atmet der Patient in niedriger, definierter Dosierung CO ein und hält die Luft für 10 Sekunden an. In der Ausatemluft wird die Konzentrationsdifferenz des CO gemessen. Die ermittelten Werte werden in Prozent angegeben und mit den Normwerten von Alter, Größe und Geschlecht verglichen. So kann bestimmt werden, wie viel restliche Diffusionskapazität nach Entfernung von Lungenanteilen noch vorhanden ist. Zur kompletten Testreihe gehört dann noch eine Blutgasanalyse mit Bestimmung des pO_2 und pCO_2.

Alle Tests werden, wie oben erwähnt, auf die Normwerte für Alter, Geschlecht und Größe bezogen.

Dr. B. hat versucht, sich mit den ganzen Tests zu befassen. Die Verwirrung danach ist groß. Wahrscheinlich aber auch, weil sie Neuland betreten hat.

Tests zur Beurteilung des Resektabilität

Beispielsweise die Bewertung einer Lungenfunktionsprüfung anhand der FEV_1:

Zunächst wird die FEV_1 bestimmt und dann als prozentualer Anteil des Sollwertes (Normogramm) dargestellt. Man kann auch die prozentuale Verteilung anhand einer szintigrafisch ermittelten Lungenperfusion bestimmen. Dieser Wert wird FEV_1% pred genannt.

Als nächstes erfolgt die Berechnung des Funktionsverlusts:

$$\text{Funktionsverlust} = \frac{19 - x}{19}$$

Die Lunge besteht aus 19 Segmenten. Das x steht für die zu resezierenden Lungensegmente. Beim linken Oberlappen handelt es sich um 5 Segmente. Szintigrafisch dargestellt erfolgt die Berechnung wie folgt:

$$\text{Funktionsverlust} = \frac{100 - \text{Resektatperfusion in \%}}{100}$$

Der postoperative Wert in % wird dann wie folgt berechnet:

$$FEV_1ppo = FEV_1\%pred \times \frac{100 - \text{Resektatperfusion in \%}}{100}$$

Der ermittelte Wert dient zur Bewertung des Risikos von Letalität und Morbidität anhand bekannter Werte und Daten.

Dieselbe Berechnung erfolgt auch mit den Werten von VO_2max und TLCO [51]. Liegen die berechneten Werte über 40 % oder über 10 ml/kg/min, so kann von einer Resektion mit tolerablem Funktionsverlust ausgegangen werden.

Die gemessenen Werte sind als Warnzeichen für ein erhöhtes postoperatives Risiko zu werten. Die genannten Grenzen sind nicht als absolut aufzufassen und müssen immer im Gesamtbild gesehen werden. Zu diesem Gesamtbild gehören auch die Narkoseführung sowie die Intensiv- und Schmerztherapie [103].

Jetzt wartet Dr. B. mit Pfleger Felix in der Einleitung auf den Patienten. Auch wenn sie die präoperative Vorbereitung noch nicht zu 100 % verstanden hat, so werden sich die Kollegen der Thoraxchirurgie bestimmt auskennen. Sie werden schon das Beste für Herrn K. berechnet haben. Sollen ja sehr nette Kollegen sein, diese Thoraxchirurgen.

Pfleger Felix steht vor der Schublade und fragt, welchen Doppellumentubus (DLT) er denn vorbereiten soll. Diese Frage hat sich Dr. B. schon selbst gestellt, konnte sie aber noch nicht beantworten. Sie weiß, dass der DLT das Standardverfahren ist. Aber wie wählt man die Größe aus?

Doppellumentubus

Die ersten DLT wurden von White und Carlsen entwickelt, wurden heute jedoch durch Mallinckrodt- oder Rüschtuben ersetzt. Die verschiedenen DLT unterscheiden sich v. a. in der Form der Bronchialmanschette.

DLT haben den Vorteil, dass man über das tracheale und das bronchiale Lumen rasch eine fiberoptische Kontrolle der Tubuslage durchführen kann. Gleichzeitig kann abgesaugt und somit auch eine Deflation (Entlüftung) der zu operierenden Lunge erreicht werden. Ein klarer Vorteil gegenüber einem Bronchusblocker ist die Möglichkeit, auf die ausgeschaltete Lunge PEEP und CPAP zu geben. Dies ist möglich, da man über einen DLT noch Zugang zur ausgeschalteten Lunge hat. Bei einem Bronchusblocker ist die Lunge von den oberen Atemwegen getrennt.

Somit kann eine deutlich bessere Oxygenierung ermöglicht werden. Außerdem ist eine Tubusdislokation beim DLT deutlich geringer als bei einem Bronchusblocker [75]. Bei der Wahl der Tubusgröße ist zu beachten, dass der größtmögliche Tubus gewählt wird. Somit werden der Atemwegswiderstand und der Auto-PEEP reduziert und die Bronchoskopie wird erleichtert. Vor allem muss ein großer DLT nicht bis auf Anschlag vorgeschoben werden, was die mögliche Verlegung, z. B. durch die Nutzung eines rechtsläufigen DLT, des rechten Oberlappenbronchus verhindert. Ein zu kleiner DLT dagegen benötigt zur Blockung ein hohes Volumen im Cuff. Dies kann im schlimmsten Fall zu einer druckbedingten Bronchusruptur oder aber auch nur zu einer Tubusfehllage durch eine Tubusverschiebung führen.

Die Größe eines DLT wird in French angegeben und die Größen 26–41 sind erhältlich. Die Innendurchmesser betragen 3,4–7,5 mm. Normalerweise eignen sich DLT der Größe 35–37 French für Frauen und 39–41 French für Männer. Eine Berechnung ist aber auch anhand des Krikoid, der Trachea und des Bronchialquerschnitts aus konventionellen Thoraxaufnahmen oder CT-Thoraxaufnahmen möglich [62]. Das Verhältnis des Durchmessers der Trachea zum linken Hauptbronchus beträgt 1:0,68. Beträgt also der Durchmesser der Trachea 12,5 mm, ist der Durchmesser des linken Hauptbronchus etwa 8,5 mm. Ein DLT von 39 French hat einen äußeren Durchmesser am trachealen Lumen von13–14 mm und am bronchialen Lumen von 10,1 mm. Er wäre somit zu groß. In diesem Fall sollte man einen DLT der Größe 32 French mit einem Durchmesser von 10,11 mm und 8,3 mm wählen. Lässt sich ein DLT ohne Widerstand durch die Krikoidenge schieben, so kann er auch ohne Verletzungsrisiko im linken Hauptbronchus platziert werden.

Dr. B. ruft das Röntgenbild auf und misst mittels des Röntgenprogramms den Durchmesser der Trachea und berechnet dann den Durchmesser des linken Hauptbronchus. Der Durchmesser der Trachea beträgt etwas über 16 mm. Sie entscheidet sich deshalb für einen DLT mit 39 French.

Platzierung des DLT

Die Platzierung des DLT erfolgt unter laryngoskopischer Sicht. Der Führungsstab ist eingelegt und der Tubus leicht gebogen. Somit wird der Cuff vor den Zähnen geschützt und die Intubation erleichtert. Ein Zahnschutz aus Kunststoff ist obligat. Die bronchiale Spitze, das blaue Ende, weist nach oben und wird durch die Stimmritze in die Trachea geschoben. Nach der erfolgreichen Passage wird der Führungsstab entfernt und der DLT um 90° in Richtung des zu intubierenden Bronchus gedreht. Dabei erfolgt das vorsichtige Vorschieben. Ein moderater Widerstand sollte nicht als letzte Grenze der Platzierung gesehen werden. Es sollte schon zuvor eine weiteres Vorschieben unterlassen werden, um Verletzungen zu vermeiden.

Die Platzierungstiefe kann anhand der Körpergröße festgelegt werden. Hier besteht eine Korrelation. Bei einer Körpergröße von 170 cm beträgt die korrekte Lage 29 cm gemessen von der Zahnreihe. Zehn Zentimeter ober- oder unterhalb dieser 170 cm erfolgt die Korrektur um einen Zentimeter nach innen oder außen. Das bedeutet: Ist der Patient 180 cm groß, so wird der DLT auf 30 cm geschoben [60].

Alternativ gibt es zur Bestimmung der Intubationstiefe eine Formel aus einer retrospektiven Analyse [410]. In dieser wird die Körpergröße als abhängige Variable benutzt:

DLT-Tiefe in cm = 12,5 + (0,1 × Körpergröße in cm)

Was für Möglichkeiten hat man aber, wenn kein Bronchoskop zur Verfügung steht und ein DLT platziert werden muss? Hier kann der linksseitige DLT bis zum Erreichen eines ersten Widerstands eingeführt werden. Der bronchiale Cuff wird nun mit 1–2 ml geblockt. Der Cuffdruckmesser sollte nun etwa 30 cmH_2O anzeigen. Nun zieht man unter kontinuierlicher Cuffdruckmessung den DLT langsam zurück, bis sich der Druck halbiert.

Anschließend wird der bronchiale Cuff vollständig entblockt und dann der DLT vorsichtig um 1,5 cm erneut vorgeschoben. Kleinere DLT mit 35 oder 37 French werden nur um 1 cm vorgeschoben [24]. Jetzt wird der Cuff erneut geblockt und sollte den linken Bronchus verschließen.

Dr. B. hat somit erst einmal an alles gedacht. Trotzdem hat sie noch großen Respekt vor diesem großen DLT. Sie möchte auf keinen Fall eine Verletzung riskieren. Ihre Befürchtungen teilt sie auch Felix mit.

Fazit

- Bronchialkarzinome machen 90 % aller Lungentumoren aus.
- Die frühzeitige Resektion ist die effektivste Therapie.
- Ein Patient sollte präoperativ gut vorbereitet sein, um intra- und postoperative Komplikationen zu minimieren.
- Zur präoperativen Vorbereitung gehören Belastbarkeit im Alltag und apparative Diagnostik wie Lungenfunktionsprüfung, Überprüfung der kardiopulmonalen Funktion sowie der Kohlenmonoxiddiffusionstest.
- Durch Berechnungen mit den Daten aus den Tests erhält man Rückschlüsse auf den tolerablen Funktionsverlust postoperativ.
- Die Größe des DLT kann man durch die Berechnung des Trachea- und Hauptbronchusdurchmessers bestimmen.
- Die Platzierungstiefe korreliert mit der Körpergröße des Patienten.

25 Ein-Lungen-Ventilation II

Lars Holzer, Martin Bergold, Daniel Gill-Schuster

Pfleger Felix nickt mitfühlend. „Möchtest Du lieber einen Bronchusblocker? Oder hat der Patient gar einen schwierigen Atemweg?“, fragt Felix. „Nein, ich habe den Patienten gestern gesehen und ich glaube nicht, dass er schwierig zu intubieren ist. Aber bei genauerer Betrachtung frage ich mich gerade, wie man einen Doppellumentubus bei einem schwierigen Atemweg platzieren kann“, sagt Dr. B.

Indikationen

Es gibt Indikationen für eine Ein-Lungen-Ventilation, für die es keine Alternative zum DLT gibt. Hierzu gehören z. B. die Lavage oder die nicht lokalisierte intrapulmonale Blutung. Die Platzierung eines DLT durch eine fiberoptische Wachintubation ist so gut wie unmöglich [89]. Dies hängt zum einem mit der geringen Flexibilität des DLT und zum anderen mit dem großen Außendurchmesser zusammen. Sollte eine Platzierung primär also nicht mit dem DLT durchführbar sein, so kann man sich folgende Alternativen überlegen, die in dieser Form auch in der Leitlinie der Difficult Airway Society (DAS) festgehalten wurden. Man versucht einen einlumigen Endotrachealtubus konventionell zu platzieren oder man setzt eine Larynxmaske ein [168]. Über diese kann dann unter fiberoptischer Kontrolle ein endotrachealer Tubus (einlumig) positioniert werden. Von diesem Vorgehen wird ohne fiberoptische Kontrolle aufgrund des zu hohen Verletzungsrisikos dringend abgeraten. Man sollte beachten, dass man über eine Larynxmaske Größe 3 und 4 einen Endotrachealtubus mit 6,0 mm und über eine 5er Larynxmaske einen 7,0 mm Tubus einbringen kann [41].

Ist der Endotrachealtubus erfolgreich platziert, so kann über einen Tubuswechselkatheter ein DLT eingebracht werden. Dabei ist zu beachten, dass der Wechselkatheter als Schiene nicht zu groß sein sollte [89].

Der Wechselkatheter darf nie gegen einen Widerstand vorgeschoben werden. Deshalb sollte man sich auch immer vergegenwärtigen, wie tief der Wechselkatheter liegt. Die Benutzung eines Laryngoskops ist obligat, um Weichteilschäden am Pharynx oder Larynx zu vermeiden. Sollte der DLT nicht platziert werden können, so ist es möglich, eine Jet-Ventilation über den Katheter durchzuführen. Diese Maßnahme ist aber nicht ganz ungefährlich [89].

„Was haben wir denn als Bronchusblocker da?“, fragt Dr. B. „Keine Ahnung, muss ich nachschauen. Soll ich einen holen? Notfalls nehmen wir einen Kinderurinkatheter aus dem Nachbarsaal“, grinst Felix. „Haha, der war gar nicht schlecht“, antwortet Dr. B.

Bronchusblocker

Im Prinzip ist die Idee nicht schlecht. Mittels eines Bronchusblockers soll nichts anderes gemacht werden, als diesen durch einen Endotrachealtubus zu platzieren und dann einen Hauptbronchus oder Lappenbronchus mit dem Ballon an der Spitze des Katheters zu blockieren und abzudichten. Dafür eignen sich Fogarty-Katheter, Pulmonalarterienkatheter und Urinkatheter. Aber diese sollten nur dem Notfall vorbehalten werden! Sie sind dafür nicht konstruiert, deshalb nicht der eigentlichen Anatomie angepasst und erfüllen den Zweck somit nicht zu 100 %. Außerdem hat ein Fogarty-Katheter kein inneres Lumen und man kann weder Sauerstoff insufflieren noch Sekret absaugen. Es gibt deshalb spezielle Endobronchialblocker.

Besteht gar keine Möglichkeit, einen Bronchusblocker zu platzieren, oder ist eine Bronchoskopie nicht möglich, kann auch versucht werden, den Tubus in die zu beatmende Lunge vorzuschieben und somit eine Ein-Lungen-Ventilation zu erreichen.

Wiederum ist hier zu beachten, dass der Oberlappenabgang bei einer Tubuslage im rechten Hauptbronchus verlegt und dass auf die nicht beatmete

Lunge weder ein PEEP gesetzt noch abgesaugt werden kann.

Bleibt festzuhalten: Der Bronchusblocker ist ein relativ einfaches Verfahren und sein Vorteil liegt v. a. darin, dass er über einen einlumigen Endotrachealtubus gelegt werden kann. Vor allem wenn die Platzierung eines DLT nicht möglich ist, ein Notfall vorliegt oder bei Kindern kein DLT gelegt werden kann. Ein weiteres Patientenkollektiv sind solche, die nasal intubiert werden müssen oder die schon tracheotomiert sind ([19], [76]). Für tracheotomierte Patienten gibt es auch spezielle Doppellumentrachealkanülen. Zu diesen Patienten gehören auch die, bei denen postoperativ eine Umintubation durchgeführt werden muss und hierbei ein erhöhtes Risiko für Atemwegskomplikationen besteht.

Es gibt einige Nachteile, die den Einsatz des Bronchusblockers beeinträchtigen:

- Er engt das Lumen des Endotrachealtubus ein. Deshalb muss bei Kindern zunächst der Blocker platziert und dann endotracheal intubiert werden.
- Das kleine Lumen ist nicht geeignet, Sekret abzusaugen und es verhindert die möglichst rasche Entlüftung der ausgeschalteten Lunge, d. h. ein Kollaps der Lunge kann sehr langsam erfolgen.
- Eine bronchoskopische Kontrolle der nicht ventilierten Lunge ist mittels Bronchusblocker nicht möglich.
- Zu guter Letzt kann eine chirurgische Manipulation zur Dislokation des Blockers führen. Dies kann bei einem Verrutschen, z. B. in die Trachea, zur lebensbedrohlichen Obstruktion führen. Dass der Bronchusblocker immer fiberoptisch kontrolliert werden muss, versteht sich von selbst.

„Sag mal, das Bronchoskop ist vorhanden und einsatzbereit, oder?“, fragt Dr. B. „Denn wir müssen den Tubus unbedingt nach Anlage kontrollieren. Die Auskultation ist nicht ausreichend.“ „Ja, auch das habe ich vorbereitet. Ich habe dir extra den Monitorturm geholt, damit du es einfacher hast und ggf. jemand mitschauen kann.“

Tubusfehlpositionierungen

Die Diskussionen über die Inzidenz und Häufigkeit von Tubusfehlpositionierungen oder Dislokationen sind langwierig und sehr heterogen. Meistens erfolgt eine zufriedenstellende Ventilation und Oxygenierung trotz eines definitionsgemäß eigentlich dislozierten oder schon von Beginn an fehlpositionierten Tubus.

Man ist sich jedoch einig, dass eine fiberoptische Kontrolle der Tubuslage zu einer richtig durchgeführten Intubation mit einem DLT gehört, um die korrekte Lage zu verifizieren.

Ist der DLT platziert, sollte zunächst der tracheale Cuff geblockt werden. Im Folgenden überprüft man die seitengleiche Belüftung mittels Auskultation. Die Prozedur vollzieht man nochmals nach Blockung des bronchialen Cuffs. Durch die Ausführung kann eine Herniation des bronchialen Cuffs erkannt werden [88]. Sollte der bronchiale Cuff, der normalerweise um die 2 ml Luft zur Blockung benötigt, und damit das endobronchiale Lumen vollständig abgedichtet disloziert sein, so wird ein Atemgeräusch bei seitengetrennter Beatmung über der kontralateralen Lunge auskultierbar sein. Dann nämlich ist der Cuff über die Carina nach proximal gerutscht und dichtet somit nicht mehr den Hauptbronchus ab. Vor jeder Manipulation sollten beide Cuffs entlüftet werden!

Nach erfolgreicher Platzierung sollte, nach der Blockung beider Cuffs, eine auskultatorische Kontrolle (wie nach jeder Manipulation am Tubus oder am Patienten) erfolgen. Nach Abklemmen des bronchialen Tubus sollten z. B. eine rechtsseitige Thoraxexkursion und ein rechtsseitiges Atemgeräusch auskultierbar sein. Voraussetzung ist aber, dass man einen linksdrehenden DLT eingelegt hat [88]. Wenn diese klinischen Untersuchungen nicht das erwartete Ergebnis zeigen, sollte die Prozedur der Tubusplatzierung erneut durchgeführt werden.

Auf weitere Zeichen einer Tubusfehllage sollte geachtet werden: Liegen Druckunterschiede bei der Beatmung von rechter und linker Lunge vor, so kann es daran liegen, dass der endobronchiale Cuff den linken Oberlappen verschließt. Hier sollte wiederum der Cuff entblockt und der DLT um mindestens 5 mm zurückgezogen werden. Die Beatmungsdrücke sollten sich dann angleichen.

Nach der klinischen Kontrolle erfolgt die fiberoptische Kontrolle der DLT-Lage. Als erstes wird das

Bronchoskop (es sollte im Durchmesser nicht zu groß sein) über den trachealen Schenkel eingeführt. Man sucht die Carina auf und kontrolliert die korrekte Lage des endobronchialen Cuffs. Der Cuff sollte nicht über die Carina hinaus hernieren und wenn möglich nicht direkt darunter liegen. Da durch die Patientenmanipulation der DLT häufiger nach proximal disloziert als nach distal [63], sollte bei einem linksseitigen DLT zur Carina ein Sicherheitsabstand eingehalten werden. Dieser kann zwischen 5 und 10 mm betragen [63]. Durch die Carina-Manschettenoberrand-Distanzmessung, ausgeführt durch eine bronchoskopische Messung im endobronchialen Lumen, kann der Sicherheitsabstand verifiziert werden.

Im nächsten Schritt sollte fiberoptisch kontrolliert werden, dass der linke Oberlappen (bei linksdrehendem DLT) nicht verlegt ist. Sollte ein rechtsseitiger DLT angewendet werden, muss der Abgang des rechten Oberlappens erkannt werden. Diese Okklusion ist um ein Vielfaches häufiger als die des linken Oberlappens. Deshalb werden standardmäßig linksseitige DLT benutzt. Die fiberoptische Kontrolle erfolgt nach Intubation in Rückenlage und nach der Lagerung des Patienten erneut ([61], [210]).

Durch 2 einfache Messungen kann auch intraoperativ bei einer offenen Thorakotomie die Lage des Tubus kontrolliert werden. Bei der Ventilation über den trachealen Schenkel kann man am bronchialen Schenkel eine Kapnometrie anschließen. Lässt sich hierüber CO_2 messen, bedeutet dies, dass Gas aus der Trachea am undichten Cuff vorbei nach endobronchial übertritt. Das ist bei korrekter Abdichtung nicht möglich. Außerdem kann eine Dislokation durch einen Cuffdruckmesser am endobronchialen Cuff angezeigt werden. Bei der Herniation vermindert sich der Cuffdruck.

Herr K. erscheint auf dem Operationstisch in der Einleitung. „Hallo Herr K., ich grüße Sie. Es hat also geklappt, ich mache heute die Narkose bei Ihnen“, begrüßt ihn Dr. B. Sie stellt dem Patienten noch die Routinefragen und hakt alles auf der perioperativen Checkliste ab. „Wollen wir loslegen?“, fragt sie den Patienten. „Ja bitte, bringen wir es hinter uns!“, antwortet Herr K.

Die Arbeit beginnt. Zunächst bekommt der Patient einen intravenösen Zugang und dann eine arterielle Blutdruckmessung gelegt. Diese bringt Dr. B. nach einer lokalen Anästhesie an. Da der Eingriff thorakoskopisch durchgeführt wird, wird auf einen PDK verzichtet. Nach einer problemlosen Einleitung erfolgt die ebenfalls problemlose und atraumatische Intubation. „Puh, das ist ein riesen Ding. Ich hatte das Gefühl, dass ich mit dem DLT die Trachea aufreißen werde. Aber er ging ja ohne Widerstand rein. Es war ein linksdrehender. Jetzt machen wir die erste bronchoskopische Kontrolle. Fangen wir mit dem trachealen Lumen an.“ Gesagt, getan.

Indikation für einen DLT

Der Nachteil eines DLT ist, dass durch den großen Außendurchmesser eine hohe Verletzungsgefahr bei Intubation und Platzierung besteht. Besonders bei kleinwüchsigen Erwachsenen und Kindern kann der Durchmesser zu groß sein.

Die Indikation für einen DLT ist streng zu stellen, da die Intubation mit einem DLT sehr zeitaufwendig und schwierig sein kann. Eine strenge Abwägung sollte bei Patienten mit anatomischen Veränderungen im Mund-, Rachen- oder Trachealraum erfolgen. Hierzu gehören z. B. Frakturen der Kiefer, eingeschränkte Mundöffnungen, Tumore im Rachenbereich oder der Trachea, Trachealverlagerungen und auch tracheotomierte Patienten. Vorsicht ist vor allem bei aspirationsgefährdeten Patienten geboten.

Das Dislokationsrisiko scheint bei einem rechtsseitigen DLT größer zu sein als bei einem linksseitigen ([74], [87], [210]). Eine Tubusdislokation ist aber ein sehr seltenes Ereignis [61]. Die rechtsseitig erhöhte Dislokationsrate hängt wahrscheinlich mit der kurzen und sehr variablen Distanz zwischen Carina und rechtem Oberlappenbronchusabgang zusammen. Diese kann zwischen 9 und 25 mm betragen (links zwischen 40–56 mm) [87]. Die Strecke, auf der sich ein DLT verschieben darf, ist also sehr klein. Bedacht werden muss aber, dass die Extension oder die Flexion des Kopfes eine Verschiebung der Tubusspitze von 3,5 cm nach sich ziehen kann. Deshalb wird der rechtsseitige DLT in Höhe des endobronchialen Cuffs mit einem Ventilationsport versehen. Dieser soll die Ventilation des Oberlappens sicherstellen. Bei der Lagekontrolle des rechtsseitigen DLT kann sich bei der Frage nach der Ventilation des Oberlappens nicht nur auf die Auskultation verlassen werden, sondern es muss eine fiberoptische Kontrolle stattfinden. Eine gute Bronchoskopieerfahrung ist hierfür Voraussetzung. Vor der Anlage eines rechtseitigen DLT sollte – wenn möglich – die Anatomie des rechten Hauptbronchus mit seinen Abgängen z. B. in einer Röntgenaufnahme kontrolliert werden. So kann man eventuellen Schwierigkeiten entgegenwirken.

Zu guter Letzt sollte der DLT postoperativ nicht für einige Tage belassen werden, auch wenn dies von einigen Experten als vertretbar eingestuft wird ([87], [89]). Eine Umintubation sollte rasch erfolgen, da es durch den DLT schon frühzeitig zu einem Weichteilödem kommen kann. Die Umintubation sollte nicht sorglos erfolgen. Ein Tubuswechselkatheter ist hier zu empfehlen.

Der DLT sitzt auf Anhieb auskultatorisch und bronchoskopisch perfekt. „Gut, fahren wir rein. Wir legen nur noch einen 2. größeren i. v. Zugang an. Wenn wir dann gelagert haben, werde ich den DLT nochmals bronchoskopisch kontrollieren. Nimmst du bitte den Turm gleich mit rein.“ „Klar, mache ich“, sagt Felix. Kurze Zeit später ist man dann im Saal. „Hoffentlich läuft alles weiter so reibungslos!“, sagt Dr. B.

Fazit

- Eine DLT-Platzierung fiberoptisch ist nicht möglich.
- Bei schwierigem Atemweg kann ein einlumiger Endotrachealtubus vorgelegt werden und dann die Platzierung des DLT über einen Tubuswechsel erfolgen.
- Ist ein DLT nicht platzierbar, so kann eine Lunge mit einem sog. Endobronchialblock ausgeschaltet werden.
- Einige Hauptprobleme des Bronchusblockers bleiben die Einengung des Endotrachealtubus und die Unmöglichkeit, PEEP auf die ausgeschaltete Lunge zu geben oder diese abzusaugen.
- Zur Verifizierung der Lage eines Bronchusblockers oder eines DLT ist die Bronchoskopie obligat.
- Sollten alle Kontrollen nicht zu einem befriedigenden Ergebnis führen, muss eine erneute Tubusplatzierung erfolgen.
- Bei jeder Manipulation am DLT müssen die Cuffs entblockt werden.
- Auch nach der Lagerung muss die Lage verifiziert werden.
- Die Indikation für die Platzierung eines DLT ist streng zu stellen.

26 Ein-Lungen-Ventilation III

Lars Holzer, Martin Bergold, Daniel Gill-Schuster

Kurz nachdem der Patient in den OP gebracht wurde, erscheinen die Kollegen der Thoraxchirurgie. Sogleich wird der Patient nach Rücksprache in Seitenlage gebracht. „Wir haben gute Nachrichten!", sagt einer der Kollegen. „In der Bildgebung gestern wurde keine Metastasierung festgestellt. Wir verbleiben erst einmal, wie abgemacht, bei der Thorakoskopie. Falls wir doch erweitern müssen, dann sagen wir rechtzeitig Bescheid. Der Eingriff wird aber etwas länger dauern, da wir noch die Lymphknoten mit entfernen wollen. Also mindestens 60–90 Minuten. Falls etwas von deiner Seite aus sein sollte, sag einfach Bescheid. Ich sage nur: Kommunikation!" Er verlässt den Saal, um sich zu waschen. Dr. B. kontrolliert jetzt noch einmal auskultatorisch und optisch die Tubuslage. Alles scheint weiterhin perfekt. Kurz nach Schnitt nimmt sie die linke Lunge von der Beatmung. Mal schauen, was jetzt passiert.

Pathophysiologie

Bei thoraxchirurgischen Eingriffen sollte die Pathophysiologie der Ein-Lungen-Ventilation (ELV) bekannt sein. Es ist ein erheblicher Eingriff in die Homöostase des Körpers. Auch die Auswirkungen auf das Herz sind zu beachten.

Zunächst einmal muss man wissen, dass bei der ELV 30–70 % [278] der Gesamtlunge aus der Ventilation ausgegliedert werden. In der Folge erhöht sich der Rechts-links-Shunt, d. h. nicht oxygeniertes Blut aus der atelektatischen Lunge wird dem oxygenierten Blut aus der ventilierten Lunge zugeführt.

Cave: Es kann zu einem kritischen paO_2-Abfall kommen!

Warum? Intrapulmonal wird bei Hypoxie die Durchblutung, also die Perfusion, gedrosselt. Dies führt kein anderes Gefäßsystem des Körpers durch. Die Perfusion kann somit bei einer nicht ventilierten Lunge insgesamt weniger betragen als wenn beide Lungen ventiliert werden. Die Perfusion wird im Bereich der nicht ventilierten Lunge auf 25–35 % der normalen 40–50 % (beidseitige Ventilation) reduziert, wodurch die Shunt-Fraktion abnimmt ([3], [33], [42], [250]). Gleichzeitig, während die Perfusion in der nicht ventilierten Lunge reduziert wird, steigert sie sich in der ventilierten. Dieser Mechanismus sichert die Oxygenierung.

Insgesamt bleibt die Regulation ein multifaktorielles Geschehen und der genaue Mechanismus wird bis heute diskutiert.

Einige Faktoren der Anästhesie haben aber nachweislich Auswirkungen. Mechanische Veränderungen spielen eine Rolle, da die Atelektasen zu einem Perfusionshindernis führen und sich die Perfusion der nicht ventilierten Lunge weiter reduziert. Zusätzlich hat auch die chirurgische Manipulation Einfluss auf die Lungenperfusion [183].

Die Lagerung des Patienten hat zusätzlichen Einfluss. Schon nach der Narkoseinduktion nimmt die funktionelle Residualkapazität (FRC) um 20 % ab. Gründe sind die Tonusreduktion der Muskulatur, Veränderungen der Zwerchfellgeometrie und die Kompression durch den Thorax [262]. Anders ausgedrückt sind etwa 10 % des Lungengewebes nach der Einleitung atelektatisch [248]. Wird der Patient in Seitenlage verbracht, wird die FRC der unten liegenden und damit ventilierten Lunge nochmals reduziert, da hier zusätzlich die Kompression durch das Mediastinum hinzukommt. Die Oxygenierung ist aber in Seitenlage weniger beeinträchtigt als in Rückenlage [448]. Neben dem o. g. Perfusionsmechanismus reduziert die Seitenlage auch gravitationsbedingt die Perfusion der oben liegenden und nicht ventilierten Lunge. Es findet eine Blutumverteilung in die ventilierte Lunge statt [156] und gleichzeitig nimmt die Perfusion von zentral nach peripher ab [154]. Dies scheint den negativen Effekt der reduzierten FRC abzumildern.

Neben den Effekten von außen wird das Ausmaß der Shunt-Fraktion aber auch von inneren Faktoren beeinflusst: Ist z. B. die nicht ventilierte Lunge bereits schwer vorerkrankt und war der Blutfluss bereits präoperativ eingeschränkt, dann ist nicht mit einer wesentlichen Zunahme der Shunt-Fraktion zu rechnen [376].

Dr. B. schreibt das Protokoll. Immer wieder beobachtet sie die Sauerstoffsättigung, der Patient bleibt aber stabil bei 99 %. Sie hat die Beatmungseinstellungen zu Beginn der ELV verändert. Die FiO_2 steht aktuell auf 1,0, die Atemfrequenz beträgt 16 Atemzüge pro Minute und der inspiratorische Druck steht auf 18 mbar. Jetzt reduziert sie die FiO_2 bei stabilen Parametern auf 0,9. Die hypoxische pulmonale Vasokonstriktion (HPV) scheint zu funktionieren.

Hypoxische pulmonale Vasokonstriktion (HPV)

Bei der hypoxischen pulmonalen Vasokonstriktion handelt es sich um den sog. Euler-Liljestrand-Reflex. Dieser dient dazu, die Lungenperfusion der Ventilation anzupassen und soll den pulmonalen Gasaustausch optimieren [458].

Der genaue Mechanismus der HPV ist noch nicht abschließend geklärt. Die Steuerung wird jedoch zu 80 % von der alveolären O_2-Konzentration und zu 20 % von der gemischt-venösen O_2-Konzentration bestimmt [286].

Die HPV beginnt schon nach wenigen Sekunden und führt zu einem Anstieg des pulmonalen Gefäßtonus in den nicht ventilierten Gefäßabschnitten. Er setzt dann ein, wenn die alveoläre und/oder die gemischt-venöse O_2-Konzentration eine bestimmte Schwelle unterschreitet [17]. Diese Vorgänge bewirken, dass schlecht belüftete Lungenareale weniger durchblutet werden (Reduktion bis zu 50 %) und das Blut zu gut ventilierten Bezirken umgeleitet wird. Das Ventilations-Perfusions-Verhältnis wird optimiert und der Rechts-links-Shunt reduziert.

„Dr. B., ich habe dir hier für die Fortführung der Narkose Propofol und Remifentanil aufgezogen.“ „Wieso? Ich habe gedacht, wir machen weiter mit einem volatilen Anästhetikum. Ich mache doch die ganze Zeit Narkose mit Sevofluran, da es doch bronchodilatativ wirkt.“ „Aber wir sollen eine totalintravenöse Anästhesie (TIVA) durchführen. Ist eine Anweisung vom Bereichsoberarzt.“

Narkoseführung bei ELV

Die Frage, die sich der Bereichsoberarzt bestimmt gestellt hat, ist wahrscheinlich folgende: Nicht welches Medikament wirkt bronchodilatativ, sondern welches Anästhetikum hat den geringsten Einfluss auf die HPV? Ein negativer Einfluss gefährdet die Oxygenierung.

Intravenöse Anästhetika werden hier als unbedenklich angesehen. Volatile Anästhetika dagegen zeigten in tierexperimentellen Untersuchungen dosisabhängig einen inhibitorischen Effekt auf die HPV ([17], [202]). Man weiß aber auch, dass die neueren volatilen Anästhetika weniger Einfluss nehmen. Dazu gehören Isofluran, Sevofluran und Desfluran [388]. Zwischen den einzelnen volatilen Anästhetika besteht kaum ein Unterschied ([340], [377], [443], [444]).

Diese Ergebnisse konnten in weiteren Studien weder konstant reproduziert werden ([331], [444]) noch überzeugte die klinische Relevanz ([42], [202], [331]).

Generell muss somit nicht auf die volatilen Anästhetika verzichtet werden, da die positiven Effekte dem negativen Einfluss gegenüberstehen. Dazu gehören: gute Steuerbarkeit, geringe negative kardiozirkulatorische Effekte und, wie Dr. B. schon angemerkt hat, der bronchodilatatorische Effekt.

Wie zuvor bereits erwähnt, ist die Regulation des HPV insgesamt sehr komplex. Der negative Effekt von volatilen Anästhetika ist in diesem Zusammenhang mit Vorsicht zu bewerten. Beispielsweise weiß man, dass die Ausprägung der HPV indirekt proportional zur Auswurfleistung des Herzens ist ([352], [353]). Intravenöse Anästhetika induzieren deutlich ausgeprägter eine Abnahme des Herzzeitvolumens (HZV) als volatile Anästhetika. Diese Abnahme des HZV bewirkt eine bevorzugte Umverteilung des pulmonalen Blutflusses in ventilierte Lungenareale und die, ebenfalls durch den Abfall des HZV sinkende, zentralvenöse Sättigung vermindert den Rechts-links-Shunt [115]. Im Endeffekt beruht also die höhere Shunt-Fraktion bei volatilen Anästhetika nicht auf deren Wirkung, sondern ist eher durch die mögliche hämodynamische Instabilität und den damit bedingten Abfall des HZV hervorgerufen, den die i. v. Narkotika verursachen.

Man muss jedoch auch beachten, dass die O_2-Extraktionsrate durch ein verringertes HZV steigt. Hier wird der Vorteil der HPV durch die Beimischung von desoxygeniertem Blut zum Teil wieder aufgehoben [331]. Des Weiteren muss bedacht werden, dass die HPV zur Umverteilung des Blutflusses ca. 50 % beiträgt. Volatile Anästhetika hemmen die HPV nur um ca. 20 % und führen dazu, dass die gesamte Shunt-Fraktion nur um ca. 5–10 % erhöht wird ([3], [33]).

Was die Periduralanästhesie (PDA) betrifft, konnte tierexperimentell keine Veränderung der HPV nachgewiesen werden. Klinische Studien sind aber teilweise zu anderen Ergebnissen gekommen [476]. Eine Beeinflussung kann also nicht ausgeschlossen werden. Die Vorteile der PDA überwiegen aber die Nachteile. Deshalb wird die Kombination aus PDA und Vollnarkose als Anästhesieverfahren der Wahl angesehen [430].

Dr. B. ist die erste halbe Stunde sehr zufrieden mit ihrer Narkose. Von der Beatmung her gibt es soweit auch keine Probleme. Sie hat auf eine TIVA umgestellt. Doch irgendwie werden die Werte in den nächsten Minuten schlechter. Nach und nach sinkt die periphere Sauerstoffsättigung. Dr. B. muss die FiO_2 wieder auf 1,0 erhöhen. Doch auch diese Einstellung führt nur kurzfristig zu einer Besserung. Ihr ist klar, welche Beeinträchtigungen der Patient in Bezug auf die Oxygenierung hinnehmen muss. Die Seitenlagerung, die chirurgische Manipulation und der Wechsel von einer normalen Lungenventilation auf eine Ein-Lungen-Ventilation führen in unterschiedlicher Ausprägung zu einem Abfall der Oxygenierung und der CO_2-Elimination. Die Atemwegswiderstände erhöhen sich ebenso wie die Shunt-Fraktion. Die periphere Sauerstoffsättigung ist mittlerweile auf 91 % gesunken. Dr. B. lässt von Pfleger Felix nochmals eine Blutgasanalyse durchführen. Der paO_2 beträgt 74 mmHg. Sie entschließt sich, ihren Bereichsoberarzt anzurufen.

Vorgehen bei Verschlechterung der Oxygenierung

Folgende Grenzen sollten beachtet werden: $SpO_2 < 92\,\%$, $paO_2 < 70$ mmHg, eine zentralvenöse Sauerstoffsättigung < 50 % oder ein gemischt-venöser $pO_2 < 32$ mmHg sowie eine zunehmende Azidose sind Hinweise auf ein unzureichendes Sauerstoffangebot.

Sollten solche Werte erreicht werden, ist ein strukturiertes, stufenweises Vorgehen das Mittel der Wahl.

Zunächst sollte die Ventilation der beatmeten Lunge überprüft werden [91]. Eine Tubusdislokation oder ein Sekretverhalt können der Grund für die abfallenden Werte sein. Diese Probleme sind rasch und einfach zu beheben. Ein Hinweis kann ein erhöhter Atemwegsdruck sein.

Als nächstes sollte man sich vergegenwärtigen, dass Manöver, die den Gefäßwiderstand in der beatmeten Lunge erhöhen, zu einer Umverteilung des Blutflusses führen können und sich die Shunt-Fraktion erhöht. Die effektivste Methode zur Aufrechterhaltung einer suffizienten Oxygenierung ist die Beatmung mit einer FiO_2 von 1,0 [376]. Dadurch wird eine ausreichende Sauerstoffspannung gewährleistet, was zu einer Vasodilatation der Pulmonalgefäße führt. Die Perfusion der ventilierten Lunge nimmt zu, aber es birgt die Gefahr von Resorptionsatelektasen und damit einer Erhöhung der Shunt-Fraktion.

Spätestens beim Wechsel in die Ein-Lungen-Ventilation sollte auf eine druckkontrollierte Beatmung umgestellt werden. So vermeidet man ungeplante Druckspitzen. Gleichzeitig wird eine gleichmäßige Atemgasverteilung gewährleistet. Zu niedrige Atemzugvolumina senken die FRC, zu hohe dagegen führen zu einer Kompression der pulmonalen Gefäße. Der Widerstand erhöht sich und das Blut wird in nicht ventilierte Lungenareale umgeleitet. Das Atemminutenvolumen sollte möglichst so gewählt werden, dass normale $paCO_2$-Werte erreicht werden. Eine Hypokapnie führt zur Vasodilatation der nicht ventilierten Lunge, die Hyperkapnie dagegen zur Vasokonstriktion in der ventilierten Lunge.

Man muss jedoch beachten: Das endexspiratorisch gemessene CO_2 ist ein unzuverlässiger Parameter zur Abschätzung des $paCO_2$ [154]. Der Grund ist das gestörte Ventilations- und Perfusionsverhältnis.

Die Gabe von PEEP auf die ventilierte Lunge ist ein zweischneidiges Schwert. PEEP kann zum einen positive aber auch negative Effekte auf die Oxygenierung haben, da der Einfluss des PEEP im Wesentlichen von der FRC abhängt [86]. Bei normaler FRC ist der pulmonale Gefäßwiderstand am niedrigsten. Ist die FRC initial erniedrigt, kann man durch eine PEEP-Applikation eine normale FRC erreichen und die Atelektasenbildung verhindern. Andererseits kann aber eine Überblähung der Lunge durch die PEEP-Applikation wiederum zu einer Kompression der Gefäße führen. Das Blut wird dann in die nicht ventilierte Lunge umgeleitet.

Auch ist bekannt, dass sich bei Patienten mit einer präoperativ erniedrigten FEV_1 und einer erhöhten FRC ein Auto-PEEP entwickeln kann [476]. Patienten mit einer bekannten COPD oder Emphysematiker sind besonders gefährdet. Durch die zusätzliche Gabe von PEEP kann der Auto-PEEP verstärkt werden. Die Folge sind die o. g. Auswirkungen durch die Hyperinflation [389]. Bei normaler Lungenfunktion profitieren die Patienten dagegen eher von einer PEEP-Applikation. Der Einsatz von PEEP ist also individuell zu entscheiden [43].

Außerdem sind Patienten mit vorgeschädigter Lunge besonders gefährdet für Volumen- oder Barotraumata [389]. Diese Patienten profitieren von einem reduzierten inspiratorischen Spitzendruck < 30 mmbar, einem niedrigeren AZV < 5 ml/kg KG und einer Atemfrequenz 10–14/min. Dagegen sollte die Exspirationszeit verlängert werden (I:E 1:3 bis 1:4) [461]. Die permissive Hyperkapnie wird intraoperativ innerhalb physiologischer pH-Werte toleriert und normalisiert sich nach Beendigung der ELV.

Kurz nach dem Anruf erscheint schon der Bereichsoberarzt. Er prüft kurz alle Parameter und zaubert einen CPAP-Ballon aus dem Bronchoskopieturm. Diesen schließt er an den Doppellumentubus auf der nicht ventilierten Seite an. Dann konnektiert er das Sauerstoffkabel an den Sauerstoffanschluss des Narkosegeräts, dreht den Regler auf 6 l/min und stellt am Ballon 5 cmH_2O ein. Kurze Zeit später steigt die SpO_2 wieder und erreicht 98 %. „Du hast schon alles richtig gemacht, manchmal muss man aber noch ein bisschen nachhelfen. Falls die Kollegen sich beschweren, drehst du einfach das Ventil am Ballon auf 0 cmH_2O und die Lunge kollabiert wieder. Ich muss schnell wieder in Saal 1. Aber ich erkläre dir das System nachher ausführlich."

Nicht ausreichende Oxygenierung

Nach Benumof [42] sollte bei einer nicht ausreichenden Oxygenierung wie folgt vorgegangen werden:

Da man die Oxygenierung einer nicht ventilierten Lunge durch Anwendung eines niedrigen CPAP verbessern kann [234], sollte nach normalem Atemzugvolumen ein CPAP von 5 cmH_2O auf die nicht ventilierte Lunge gelegt werden. Man verhindert dadurch einen Totalkollaps der nicht ventilierten Lunge und führt eine apnoische Oxygenierung durch. Der pulmonale Blutfluss in der nicht ventilierten Lunge reduziert sich und der Rechts-links-Shunt wird vermindert. Die Oxygenierung sollte sich verbessern. Ist dies nicht der Fall, kann man einen PEEP von 5 cmH_2O auf die ventilierte Lunge geben. Führt auch dies nicht zum Erfolg, so kann zunächst der CPAP auf der nicht ventilierten Lunge auf 10 cmH_2O und im Folgenden auch der PEEP auf der ventilierten Lunge auf 10 cmH_20 gesteigert werden.

Das Benumof-Schema wird aktuell modifiziert angewendet. Es hat sich als vorteilhaft erwiesen, direkt PEEP auf die ventilierte Lunge zu geben.

Sollten diese Maßnahmen zu keinem Erfolg führen, kann als letztes probates Mittel die Pulmonalarterie der nicht ventilierten Lungenarterie komprimiert werden. Auch kann die Zwei-Lungen-Ventilation (ZLV) wieder aufgenommen werden, bis eine ausreichende Oxygenierung erreicht ist. Gegebenenfalls muss bis zum Ende der Operation zwischen ZLV und ELV gewechselt werden.

Bei der Applikation von CPAP muss berücksichtigt werden, dass ein unvollständiger Lungenkollaps der nicht ventilierten Lunge die Übersicht über den Operationssitus erheblich beeinträchtigen kann. CPAP sollte also nur in Rücksprache mit den Operateuren angewandt bzw. die Indikation abgesprochen werden.

Die Operateure scheint die Applikation von CPAP nicht zu stören. Es gibt jedenfalls keine Beschwerden bezüglich des Operationssitus, auch wenn sie nicht vorgewarnt worden sind. Lange muss Dr. B. auch nicht mehr wegen der Oxygenierung bangen, denn die Operation wird zügig beendet, da sich alles als doch sehr einfach herausstellt. „Puh", denkt Dr. B. „Trotz der sonst gesunden Lunge war das doch ein ganzes Stück Arbeit zum Schluss." Mit dem Operationsverlauf ist sie aber zufrieden.

Fazit

- Eine ELV ist ein erheblicher Eingriff in die Homöostase, da 30–70 % des Lungenvolumens ausgeschaltet werden.
- Die Oxygenierung wird durch den Euler-Liljestrand-Effekt aufrechterhalten.
- Es kommt zur Umverteilung des Blutes aus den nicht ventilierten Abschnitten der Lunge in die ventilierten.
- Anästhetika haben einen Einfluss auf die HPV.
- Während volative Anästhetika in Stufen inhibitorisch auf den HPV wirken, sind bei intravenösen Anästhetika die Effekte durch die Abnahme des HZV zu erklären.
- Sollte es bei der ELV zu einer Abnahme der Oxygenierung kommen, sollte strukturiert vorgegangen werden.
- Die Tubuslage sollte kontrolliert, die FiO_2 und die Ventilation sollten angepasst werden.
- Ggf. sollte nach dem modifizierten Benumof-Schema vorgegangen und PEEP auf die ventilierte und CPAP auf die nicht ventilierte Lunge gegeben werden.

Teil X

Aus der Gynäkologie und Geburtshilfe

27 Von-Willebrand-Syndrom

Daniel Gill-Schuster, Martin Bergold, Lars Holzer

Dr. A. hat Dienst. Plötzlich läutet das Telefon, die Hebamme ist am Apparat und bittet um einen PDK im Kreißsaal. Dort zeigt sich eine agitierte Patientin (0 Para, 1 Gravida), die schreiend vor Schmerz unter der Geburt steht. Der Muttermund ist bei 2 cm. Die Anamnese zeigt eine 25-jährige Patientin, die keine Allergien hat und unter einem leichten von-Willebrand-Syndrom leidet.

Von-Willebrand-Syndrom

Das von-Willebrand-Syndrom zeichnet sich durch eine niedrige Konzentration des von-Willebrand-Faktors (vWF) aus, der in der primären Hämostase für die Adhäsion der Thrombozyten zuständig ist. Der vWF agiert mit subendothelialen Komponenten wie Kollagen und vermittelt die Expression des Rezeptors GpIIa/IIIb auf den Thrombozyten durch Kontakt mit dem Rezeptor GpIb. Die Expression des GpIIa/IIIb-Rezeptors ist Voraussetzung für die Thrombozytenaggregation und somit für die Thrombusbildung. In der sekundären Phase fungiert er als Kofaktor für den Faktor VIII und dient ihm nach der Anbindung als Schutz. Ein Fehlen des vWF führt in der sekundären Phase zur Reduktion der Faktor-VIII-Konzentration. Das von-Willebrand-Syndrom ist die häufigste vererbbare Bluterkrankheit, die Männer und – im Gegensatz zur Hämophilie – auch Frauen betrifft. Die Prävalenz wird mit 0,8–1,3 % angegeben.

Auf Nachfrage nach der Blutungszeit gibt die Patientin an, dass sie das Gefühl hat, nicht länger zu bluten als die Personen, die sie kennt. Weiterhin gibt sie an, dass sie sich direkt vor der Schwangerschaft einer Haut-OP unterziehen musste, bei der keine Substitution nötig war. Darüber hinaus sind keine Vorerkrankungen bekannt.

Relevanz

Klinisch relevant ist das Syndrom nur bei etwa 1 : 8000 [366]. Oftmals wird das leichte von-Willebrand-Syndrom erst bei besonderen Ereignissen, wie Operationen, in einer verlängerten Blutungszeit bzw. postoperativen Nachblutung erkannt. Das Leitsymptom ist die verlängerte Schleimhautblutung. Der vWF wird in den Epithelzellen und den Megakaryozyten synthetisiert und freigesetzt und in zytoplasmatischen Zellorganellen (sog. Weibel-Palade-Bodies) gespeichert. Der vWF ist zwischen 500 und 20 000 Kilodalton groß. Die großen Multimere sind die effektivsten Multimere in der primären Hämostase [367].

Ein Arztbrief aus der Hämatologie, der kurz vor der Geburt erstellt worden ist, liegt vor. Aus ihm geht hervor, dass die Patientin an einem leichten von-Willebrand-Syndrom Typ 1 leidet.

Schweregrade

Das Syndrom wird in 3 Schweregrade eingeteilt:

- Typ 1, der bei 80 % der Patienten vorkommt, zeichnet sich durch milde Blutungssymptome aus, die in der Regel klinisch nicht ins Gewicht fallen. Die Konzentration des Plasma vWF ist auf 20–50 % des Normbereichs reduziert. Der Vererbungsgang ist autosomal dominant.
- Vom Typ 2 sind 15–20 % der Patienten betroffen. Die Patienten bluten öfter, daher wird das Syndrom oftmals schon in der Kindheit entdeckt. Der Typ 2 wird in Subtypen unterteilt: Beim Typ 2a fehlen die großen Multimere und beim Typ 2b kommt es zu einer gesteigerten Thrombozytenagglutination, besonders in Verbindung mit dem Antibiotikum Ristocetin, das zum Nachweis des Syndroms dient. Im Labor zeigt sich oftmals eine ausgeprägte Thrombozytopenie, weshalb es mit einer Immunthrombozytopenie verwechselt werden kann. Beim Typ 2 M sind alle Multimere vorhanden, jedoch besteht ein funktioneller Defekt in der primären Hämostase. Der Typ 2N (Normandie) ist eine besondere Form, die nur schwer von der Hämophilie abzugrenzen ist. Hier ist nur die Bindung zum Faktor VIII gestört. Dadurch ist die Konzentration von Faktor VIII im Plasma normal.
- Beim Typ 3 handelt es sich um das völlige Fehlen des vWF. Er wird rezessiv vererbt und zeichnet sich durch schwere Blutungen aus, die bereits im Kindesalter manifest werden [366].

Während der Geburt und sogar bei einer Sectio benötige sie keine Substitution.

Parameter während der Schwangerschaft

Im Rahmen der Schwangerschaft ändern sich die physiologischen Parameter grundlegend. Das Blutvolumen und das Herzzeitvolumen steigen. Der Hämoglobinwert sinkt, das Erythrozytengesamtvolumen steigt jedoch und im Bereich der Blutgerinnung werden die Faktoren VII, VIII, X und der vWF vermehrt gebildet. Das hat zur Folge, dass das von-Willebrand-Syndrom kurz vor der Geburt im Labor nicht mehr nachweisbar sein kann. Allerdings fallen Faktor VIII und vWF direkt nach der Geburt ab und erreichen am Ende des Wochenbetts wieder den Stand vor der Schwangerschaft. Dies führt nicht selten zu Blutungskomplikationen im Wochenbett ([94], [342], [357]).

Die gemessene pTT liegt bei 39 s. Die restlichen Blut- und Gerinnungswerte liegen im Normbereich.

Gerinnungsanamnese

Eine auffällige Gerinnungsanamnese des Patienten, aber auch der Familie des Patienten, kann ein Hinweis auf ein von-Willebrand-Syndrom sein. Die im Standardlabor erhobene aktivierte partielle Thromboplastinzeit (aPTT) ist beim von-Willebrand-Syndrom meist erhöht. Aber eine normale aPTT schließt ein von-Willebrand-Syndrom noch nicht aus. Die Verdachtsdiagnose wird erst durch den Nachweis eines erniedrigten vWF-Antigens, einen erniedrigten Ristocetin-Kofaktor als Ersatzparameter für die biologische Funktion und/oder die Kollagen-Bindungsaktivität bestätigt. Die Subtypen des Typus 2 werden mit speziellen Tests unterschieden [67].

Die Oberärztin der Gynäkologie erscheint und bittet vehement um die PDA, da die Wehentätigkeit zu diesem Zeitpunkt zu stark ist. Was nun?

Hämorrhagische Diathesen

Bei hämorrhagischen Diathesen ist das Risiko eines spinalen epiduralen Hämatoms erhöht. Daher empfiehlt die Deutsche Gesellschaft für Anästhesie und Intensivmedizin, bei Diathesen auf einen PDK zu verzichten. Trotzdem gibt es einige Fallberichte und kleine Fallstudien, bei denen eine PDK-Anlage bei Frauen mit einem von-Willebrand-Syndrom der Typen I und II in der Schwangerschaft problemlos durchgeführt wurde. Eine Möglichkeit, den Faktor VIII zu erhöhen, ist der Einsatz von DDAVP (Minirin). Minirin fördert die Freisetzung von Faktor VIII aus den Waibel-Palade-Bodies und erhöht somit die Konzentration des von-Willebrand-Faktors ([159], [255], [313], [424]). Des Weiteren gibt es die Möglichkeit, den Faktor VIII zu substituieren und zur Verbesserung der Gerinnungssituation Plasmapräparate zu transfundieren. Hier darf man jedoch nicht vergessen, dass bei jeder Transfusion die Gefahr von Transfusionszwischenfällen besteht, die in einer lebensbedrohlichen Situation münden können.

Unter Abwägung der Risiken zur Analgesie wird eine patientenkontrollierte Pumpe (PCA) mit Remifentanil verabreicht. Die Patientin kann sich 40 µg Remifentil alle 2 Minuten verabreichen und erreicht so unter der Geburt nahezu Schmerzfreiheit [49].

Neuroaxiale Anästhesie

Während der Geburt ist eine neuroaxiale Anästhesie Mittel der ersten Wahl, da sie den APGAR-Score des Neugeborenen im Vergleich zur i. v. Analgesie post partum bessert (was aufgrund der über die Plazenta diffundierenden Opiate zu erklären ist). Außerdem ist auch der Säure-Basen-Status ausgeglichener ist, da die Mutter nach Analgesie weniger Schmerz und Stress ausgesetzt wird ([335], [336]). Eine Erhebung aus Belgien zeigte, dass bei Kontraindikationen für eine PDA verschiedene Alternativen eingesetzt werden. Beginnend bei alternativen Techniken wie Hypnose, Bäder und Massagen können patientenkontrollierte intravenöse Anästhesien (PCIA) angewendet werden. Aufgrund seiner kurzen kontextsensitiven Halbwertszeit, seiner guten analgetischen Wirkung und seiner guten Steuerbarkeit wird Remifentanil als Mittel der ersten Wahl bevorzugt. Jedoch finden auch Sufentanyl, Fentanyl und sogar Ketamin Anwendung ([224], [225]).

Während der Remifentanil-Gabe wird die Patientin durch die Anästhesie stets adäquat überwacht und gebärt nahezu schmerzfrei einen gesunden Jungen – Patientin, Oberärztin, Anästhesist und Hebamme sind zufrieden.

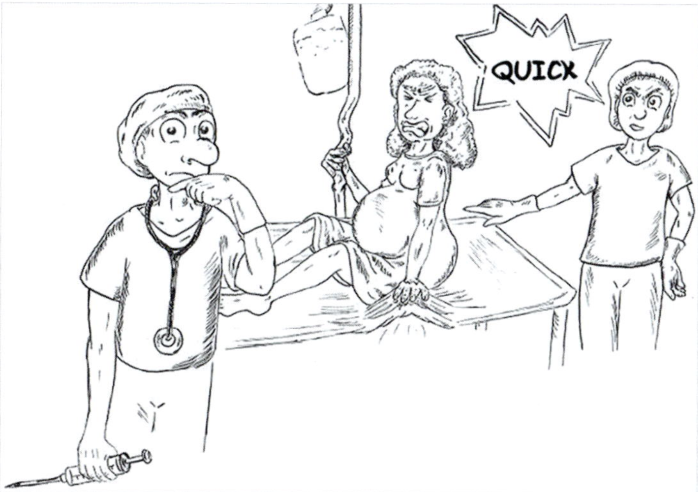

Abb. 27.1

Fazit

- Hämorrhagische Diathesen in der Anamnese gelten auch bei unauffälligen, globalen Gerinnungstests als Kontraindikation für ein rückenmarksnahes Regionalverfahren.
- Bei einer gesunden Schwangeren ist der PDK nach wie vor der Goldstandard.
- Eine normale pTT schließt ein von-Willebrand-Syndrom nicht aus.
- Beim von-Willebrand-Syndrom können die Gerinnungsparameter in der Schwangerschaft im Normalbereich sein, fallen jedoch nach der Geburt schnell ab.
- Als Alternative kann ein kurz wirksames Opiat in Erwägung gezogen werden.

28 HELLP-Syndrom

Daniel Gill-Schuster, Martin Bergold, Lars Holzer

Dr. E., Assistenzarzt im 3. Jahr, ist bereits seit 2 Wochen in der Gynäkologie eingesetzt. Heute ist es endlich soweit, er hat seinen ersten Dienst. Die Gynäkologie ist etwas außerhalb der großen Klinik und eigentlich ein eigenständiger Bereich. Er kommt in die Klinik und weiß genau, dass er heute die Chance hat, einige Stunden zu schlafen. Soviel machen die ja nachts nicht. Allerdings muss er einen ganzen Tag hinter sich bringen, bevor er sich etwas zurückziehen kann. Pünktlich kommt er im Aufenthaltsraum an. „Wo bleibst du denn? Deine erste Patientin wird gerade eingeschleust. Es ist eine Sectio!“ Der OA Dr. F. war eigentlich immer recht freundlich zu ihm. Dr. E. weiß nicht genau, was heute los ist. Er nimmt sich die aktuelle AINS für langweilige Stunden im OP und geht zur Patientin. Unterwegs kommt ihm die Gynäkologin Dr. G. entgegen: „Hallo, hast du schon gesehen? Wir haben eine Sectio heute Morgen auf dem OP-Plan. Die Frau ist schon seit 48 Stunden in den Wehen und wir kommen einfach nicht weiter. Weißt du, wer die Narkose bei ihr macht?“ „Ich!“, sagt Dr. E. und geht direkt in OP 4. Die Patientin ist 29 Jahre alt und in der 36. Schwangerschaftswoche.

Schwangerschaft

Die regelhafte Schwangerschaft verläuft durchschnittlich 280 Tage (40 Wochen) und wird ab dem ersten Tag der letzten Menstruation gerechnet. Eine Geburt vor der 37. Schwangerschaftswoche wird als Frühgeburt bezeichnet. Nach Moro wird die Schwangerschaft in jeweils 3 Abschnitte zu jeweils 13 Wochen eingeteilt und als Trimenon bezeichnet [274].

Im 1. Trimenon entwickelt sich der Embryo sehr rasch und es kommt bei 85 % der Frauen meist zur morgendlichen Übelkeit und Erbrechen. Der Auslöser des Erbrechens ist unklar. Es werden psychische Faktoren oder die Hormonproduktion, besonders die des humanen Choriongonadotropins (HCG), diskutiert [73]. Bis zur 12. Woche ist die Wahrscheinlichkeit von Spontanaborten erhöht. Im 2. Trimenon (13.–28. Schwangerschaftswoche) entwickelt sich die Organogenese weiter. Die erste Mimik ist sichtbar und die Geschlechtsorgane entwickeln sich. Die Schwangere kann das erste Mal die Bewegung des Kindes spüren. Im 3. Trimenon (29.–40. Schwangerschaftswoche) kommt es zu einem weiteren Wachstums des Fötus. Gegen Ende dreht sich das Kind in die für die Entbindung korrekte Schädellage.

„Guten Tag, mein Name ist Dr. E., wie geht es Ihnen?“ „Nun ja, ich bin etwas aufgeregt, aber sonst ist alles ok.“ Dr. E. befragt sie zur Anamnese. Sie berichtet, dass sie keine Vorerkrankungen und keine Allergien habe. Aber sie habe in der Schwangerschaft unheimlich zugenommen. Und eigentlich sei sie ja Sängerin und sie sei bei diesem Gewicht schon lange nicht mehr vor der Tür gewesen. Ihre Beine seien so dick und schmerzten so sehr, dass es nicht mehr zum Aushalten sei. Des Weiteren habe sie immer so Kopfschmerzen, was wohl vom hohen Blutdruck komme, den sie entwickelt habe. Aber das habe sie wahrscheinlich von ihrem Vater, der habe auch immer hohen Blutdruck gehabt. Dr. E. überlegt, hoher Blutdruck, Ödeme? Irgendwie kommt ihm das bekannt vor. Er dreht sich zu Frau Dr. G. und fragt: „Habt ihr ein Labor gemacht? Ich möchte eine Spinalanästhesie stechen.“ „Ja, alles im PC.“ Das Labor zeigt eine aktivierte partielle Thromboplastinzeit (apTT) von 39 s, einen Quick-Wert von 85 % (INR 1,1) und eine Thrombozytenzahl von 39/nl.

Aktivierte Thromboplastinzeit

Die aktivierte Thromboplastinzeit gibt die Koagulationszeit von zuvor mit Zitrat ungerinnbar gemachtem Blut an. Durch Zugabe von Phospholipiden (früher durch Zugabe von Thromboplastin), oberflächenaktive Substanz (z. B. Kaolin) und Kalzium wird die Gerinnung wieder aktiviert. Die aPTT dient zur Kontrolle des intrinsischen Blutgerinnungssystems. Das intrinsische Gerinnungssystem wird bei Thrombozytenkontakt mit negativ geladenen Oberflächen ausgelöst. Durch den Kontakt wird zuerst der Faktor XII, dann XI und IX aktiviert, was wiederum den Faktor X aktiviert. Die aPTT kann unter anderem bei Mangel der Faktoren I, II, V, VII und VIII (Hämophilie A), des von-Willebrand-Faktors (von-Willebrand-Syndrom) und der Faktoren IX (Hämophilie B), sowie X, XI und XII verlängert sein. Iatrogen ist die aPTT bei Gabe von Heparin verlängert.

Quick-Wert

Der Quick-Wert gibt Aufschluss über das extrinsische Gerinnungssystem. Es wird durch exogenen Kontakt mit dem Gewebethromboplastin (Faktor III) aus verletztem subendothelialen Gewebe aktiviert. Dieser Komplex verbindet sich mit dem Faktor VII. Daraus wird der Thrombin-Komplex aktiviert, der wiederum den Faktor X aktiviert.

Die Bezeichnung Quick-Wert stammt von dem Amerikaner Armand James Quick. Quick nahm Blutproben von gesunden Menschen und setzte ihnen Zitrat zu, um eine direkte Gerinnung zu vermeiden. Danach zentrifugierte er die Probe und entnahm das überstehende Plasma. Die Probe wurde dann auf 37 °C erwärmt und mit Kalzium versetzt, um das Zitrat zu binden. Es wurdeThromboplastin hinzugesetzt und somit der exogene Anteil der Gerinnung aktiviert. Nach Zugabe wurde die Zeit gemessen, bis Fibrinfäden auftreten. Ziel von Quick war es jedoch, eine Beziehung zwischen der Thromboplastinzeit und der Menge der vorhandenen Gerinnungsfaktoren herzustellen. Daher ermittelte er die Norm-Plasma-Thromboplastinzeit von gesunden Probanden, verdünnte diese Reihen in festgelegten Verhältnissen und ermittelte von allen Verdünnungen die Thromboplastinzeit. Der Quick-Wert entspricht also der Rate der Verdünnung, die man herstellen müsste, um die gleiche Thromboplastinzeit zu erreichen. Da es eine große Variation unter den Herstellern, die verschiedene Gewebethromboplastine einsetzen, gibt, können die Ergebnisse bedeutend variieren. Daher wurde zur Vergleichbarkeit der Blutungszeit die International normalized Ratio (INR) von der WHO entwickelt. Jeder Anbieter eines Quick-Wertes liefert eine Umrechnungsformel mit, mit der der INR-Wert ermittelt werden kann. Die Berechnungsformel aus der Prothrombinzeit lautet:

$$INR = \frac{PT_{test}}{Pt_{normal}} ISI$$

(PT_{test} = Prothrombinzeit der zu testenden Probe, PT_{normal} = Normwert, ISI = internationaler Sensivitätsindex)

Dieser Wert ist für jede Prothrombinase im Vergleich zu einer standardisierten Probe festgelegt.

Dr. E. sieht sich die Werte an und überlegt noch einmal. Was hat die Gesellschaft für Anästhesiologie nochmal gefordert, um eine rückenmarksnahe Regionalanästhesie durchzuführen?

Leitlinie der DGAI zur rückenmarksnahen Regionalanästhesie

Die Leitlinie der DGAI besagt, dass bei blander Gerinnungsanamnese keine Laborwerte zur Durchführung der rückenmarksnahen Regionalanästhesie bei Gebärenden zu erheben sind. Bei Zweifel oder wenn der Verdacht auf eine Erkrankung besteht, ist ein Gerinnungslabor durchzuführen. Steht die Schwangere unter Antikoagulation, müssen auch die geforderten Karenzzeiten bis zur Punktion bzw. bis zur Entfernung des Katheters eingehalten werden. Hier sind die Empfehlungen jedoch uneinheitlich. Die pTT sollte bei 40–45 Sekunden liegen, der Quick-Wert bei 60 % (INR 1,4) und die Anzahl der Thrombozyten sollte mind. 80/nl betragen.

Dr. E. denkt sich: „Hm, Hochdruck, geringe Plättchenanzahl… Was war das gleich noch einmal?" Sein Blick fällt auf die Leberwerte: auch diese sind erhöht. „Sag mal Frau Dr. G., hat die Patientin vielleicht ein HELLP-Syndrom?" „Ja, das habe ich vergessen zu erwähnen, Entschuldigung. Deswegen ist sie eigentlich bei uns in Behandlung."

HELLP-Syndrom

HELLP ist ein Akronym für die Symptome, die bei dieser Krankheit zu finden sind: **H**aemolysis, **E**levated **L**iver Enzymes und **L**ow **P**latelet Count. Das HELLP-Syndrom ist eine Sonderform der Präeklampsie, die neben den Symptomen Bluthochdruck, Proteinurie und Hypertonie eine schwere Leberfunktionsstörung aufweist. Für die Diagnose muss die klassische Trias vorliegen: Hämolysezeichen (erniedrigtes Haptoglobin und Hämoglobin, erhöhtes Bilirubin und LDH), Transaminasenanstieg (GOT, GPT und GGT) und Thrombozytenabfall (inklusive Verminderung der Gerinnungsfaktoren).

Das HELLP-Syndrom kommt bei etwa 1–2 von 300 Schwangerschaften vor, etwa 4–12 % der Schwangeren mit schwerer Präeklampsie bilden ein HELLP-Syndrom aus [150].

„Wir machen doch die Sectio, weil auch das Kind die klassischen Zeichen des HELLP-Syndroms hat! Es zeigt eine Entwicklungsretardierung und im CTG hat man auch schon Zeichen einer Plazentainsuffizienz gesehen. Wenn sie gestern schon weiter Wehen gehabt hätte, hätten wir es heute Nacht schon gemacht." Insgeheim ärgert Dr. E. sich, dass er davon nichts gewusst hat und vor der Patientin und besonders vor Dr. G. ins Fettnäpfchen getreten ist.

Letalität

Neben den von Dr. G. beschriebenen Symptomen ist die perinatale Letalität beim Kind mit 10–40 % sehr hoch. Die maternale Letalität liegt bei 3–5 %. Die typischen Symptome der Mutter reichen von einfachen Kopfschmerzen, Leberkapselschmerzen, Übelkeit, Erbrechen und Sehstörungen bis zur Entwicklung der Schocksymptomatik als Folge einer disseminierten intravasalen Koagulopathie, akutem Nierenversagen, Lungenödem, Hirnblutung oder der Ruptur eines subkapsulären Leberhämatoms mit intraabdomineller Blutung.

„Stimmt es, dass es bis jetzt noch nicht bekannt ist, woher das Syndrom kommt?", fragt Dr. E. in die Runde.

Ätiologie

Die Ätiologie ist tatsächlich unbekannt. Eine Theorie ist, dass es sich um eine Schädigung des Endothels von Plazentablutgefäßen handelt, die zu einer ungerichteten Blutgerinnung führt. Die massive Gerinnung führt zu einer Fibrin-Ablagerung in der Leber, die dadurch geschädigt wird.

„Ok, bei den schlechten Werten kann ich leider keine Spinale machen. Ich mache dann eine Vollnarkose, also bitte alles bereit machen im OP-Saal." Dr. E. checkt noch einmal die Hausmedikation.

Therapie

Zur Therapie des HELLP-Syndroms werden in akuten Situationen Antihypertensiva bzw. Antikonvulsiva zum Einsatz gebracht. Des Weiteren bedarf die HELLP-Patientin einer intensiven Überwachung, da die Krankheit in ihrem Verlauf sehr schwer abzuschätzen ist. Der Auslöser dieses Krankheitsbildes ist das Kind. Sobald es geboren wurde, kehren die Werte meist sogar recht schnell zum Normwert zurück.

Die Patientin schreckt auf und fragt: „Vollnarkose? Ist das denn nicht gefährlich für mein Kind und mich?"

Allgemeinanästhesie

Die Allgemeinanästhesien werden per RSI durchgeführt, d. h. die Schwangere wird adäquat präoxygeniert und unter Bereithalten eines Absaugers mittels schneller Gabe eines Sedativums und eines Muskelrelaxans ohne Zwischenbeatmung intubiert. Studien konnten zeigen, dass der Krikoiddruck weder die Sicht verbessert noch einen Verschluss des Ösophagus bewirkt. Auf die Durchführung kann also verzichtet werden. Im Rahmen der anatomischen und physiologischen Veränderung muss bei einer Schwangeren immer mit einem schwierigen Atemweg im Rahmen der Intubation gerechnet werden. Daher sollten je nach klinikinternem Reglement gehandelt und ein Alternativ-Device bereitgehalten werden.

Die Schwester setzt die Spritze auf und los geht es. Die Einleitung verläuft problemlos. Nach erneuter Messung zeigt der Blutdruck der Patientin 154/65 mmHg an.

Komplikation einer Präeklampsie

Die häufigste Komplikation einer Präeklampsie ist eine Hirnblutung. Daher sollte der Blutdruck auch bei Allgemeinanästhesien möglichst unter 160 mmHg systolisch gehalten werden. Als adäquates Mittel ist hier Magnesium mit einer Dosis von 0,15 mmol/kg zu verabreichen. Sollte dies keine Wirkung zeigen, kann man die Patientin mit Remifentanil oder einem anderen adäquaten Opioid oder Nitrat behandeln. Die Medikation ist dem Neonatologen mitzuteilen, da es gerade bei Gabe von Opioiden je nach Halbwertszeit zu einer Atemdepression beim Kind kommen kann ([73], [83]).

Nach wenigen Minuten wird es schon laut im Kreißsaal. Der Gynäkologe hält einen gesunden Jungen in der Hand. „Alles in Ordnung!", ruft er.

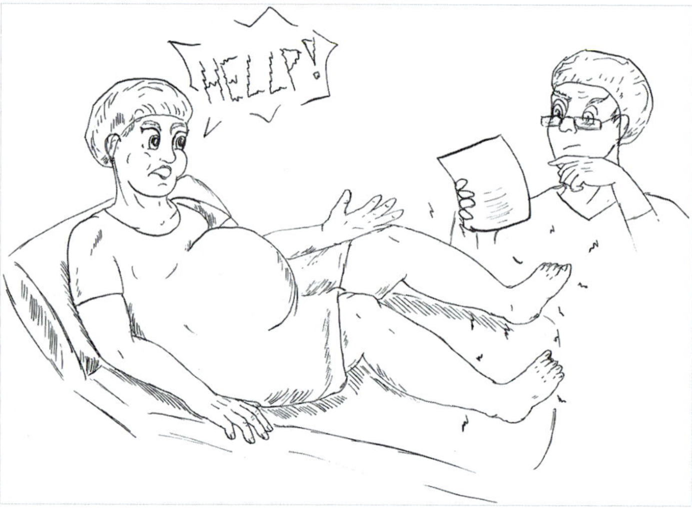

Abb. 28.1

Fazit

- Bei Durchführung der Regionalanästhesie ist bei blander Anamnese bei Schwangeren kein Gerinnungslabor notwendig.
- Die Symptome des HELLP-Syndroms sind Thrombozytopenie, erhöhte Leberenzyme und Hämolyse.
- Es ist eine Sonderform der Präeklampsie.
- Die Ätiologie ist unklar.
- Therapie ist eine Überwachung und eine Antihypertension.

29 Neugeborenenreanimation und Notsectio

Florian Raimann, Daniel Gill-Schuster, Lars Holzer

Ein ganz normaler Sonntagmorgen. Assistenzarzt Dr. C. sitzt mit Dr. D., seinem Kollegen der Nachtschicht, und seinem Assistenzarztkollegen Dr. N. um 9:00 Uhr auf der interdisziplinären Intensivstation und unterhält sich mit ihnen über Dr. Ds vergangenen Bereitschaftsdienst. Doch leider stehen die Karten für einen entspannten Wochenenddienst schlecht. Noch mitten im Gespräch klingelt das Diensttelefon um 9:25 Uhr mit einem Notsectio-Alarm. Sofort macht Dr. C. sich mit den beiden auf den Weg in den Kreißsaal ein Stockwerk höher. Die aufgeregte Kollegin der Gynäkologie berichtet, während sie die Patientin auf einer Liege in den Kreißsaal schiebt, hastig folgende Fakten über die Patientin: 33 + 6 SSW, keine relevanten Vorerkrankungen, seit der Nacht bestünden vaginale Blutungen, V. a. vorzeitige Plazentalösung. Der Babynotarzt aus dem benachbarten Krankenhaus mit angeschlossener Pädiatrie sei verständigt.

Die 38-jährige Patientin erreicht den Kreißsaal ohne i. v. Zugang. Während die Anästhesiepflege die für eine Notsectio immer vorbereiteten Medikamente aus dem Kühlschrank holt und die Intubation richtet, legt Dr. D. einen 18G-i. v. Zugang an der linken Hand. Parallel hierzu neigt Dr. C. den OP-Tisch nach links, beruhigt die Patientin und fragt nach bekannten Allergien und der letzten Nahrungsaufnahme. Sofort beginnt er mit einer dicht sitzenden Beatmungsmaske und einem O_2-Flow von 18 l/min die Präoxygenierung. Dr. N. legt in der Zwischenzeit den Clip des Pulsoxymeters und eine Blutdruckmanschette an und startet die Messung.

Das Pulsoxymeter zeigt eine SpO_2 von 100 % und eine HF (rhythmisch) von 86/min. Der nicht invasiv gemessene Blutdruck zeigt einen initialen Wert von 155/75 mmHg.

Der gelegte i. v. Zugang wird mit einer 10 ml NaCl-Spritze angespült, um eine intravasale Lage zu verifizieren. Dr. C. startet die im Kreißsaal immer einsatzbereite Absaugung. Nach Rücksprache mit den Kollegen der Gynäkologie und der OP-Pflege wird die RSI um 9:30 Uhr mit 500 mg Thiopenthal eingeleitet. Nach Verlust des Bewusstseins wird die Patientin mit 80 mg Succinylcholin relaxiert. Die unverzügliche endotracheale Intubation mit Führungsstab gelingt primär bei C/L I. Mit Platzieren des Tubus gibt Dr. C. das Ok für den Sectiobeginn. Zuerst wird die Patientin manuell beatmet und ein vesikuläres Atemgeräusch beidseits auskultiert.

RSI bei Schwangeren

Schwangere ab der 12. (–16.) SSW sind als nicht nüchtern zu betrachten. So gelten die allgemeinen Hinweise zur RSI/Ileuseinleitung wie bei jeder Allgemeinanästhesie, da bei Notsectio oder geplanter Sectio caesarea mit einem erhöhten Aspirationsrisiko zu rechnen ist. Ursächlich hierfür ist ab ca. der 12. (–20.) SSW:

- verlagerte Magenachse
- reduzierter Tonus von Magen und Ösophagussphinkter
- erhöhter intragastraler und intraabdomineller Druck

Neben der erhöhten Aspirationsgefahr bestehen bei Schwangeren weitere Risiken im Rahmen der Intubation (bis zu 5 % der Fälle):

- ödematöse Veränderungen der Schleimhaut des Respirationstraktes (schwieriger Atemweg)
- Zwerchfellhochstand mit verringerter FRC und erhöhtem Sauerstoffverbrauch (kürzere Apnoetoleranz)

Das Kind wird um 9:32 Uhr abgenabelt. Direkt hiernach werden 25 µg Sufentanil appliziert und Sevoflurane als inhalatives Anästhetikum im Rahmen der maschinellen Beatmung genutzt. Nach der Abnabelung zeigt sich ein initialer APGAR von 0 Punkten (▶ Tab. 29.1). Das Kind ist schlaff, hat ein blaues Hautkolorit, zeigt keine eigenen Atemanstrengungen oder Reflexe und besitzt keinen tastbaren Puls. Der Puls wird primär an der Nabelschnur getastet.

Tab. 29.1 Asphyxie-Score für Neugeborene nach Virginia Apgar (1953); Erhebung 1, 5 und 10 Minuten nach Entbindung (Quelle: [142]).

Punkte	0	1	2
Atmung	keine	unregelmäßig, Schnappatmung	regelmäßig
Puls	kein	< 100/min	> 100/min
Grundtonus	schlaff	mittel, träge Bewegungen	aktive Bewegung
Aussehen	blau, blass-grau	Stamm rosig, Peripherie zyanotisch	rosig
Reflexe beim Absaugen	keine	Grimassieren	Husten, Niesen, Schreien
Bewertung: 7–10 Punkte lebensfrisch, 4–6 Punkte leichte Depression, 0–3 Punkte schwere Depression			

Um 9:33 Uhr wird das Neugeborene von der Gynäkologin sowie Dr. C. und Dr. D. in den Vorraum gebracht und dort unter der Wärmelampe nach den Vorgaben der ERC und deren Algorithmus der Neugeborenenversorgung versorgt, während Dr. N. die Patientin weiter betreut. Nach Stimulation und Absaugen von Fruchtwasser aus dem Mundraum wird das Neugeborene mit Raumluft 5-mal beatmet. Durch die Hebamme wird eine Pulsoxymetrie angeschlossen. Diese zeigt keine Herzfrequenz und eine periphere Sättigung von 20 % an. Auch nach den initialen Beatmungen zeigt das Kind keinerlei Eigenaktivitäten. Es wird ein Güdel-Tubus eingelegt und erneut beatmet. Auch der 2. Beatmungszyklus zeigt keine Veränderung der Situation. Um 9:34 Uhr wird nach Reevaluation die Indikation zur Neugeborenenreanimation gestellt. Die Gynäkologin beginnt unverzüglich mit der Herzdruckmassage. Der Beatmungsbeutel wird nun an die stationäre O_2-Versorgung angeschlossen, ein Flow von 6 l eingestellt sowie ein Reservoirschlauch aufgesteckt. Das Kind wird im Rhythmus von 3:1 im Wechsel von Thoraxkompression und Beatmung reanimiert. Im Verlauf wird das Neugeborene, bei weiterhin schlechter peripherer Sättigung und fehlendem Eigenrhythmus, mit einem Tubus der Größe 3 intubiert (▶ Abb. 29.1).

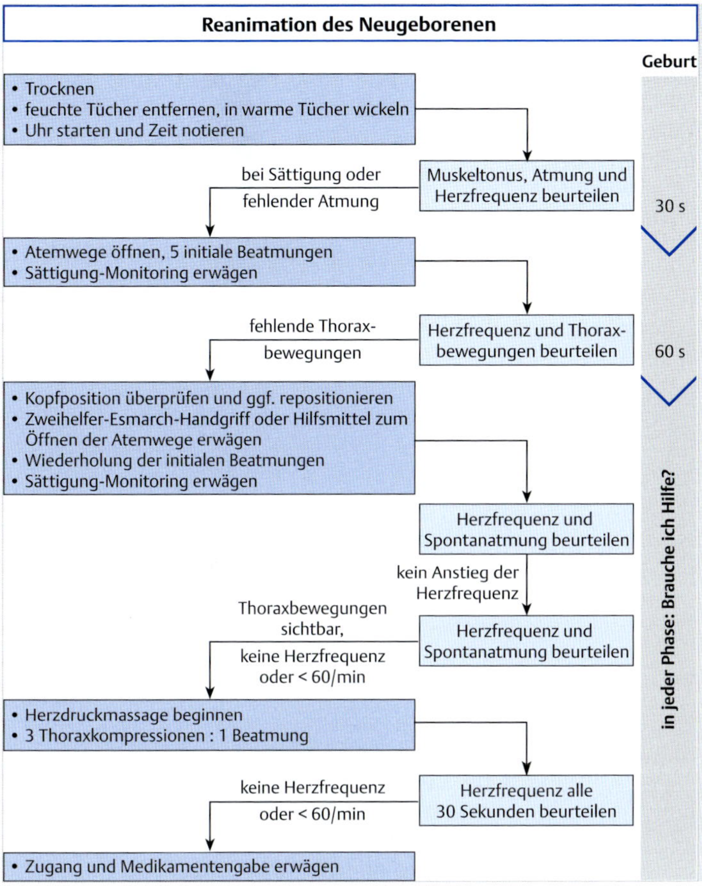

Abb. 29.1 Reanimation des Neugeborenen (Quelle: [282]).

Tubusgrößen

Die Auswahl der Tubusgröße bei Neugeborenen orientiert sich am (geschätzten) Geburtsgewicht (▸ Tab. 29.2). Zur Berechnung der Tubusgröße (ID) bei Kindern ab 2 Jahren eignet sich die einfache Formel:

$$4 + \frac{\text{Lebensjahr}}{4}$$

Aufgrund der sehr weichen laryngealen Strukturen muss bei der Laryngoskopie mit größter Vorsicht vorgegangen werden: Die engste Stelle der kindlichen Atemwege liegt unterhalb der Stimmbänder! Um die korrekte Tiefe der Tubusposition zu beurteilen, muss auf das Verschwinden der schwarzen Markierung am unteren Ende der Kindertuben zwischen den Stimmbändern geachtet und durch sorgfältige Auskultation die Belüftung aller Lungenanteile beurteilt werden. Nach jeder Lagerungsmaßnahme muss die korrekte Tubusposition erneut überprüft werden.

Im weiteren Verlauf bessert sich die gemessene Sättigung und steigt auf 42 %. Ein Puls ist nach wie vor nicht zu tasten. Das Neugeborene wird weiter beatmet und mittels Herzdruckmassage reanimiert. Dr. C. und Dr. D. entscheiden sich als nächsten Schritt zur Etablierung eines i. v. Zugangs.

Es wird primär ein Nabelschnurkatheter gewählt. Während Dr. C. sich sämtliche Utensilien von der Hebamme richten lässt, lässt er von seiner Anästhesiepflege Notfallmedikamente zur Reanimation vorbereiten. Während der Vorbereitungen steigt die Sättigung auf 85 % und ein Puls ist zu tasten. Dieser liegt bei 85/min. Hierauf wird die Herzdruckmassage eingestellt und das Neugeborene bei inzwischen einsetzender Spontanatmung assistiert beatmet. Kurz bevor der Nabelschnurkatheter platziert werden kann, trifft um 9:38 Uhr der parallel zur Notsectio verständigte Babynotarzt ein. Die Herzfrequenz steigt weiter auf inzwischen 124/min. Doch wie und wo wird ein Nabelschnurkatheter gelegt?

Tab. 29.2 Tubusgröße in Abhängigkeit vom Geburtsgewicht des Kindes (Quelle: [142]).

Körpergewicht (g)	Tubusinnendurchmesser (ID in mm)
< 1000	2,5
1000–2000	3,0
2000–3 000	3,5
> 3 000	> 3,5–4,0

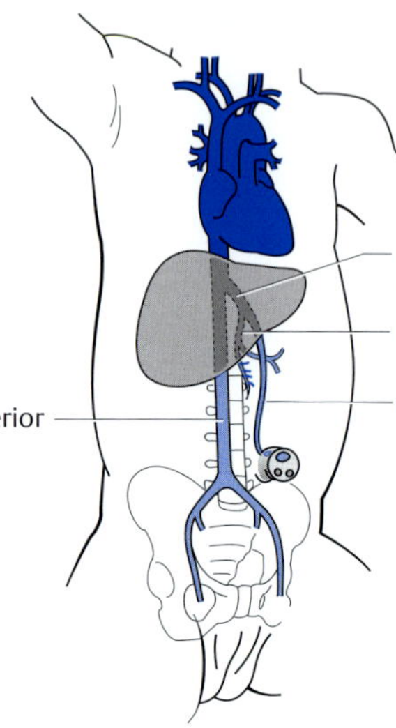

Abb. 29.2 Anatomie der venösen Blutversorgung des Neugeborenen (Quelle: [205]).

Nabelschnurkatheter

Die benötigten Instrumente sind:
- Skalpell
- feine Pinzette
- kleine Klemmen
- Nahtmaterial
- 4F-Katheter für Frühgeburten
- 5F-Katheter für reife Neugeborene

Der Ablauf gliedert sich in folgende Schritte:
- Desinfektion und sterile Abdeckung
- Absetzen der Nabelschnur ca. 1 cm über Hautniveau
- Der Rand der Nabelschnur wird mit einer Klemme gefasst und die Gefäße identifiziert. Hierbei ist die Nabelvene etwas größer und dünnwandiger als die beiden Arterien.
- Die Vene wird mit einer feinen Pinzette vorsichtig gedehnt (▸ Abb. 29.2).
- Der Stumpf wird etwas gestreckt und nach kaudal gezogen.

Vorsichtig wird der Katheter eingeführt, sodass er mit der Spitze über den Ductus venosus hinaus im Übergang zwischen V. cava inferior und rechtem Vorhof zum Liegen kommt (▸ Abb. 29.2).

Das Neugeborene wird bei ROSC in die Obhut des Babynotarztes übergeben und im weiteren Verlauf mit Hilfe eines Inkubators und assistierter Beatmung in stabile Kreislaufverhältnisse gebracht und in die nahegelegene Kinderklinik transportiert.

Die parallel hierzu laufende Sectio wird komplikationslos in Allgemeinanästhesie beendet. Es kommt zu keinem nennenswerten Blutverlust bei der Mutter, die mit einem stabilen Hb von 9,1 mg/dl postoperativ extubiert werden kann.

Fazit

- Im Gegensatz zum Erwachsenen spielt der Sauerstoff bei der Neugeborenen-Reanimation eine größere Rolle.
- In der Nabelschnur finden sich zwei Arterien und eine Vene. Diese lassen sich anhand des Kalibers unterscheiden (▸ Abb. 29.2).
- Die primäre Aufgabe des Anästhesisten liegt bei der Versorgung der Mutter. Wenn es die Personalsituation und der Narkoseverlauf zulassen, wird die Neugeborenenversorgung gemeinsam mit Geburtshelfer und Hebamme durchgeführt.
- Durch ein Ausstreichen der Nabelschnur zum Kind hin und ein erneutes Abnabeln können dem Neugeborenen 2–3 ml Blut als Bolus appliziert werden.

30 Postpartale Hämorrhagie

Stefanie Kranepuhl, Lars Holzer, Daniel Gill-Schuster

Oh, hier läuft ja schon eine Sectio... Der Kollege macht für Frau Dr. E. eine kurze Übergabe: Frau C. ist eine 31-jährige gesunde Frau, 1. Gravida, 1. Para, es wurde eine sekundäre Sectio bei Geburtsstillstand und pathologischem CTG durchgeführt. Oxytocin 3 IE nach Abnabelung und Antibiose wurden nach Standard verabreicht, die Gerinnungsanamnese der Patientin war ohne Auffälligkeiten, sie hat eine problemlose SPA erhalten, der Blutverlust beträgt zum aktuellen Zeitpunkt ca. 600 ml, die Plazenta konnte vollständig entfernt werden. Die Operation ist schon fast vorbei. Der Sohn von Frau C. hat gute APGAR-Werte und ist bereits beim Vater. Nach der Übergabe stellt sich Frau Dr. E. der Patientin kurz vor und gratuliert ihr. „Vielen Dank!", erwidert die Patientin. „Aber ich bin froh, wenn es vorbei ist. Krankenhäuser finde ich schrecklich und ich bin froh, wenn es wieder nach Hause geht!"

Nach der Übergabe im Kreißsaal gibt es längere Zeit nichts zu tun, vielleicht wird das ja ein ruhiger Dienst. Prompt kommt der Anruf der Hebamme, dass es Frau C. gar nicht gut gehe. Die Patientin liegt blass in Schocklagerung im Bett, es läuft Sauerstoff auf 4 l/min über die Maske außerdem eine HAES 6 % und ein Perfusor mit Nalador (Sulproston) mit 2,5 µg/min. Die Patientin reagiert leicht verzögert auf Ansprache, zeigt eine flache tachypnoeische Atmung und Kältezittern. Der Blick auf die Vitalparameter zeigt eine Herzfrequenz von > 130/min, die SpO_2 schwankt zwischen 95 % und 97 %, der Blutdruck beträgt 95/50 mmHg. Als erste Maßnahmen erhöht Frau Dr. E. die Flussrate des O_2 auf 6 l/min und legt einen weiteren Zugang. Immerhin 17G, leider gibt es im Kreißsaal kein Lokalanästhetikum.

Als die Hebamme erneut den Fundusstand kontrolliert und auf den Uterus drückt, entleert sich Blut im Schwall. „Jetzt aber schnell", denkt sich Dr. E. Die Oberärztin ist bereits alarmiert, Dr. E. informiert den übergeordneten erfahrenen Facharzt über den instabilen Zustand der Patientin und ihren dringenden Verdacht auf eine Atonie. „Ruf mich wieder an, wenn ihr im Saal seid", meint Facharzt Dr. M. Die sichtlich besorgte Assistenzärztin aus der Geburtshilfe diskutiert zunächst noch mit der Oberärztin, da diese die Situation der Patientin als wenig bedrohlich einschätzt. Als es endlich in den OP geht, ruft Dr. E. nochmal den Facharzt an.

> **Cave**
>
> Der Blutverlust unter Geburt und postpartal wird meist unterschätzt und damit die Diagnose einer postpartalen Hämorrhagie (PPH) zu spät gestellt [365]!

Die Präoxygenierung mit der dichtsitzenden Maske wird von der Patientin gut toleriert, Frau Dr. E. spricht beruhigend auf sie ein, obwohl ihr beim Blick auf den Monitor gar nicht wohl ist. Dann erfolgt rasch die problemlose RSI mit Fentanyl, Propofol und Succinylcholin. Zur Stabilisierung des Blutdrucks läuft Noradrenalin mit 0,25 µg/kgKG/min, die gewärmten kristalloiden Infusionen am 17G-Zugang laufen rasch. Die Zusammenarbeit mit der erfahrenen Schwester klappt bestens, der Tubus ist schon fixiert und die Patientin wird freigegeben.

Die FiO_2 belässt Frau Dr. E bei 100 %, aufgrund des V. a. Atonie hat sie einen Propofol-Perfusor vorbereiten lassen, um die uterusrelaxierende Wirkung der Inhalationsanästhetika zu vermeiden. Kurz nachdem noch ein 16G-Zugang gelegt und fixiert ist, kommt der Facharzt in den OP-Saal und beginnt ohne Umschweife mit arterieller Punktion und ZVK-Anlage. „Gut, dass du angerufen hast! Sowas macht man besser nicht alleine!"

In der BGA findet sich ein Hb von 5,4 g/dl, ein Lactat-Wert von 48 mmol/l und ein pH-Wert von 7,2. Das Team beginnt unverzüglich mit der Transfusion von 4 Erythrozytenkonzentraten „0 neg" aus dem Notfalldepot. Für die Verbesserung der Gerinnung werden 2 g Tranexamsäure verabreicht. Im Verlauf der OP kommen noch 2 blutgruppenkompatible Erythrozytenkonzentraten, 2 gefrorene Frischplasmen sowie 2 g Fibrinogen dazu, da das operative Team die Blutung nur schwer stoppen kann.

Postpartale Hämorrhagie (PPH)

Vor allem durch die zunehmende Anzahl an Sectiones und vaginal-instrumentellen Entbindungen sowie den vermehrten peripartalen Einsatz von Uterotonika treten postpartale Hämorrhagien immer häufiger auf. Diese Komplikation stellt weltweit den häufigsten Grund für maternale Todesfälle dar! Ab einem Blutverlust von > 1000 ml nach Sectio caesarea bzw. > 500 ml nach vaginaler Entbindung ist von einer postpartalen Blutungskomplikation auszugehen. Eine schwere PPH liegt bei einem Blutverlust ≥ 1500 ml innerhalb von 3h vor.

Ein erhöhtes Risiko für atonische Blutungen besteht bei Patientinnen nach Sectio, langer Wehentätigkeit oder mehrfacher medikamentöser Geburtseinleitung, das gleiche gilt für Multiparae, Patientinnen mit HELLP-Syndrom oder Amnioninfektionssyndrom (AIS). Die 4T (Tonus, Trauma, Tissue und Thrombin) sind als Ursachen einer relevanten postpartalen Blutung wichtig für das Erkennen und zielgerichtete Behandeln dieser Komplikation. Tissue steht dabei für Komplikationen durch Plazentareste oder Störungen der Plazentaimplantation und Thrombin für bekannte oder erworbene Pathologien der Blutgerinnung. Liegen Risikofaktoren vor, ist die häufigste Ursache für eine PPH der Tonusverlust des Uterus. Charakteristischerweise steht der Fundus uteri dann über dem Nabel und lässt sich in der Tastuntersuchung schwer abgrenzen. Uterotonika wie Oxytocin, das Analogon Carbetocin und auch die von Prostaglandinen abgeleiteten Substanzen wie Sulproston haben Nebenwirkungen wie Übelkeit, Erbrechen und Kopfschmerzen und auch relevante Wirkungen auf das Herz-Kreislauf-System. Blutdruckabfälle, Reflextachykardien und Arrhythmien besonders bei Bolusapplikation sind keine Seltenheit. Das Medikament Methylergometrin kann außerdem Koronarspasmen auslösen und besonders die kombinierte Gabe verschiedener Uterotonika scheint die Inzidenz eines Lungenödems zu erhöhen [426].

Therapieoptionen

Die manuelle Kompression des Uterus, z. B. mit dem Credé-Handgriff, ist eine absolute Basismaßnahme. So wird verhindert, dass weiter Blut ins Cavum uteri einströmt. Außerdem kann „Anreiben" am Fundus die Kontraktion unterstützen. Um den Blutverlust zu minimieren, kann auch eine Ballontamponade des Uterus erwogen werden. Diesem Vorgehen kommt besondere Bedeutung zu, wenn z. B. eine Verlegung der Patientin nötig ist. Wenn die Patientin konservativ nicht zu stabilisieren ist, erfolgt eine Laparotomie und eine Verlagerung des Uterus aus dem Becken zur gezielteren Kompression sowie im Verlauf zur Unterbrechung der uterinen Blutzufuhr mittels Gefäßklemmen an den Aa. uterinae oder durch Uteruskompressionsnähte wie die B-Lynch-Naht. Auch die interventionelle Embolisation durch die Radiologie nach primärer Ligatur der zuführenden Arterien stellt eine Möglichkeit zur definitiven Versorgung dar.

Die Hysterektomie als Ultima ratio ist vor allem bei noch instabilen Patienten kritisch zu sehen, da sie mit einem weiteren starken Blutverlust (ca. 3000 ml) einhergeht [365].

Das Antifibrinolytikum Tranexamsäure hat aufgrund der hohen fibrinolytischen Aktivität von plazentarem Gewebe im Management der PPH einen besonders hohen Stellenwert. Die optimale Dosierung von Tranexamsäure ist zurzeit nicht bekannt, die 2 g sind ein Konsens, der auf großen Studien an Traumapatienten beruht [365].

Endlich, die Blutung steht! Frau Dr. E. fällt ein Stein vom Herzen. In der nächsten BGA zeigt sich ein Hb von 8,6 g/dl, das Laktat ist gefallen und das Noradrenalin kann zunächst auf 0,05 µg/kg/min reduziert werden. Die Operateurin hält den Uterus noch immer fest in der Hand, um die Tonisierung zu unterstützen, aber die B-Lynch-Naht ist effektiv. Der Facharzt sorgt für die Verlegung der beatmeten Patientin auf die Intensivstation. Dort ist unter anderem eine genaue Analyse der Gerinnungsparameter der Patientin geplant.

Am übernächsten Tag kann Frau Dr. E. die Patientin kurz auf der Station besuchen – der weitere Verlauf auf der Intensivstation war problemlos und die frischgebackene Mutter freut sich vor allem auf ihre Entlassung aus der Klinik.

Fazit

- Die PPH ist eine relevante Komplikation in der Geburtshilfe, deren Inzidenz zunimmt.
- Der Algorithmus der interdisziplinären D-A-CH-Konsensusgruppe PPH ermöglicht es, diese Notfallsituation zu trainieren und beinhaltet stadiengerechte Therapieoptionen.
- Der Blutverlust unter und nach der Geburt wird meist unterschätzt und dadurch die Diagnose verzögert!
- Das Risikoprofil und die Klinik der Patientin sind wegweisend.
- Zusätzlich zur medikamentösen Tonisierung des Uterus wird die Gabe von 2 g Tranexamsäure frühzeitig und vor Gabe von z. B. Fibrinogen bei anhaltender Blutung empfohlen.
- Das Management einer PPH erfordert enge Zusammenarbeit mit den Kollegen der Geburtshilfe.

31 Stillen nach Narkose

Sabrina Pflum, Daniel Gill-Schuster, Lars Holzer

Frau T. ist sehr aufgeregt. Gerade wird sie, im Bett liegend, von ihrer betreuenden Hebamme in den Aufwachraum geschoben. Es ist 7:30 Uhr, und sie soll gleich per Kaiserschnitt ihr 3. Kind zur Welt bringen. Doch neben der Vorfreude auf den Familienzuwachs bereitet der 33-Jährigen etwas große Sorgen: während der Schwangerschaftsvorsorge hat man im Ultraschall etwas Auffälliges an ihrem rechten Eierstock entdeckt, das sich im MRT als 6,6 cm durchmessender Tumor dargestellt hat. Der Tumor soll nach der Sectio caesarea in der gleichen Sitzung entfernt werden. Da Frau T. ihr drittes Kind erwartet und die Familienplanung abgeschlossen ist, soll gleichzeitig eine Sterilisation durchgeführt werden.

Zeitgleich sieht sich Oberarzt Dr. K. im Arztzimmer den aktuellen OP-Plan des Bereichs Gynäkologie und Geburtshilfe an und überlegt, welchen Assistenzarzt er mit welcher Aufgabe betrauen soll. Schließlich entscheidet er sich, Frau Dr. S. zur Patientin Frau T. zu schicken. „Du führst bei dieser Patientin eine Periduralanästhesie durch, damit du diese bei eventuell länger dauernder OP nochmal aufspritzen kannst. Wer weiß, wie lange die OP samt Tumorexstirpation dauern wird. Und Dr. R. wird dir bei der PDA-Anlage über die Schulter schauen." Dr. R. ist erst seit 2 Tagen in der Rotation Gynäkologie und Geburtshilfe und soll die Anlage einer PDA noch lernen.

Zusammen gehen die beiden Assistenzärzte zu Frau T. Die Schwangerschaft war bis auf einen nicht insulinpflichtigen Gestationsdiabetes und den Zufallsbefund am Ovar komplikationslos verlaufen. Dies ist für die Patientin bereits die 3. Sectio ceasarea in rückenmarksnaher Anästhesie. Die Patientin ist trotz ihrer Adipositas per magna gut belastbar. Frau Dr. S. bekommt beim Anblick der Patientin große Augen und atmet tief durch: Zwar hat sie sich das Narkoseprotokoll vorab angesehen, doch der BMI von 49 kg/m², bei einem Körpergewicht von 135 kg und einer Körpergröße von 166 cm, war ihr entgangen! Wie soll sie denn bei diesen Proportionen die Zwischenwirbelräume tasten? Bis zu diesem Zeitpunkt hat sie ca. 10 Periduralanästhesien eigenständig durchgeführt, doch eine so adipöse Patientin hat sie bisher nicht betreut. „Du machst das schon!" OA Dr. K. klopft ihr auf die Schulter und zwinkert ihr aufmunternd zu.

Gemeinsam mit der Fachkrankenschwester, einem Rettungsdienstpraktikanten der Feuerwehr und einer Studentin im Praktischen Jahr – so viele Zuschauer! – wird Frau T. aufgesetzt. Ein venöser Zugang, über den eine kristalloide Infusion läuft, liegt bereits und das Basismonitoring ist schon angeschlossen. Dank der erfahrenen Schwester und dem guten Zureden von Dr. R. wird Frau T. optimal gelagert. Frau Dr. S. tastet den Zwischenwirbelraum L 3/4 und platziert hier ein Depot mit 5 ml des Lokalanästhetikums Mepivacain 1 %, damit Frau T. die Punktion mit der dickeren Punktionsnadel nicht als schmerzhaft empfindet. Die standardmäßig verwendete Tuohy-Nadel mit einer Länge von 8 cm reicht gerade aus – der Loss of Resistance hat sich exakt bei 8 cm befunden. Den Katheter hat die Assistenzärztin 13 cm ab Hautniveau eingeführt und die Tuohy-Nadel entfernt, als sie zu Frau T. sagt: „Sie können sich entspannen, der Katheter liegt und die Nadel ist draußen. Jetzt müssen wir noch testen, ob er richtig liegt!" Der Aspirationsversuch ergibt weder Blut noch Liquor im Katheter, und Frau T. hat während der PDA-Anlage keine Parästhesien gespürt. Die Lagekontrolle mit einer Testdosis von 3 ml Mepivacain 1 % ergibt keinen Anhalt für eine spinale Fehllage, sodass der PDK mit 13 ml Ropivacain 0,75 % plus 10 µg Sufentanil als Zusatz aufgespritzt wird. „Ich bin so froh, dass das heute so zügig geklappt hat! Bei der Geburt meines letzten Kindes hat die Anlage der PDA eine Stunde gedauert, und es brauchte mehrere überlange Nadeln! Die waren danach auch alle verbogen!" „Wie gut, dass ich das vorher nicht gewusst habe …", denkt Frau Dr. S. erleichtert.

Frau T. wird auf den OP-Tisch umgelagert und Dr. R. und Frau Dr. S. bringen sie in den OP-Saal. Dort wartet schon ihr Ehemann, der während der Sectio caesarea auf der Anästhesieseite bei seiner Frau sitzen und die Geburt des gemeinsamen Kindes miterleben darf. Nachdem Frau Dr. S. sich versichert hat, dass das erforderliche Anästhesieniveau Th 6 erreicht ist, gibt sie den Kollegen der Geburtshilfe das Zeichen, dass die Operation beginnen kann. Es vergehen keine 3 Minuten, bis der Kopf des Neugeborenen zu sehen ist. Die Tochter von Frau T. wird sofort im Nebenraum von einem Pädiater untersucht – der erste APGAR ist 9 – und kurze Zeit später kommt die Hebamme mit dem Neugeborenen zurück in den Operationssaal zu Frau und Herrn T., damit Mutter und Kind zumindest einige Minuten zusammen sein können. Frau T. hat inzwischen – nach Durchtrennung der Nabelschnur – das Uterotonikum Oxytocin zur Prophylaxe der Uterusatonie und Cefuroxim als perioperative Antibiotikaprophylaxe erhalten. Da der Saal trotz einer Raumtemperatur von 26 °C auf Dauer zu kalt für Neugeborene ist, wird es in Begleitung des Vaters zurück in den Kreißsaal gebracht. Frau T. bleibt mit den beiden Anästhesisten und der Schwester noch länger im OP, da die Tumorexstirpation unmittelbar nach der Sectio caesarea ansteht. „Herr Dr., können sie schon erkennen, was das an meinem Eierstock ist?“, fragt die Patientin beunruhigt den Operateur. „Frau T., wir werden den auffälligen Befund an Ihrem rechtem Eierstock und einige Probeexzisionen auch von der linken Seite entnehmen und dem Pathologen die genaue Untersuchung überlassen. Nur er kann uns exakt sagen, um was es sich bei den Veränderungen handelt. Bis wir das Ergebnis erfahren, werden allerdings einige Tage vergehen.“ Frau T. atmet tief durch. Sie beschließt, sich über die Geburt ihrer Tochter zu freuen und die Angst zunächst zu verdrängen. Da fällt ihr noch etwas ein, was sie schon seit einigen Tagen beschäftigt. Sie wendet sich an Frau Dr. S.: „Hat die Periduralanästhesie Auswirkungen auf die Muttermilch? Darf ich meine Tochter trotzdem stillen? Ich möchte sie keinesfalls einem Risiko aussetzen! Lieber füttere ich sie mit Milchnahrung!“ Die beiden Assistenzärzte Dr. R. und Dr. S. sehen sich ratlos an. Zwar glauben sie beide, dass dies bei einer Periduralanästhesie eigentlich kein Risiko darstellen sollte, doch ganz sicher sind sie sich auch nicht. „Wir besprechen das mit unserem Oberarzt und geben Ihnen gleich Bescheid!“ Herr Dr. R. bleibt bei Frau T. und Frau Dr. S. verlässt den Operationssaal und fragt den OA Dr. K.

Seine Antwort lautet: „Ganz ausschließen kann man zwar einen geringfügigen Übertritt von Medikamenten in die Muttermilch nicht, jedoch sind ja nach der Periduralanästhesie bei korrekter Durchführung nur geringe Konzentrationen im Blut der Mutter zu erwarten, sodass in der Milch, wenn überhaupt, minimale Wirkstoffmengen auftreten werden. Frau T. kann stillen, sobald sie fit genug ist, und braucht weder eine Stillpause einzulegen, noch Milch abzupumpen und zu verwerfen.“

Dr. S. teilt dies der Patientin mit, die daraufhin beruhigt ist. Sie habe bereits Schauermärchen gehört, dass sie nun 24 Stunden nicht stillen dürfe, und gerade die erste Milch sei doch so wichtig für das Neugeborene und die Bindung von Mutter und Kind. Nach Ende der Operation wird Frau T. zurück in ihr Bett gelagert – sie selbst kann nicht mithelfen, da die Periduralanästhesie die Beweglichkeit ihrer Beine noch stark einschränkt – und in den Kreißsaal gebracht, wo Tochter und Ehemann sie schon sehnsüchtig erwarten.

Stillen nach PDA

Nach oraler, intravenöser und auch epiduraler – durch Resorption – Applikation eines Medikaments resultiert eine entsprechende Konzentration im Plasma der Mutter [260]. Sie ist sowohl von der verabreichten Dosis als auch von der Eliminationskinetik abhängig. Durch passive Diffusion erreichen der Wirkstoff und ggf. seine Metabolite die Muttermilch. Dieser Vorgang wird durch eine niedrige molare Masse, hohe Fettlöslichkeit, geringe Protein-Bindung und einen niedrigen Ionisationsgrad begünstigt. Basische Substanzen werden in der Muttermilch protoniert, sodass sie nicht mehr so leicht rückdiffundieren können [11]. Andere Substanzen, beispielsweise das Injektionsnarkotikum Propofol, diffundiert nach der Umverteilung zurück aus der Muttermilch in die mütterliche Blutbahn, sodass nach Narkoseausleitung nur noch sehr niedrige Propofolspiegel in der Milch messbar sind [297]. Der Milch-Plasma-Quotient beschreibt das Verhältnis der Konzentration einer Substanz in der Muttermilch zur Konzentration im mütterlichen Plasma. Der Plasmaspiegel beim Säugling wiederum hängt außerdem von der Menge der getrunkenen Muttermilch, der oralen Bioverfügbarkeit der Substanz und kindlichen Faktoren wie Reife und Ausscheidungskapazität ab [37].

Drei Monate später ist Frau Dr. S. wieder einmal im OP-Bereich Gynäkologie und Geburtshilfe eingesetzt und befindet sich im Aufwachraum, um Patientinnen zu verlegen, als ein ihr bekanntes Gesicht aus dem OP geschoben wird. Nach kurzer Überlegung erkennt sie Frau T. Die anspruchsvolle PDA-Anlage und der Befund am Ovar waren ihr in Erinnerung geblieben. Die Patientin hat die Augen noch geschlossen und wird gerade von der Schwester an das Basismonitoring angeschlossen. Ein Blick auf die Patientenakte verrät: bei der ersten Operation im Rahmen der Sectio caesarea hat der Pathologiebefund einen serösen Borderline-Tumor – ein „Grenzfall" zwischen benignem und malignem Ovarialtumor – ergeben. Heute ist eine Radikaloperation durchgeführt worden, bestehend aus Hysterektomie, Salpingoovarektomie beidseits, Omentektomie, und der Entnahme von Probeexzisionen zwecks Staging. Präoperativ ist ein PDK zur intra- und postoperativen Schmerztherapie angelegt worden, die Allgemeinanästhesie ist intravenös mit Fentanyl und Propofol eingeleitet worden mit Cisatracurium als Muskelrelaxans, zur Narkoseaufrechterhaltung war das volatile Anästhetikum Sevofluran zum Einsatz gekommen. Einleitung, Anästhesieverlauf und Ausleitung sind komplikationslos verlaufen.

Nach einigen Minuten ist Frau T. wieder wach und orientiert, und Frau Dr. S. tritt an ihr Bett heran. „Frau T., wie geht es Ihnen? Haben Sie Schmerzen? Vielleicht erinnern Sie sich an mich, ich habe bei Ihnen die letzte Anästhesie durchgeführt." Frau T. blinzelt und reibt sich die Augen. „Ja, jetzt erkenne ich Sie. Schmerzen habe ich keine. Aber eine Frage: Wie sieht es denn mit Stillen nach der Vollnarkose aus? Diesmal haben Sie mir die Medikamente ja direkt ins Blut gespritzt." Zum Glück hat Frau Dr. S. sich in dieser Angelegenheit inzwischen belesen.

Stillen nach Vollnarkose

In der Fachinformation zu fast allen gebräuchlichen Opioidanalgetika und Narkotika steht, dass ein Übertritt in die Muttermilch möglich und daher zur Sicherheit des Säuglings die Milch für 24 Stunden abzupumpen und zu verwerfen ist. Erst nach dieser Zeitspanne soll das Stillen wieder wie gewohnt aufgenommen werden. In der Zwischenzeit empfehlen die Arzneimittelhersteller, die Ernährung des Säuglings über präoperativ abgepumpte oder kommerzielle Milchnahrung sicherzustellen. Doch die Expertenempfehlung lautet, dass die Mutter nach einer Allgemein- oder Regionalanästhesie das Stillen bei reifen, gesunden Säuglingen dann wieder aufnehmen soll, wenn sie körperlich und geistig dazu in der Lage ist, das Kind selbst anzulegen und zu halten. Dies, so wird ausdrücklich betont, gilt sogar für das Stillen nach Sectio caesarea in Allgemeinanästhesie. Medikamente mit kurzer Halbwertszeit sollten bevorzugt werden [218]. Nach der Einleitung mit einer Einmalgabe von Fentanyl oder Sufentanil als Opioid kann bei weiterem Opioidbedarf Remifentanil gegeben werden. Medikamente mit einem niedrigeren Milch-Plasma-Quotienten, wie beispielsweise Ibuprofen oder Paracetamol, sollten solchen mit einem hohen Milch-Plasma-Quotienten – der von Novalgin beträgt ~1 – vorgezogen werden ([393], [482]).

Um sich rechtlich abzusichern, sollte man die stillende Mutter darüber informieren, dass es sich während der Stillzeit um einen zulassungsüberschreitenden Einsatz der Medikamente handelt. Randomisierte, klinische Studien, die für eine Zulassung nötig sind, werden aus ethischen Gründen in Schwangerschaft und Stillzeit schlichtweg nicht durchgeführt. Daher sichern sich die Arzneimittelhersteller ab, indem sie zu einer Stillpause von 24 Stunden raten. Diese Stillpause bedeutet jedoch für Mutter und Kind zusätzlichen, vermeidbaren Stress, der zu der ohnehin angespannten Situation der Anästhesie und Operation hinzukommt. Allerdings soll die stillende Mutter darauf hingewiesen werden, dass bei eventuell auftretenden gesundheitlichen Problemen beim Säugling ein Arzt zu konsultieren ist.

„Frau T., Ihre Tochter ist ein gesunder Säugling. Sie dürfen und sollen ihre Tochter weiterhin stillen. Sobald ich Sie aus dem Aufwachraum verlegt habe, und Sie wieder fit genug sind, Ihre Tochter selbst anzulegen und zu halten, dürfen Sie sie auch wieder stillen. Man darf an Schwangeren und stillenden Müttern natürlich keine Arzneimittelstudien durchführen, deshalb gibt es keine offizielle Zulassung hierfür. Aber es gibt Beobachtungen und viele Fallberichte, aufgrund deren Kenntnis Experten das Stillen nach Narkose bei gesunden Säuglingen eindeutig empfehlen. Wenn Ihnen an Ihrem Kind etwas seltsam vorkommt, klingeln Sie nach der Stationsschwester, Sie wissen ja, die Ärzte und die Kinderklinik sind hier nicht weit, falls wider Erwarten doch irgendetwas sein sollte." Mit dieser Antwort ist Frau T. zufrieden.

Stillen

Stillen bietet viele Vorteile gegenüber kommerzieller Milchnahrung, weshalb die Weltgesundheitsorganisation (WHO) in der Resolution 54.2 Stillen als ausschließliche Art der Säuglingsernährung ohne Gabe zusätzlicher Nahrung oder Getränke bis zum 6. Lebensmonat empfiehlt. Es bietet nicht nur zu jedem Zeitpunkt die auf die Bedürfnisse des Säuglings optimal abgestimmte Nährstoffzusammensetzung, sondern auch Schutz vor Infektionskrankheiten durch mütterliche IgA-Antikörper sowie Zellen ihres Immunsystems [245]. Weiterhin treten bei gestillten Kindern seltener Allergien sowie Diabetes mellitus, Zöliakie und chronisch-entzündliche Darmerkrankungen auf [354].

Fazit

- Bei reifen, gesunden Neugeborenen und Säuglingen darf und soll das Stillen nach einer Allgemein- oder Regionalanästhesie wieder aufgenommen werden, sobald die Mutter dazu körperlich und psychisch in der Lage ist.
- Medikamente mit kurzer Halbwertszeit sollten unter Beachtung der Kontraindikationen bevorzugt werden.

Teil XI

Aus der Traumatologie und Orthopädie

32 Palacosreaktion in der Traumatologie

Friederike Janshon, Daniel Gill-Schuster, Lars Holzer

Montagmorgen, 7:20 Uhr. Die frischgebackene Ärztin Dr. B. startet gut gelaunt und voller Elan in den 3. Monat ihrer anästhesiologischen Weiterbildungszeit. Nachdem sie die letzten 8 Wochen an der Seite eines erfahrenen Kollegen die ersten Schritte als angehende Anästhesistin machen durfte, ist heute der erste Tag, an dem sie alleine die anästhesiologische Betreuung eines OP-Saals übernehmen soll.

Mit einer Mischung aus Vorfreude und Angst sitzt Dr. B. in der Morgenbesprechung und wartet gespannt darauf, welche Patienten sie heute betreuen wird. Der OA Dr. S. bespricht mit dem ganzen Anästhesie-Team das OP-Programm des Tages und wendet sich zum Schluss an Dr. B: „Sie übernehmen heute Saal 3, die Traumatologie. An 1. Stelle kommt dort eine Hüft-TEP. Ich weiß, dass Sie das hier noch nicht gemacht haben. Deshalb werde ich den Patienten gemeinsam mit Ihnen einleiten und während der OP immer auf Abruf sein. Gucken Sie sich bitte schon einmal das Prämedikationsprotokoll an, wir sehen uns in 5 Minuten in der Einleitung."

„Hüft-TEP,", denkt sich Dr. B., „das kenne ich noch aus meiner Zeit als PJ-Studentin. Stundenlang am Fußende stehen und das schwere Bein halten..."

Totalendoprothese (TEP)

Eine Totalendoprothese der Hüfte, kurz Hüft-TEP, ist der endoprothetische Ersatz von Hüftkopf und -pfanne. Indikationen sind beispielsweise Hüftkopf- und Schenkelhalsfrakturen, die Hüftkopfnekrose und die therapieresistente Koxarthrose.

Es wird zwischen zementierten und zementfreien Prothesen unterschieden. Jungen Patienten < 60 Jahren implantiert man Schaft und Pfanne aus „Spongiosametall", in deren schwammartige Metalloberfläche aus Titan Knochen einwächst. Vorteile hierbei sind die lange Haltbarkeit und die einfache Entfernung bei Prothesenlockerung. Der Nachteil besteht in relativ langen Entlastungszeiten von 2–4 Wochen und anschließender Teilbelastung für weitere 2–8 Wochen, damit Knochengewebe einwachsen kann.

Ältere Menschen > 60 Jahre, die nach der OP schnell mobilisiert werden sollen, erhalten eine TEP, die mittels Knochenzement in Pfanne und Schaft befestigt wird. Eine sofortige Belastung mit früher Mobilisierung ist dadurch gewährleistet und beugt Komplikationen durch langes Liegen vor. Hierbei besteht allerdings die Gefahr der Prothesenlockerung, der Entwicklung einer Allergie sowie der Toxizität des Knochenzements [281].

Als Dr. B. in den Einleitungsraum kommt, ist ihre Patientin bereits da und wird von der Anästhesieschwester für die Narkose vorbereitet. Auf dem Prämedikationsbogen sind folgende Informationen notiert: Frau C., 66 Jahre alt, geplant zur Hüft-TEP rechts bei bekannter Coxarthrose. Vorerkrankungen: Adipositas (104 kg auf 165 cm KG, BMI 38,2 kg/m^2), paroxysmales Vorhofflimmern, Marcumartherapie, hypertensive Herzkrankheit bei arterieller Hypertonie, Hyperlipidämie, Diabetes mellitus Typ 2, allergisches Asthma bronchiale, Depressionen, Allergie auf Pollen und Duftstoffe, Z. n. Cholezystektomie, Sectio caesarea, Knie-ASK. Vornarkosen gut vertragen, einmalig PONV.

In der Zwischenzeit ist Dr. S. dazugekommen und schaut Dr. B. über die Schulter: „So Frau Dr. B., was haben wir hier? Eine ASA-3-Patientin zur Hüft-TEP. Dann starten wir mal mit der Einleitung! Arterie und ZVK sind bei diesen Vorerkrankungen und der komplikationsträchtigen OP notwendig." Dr. B. führt unter der Supervision des OAs die Intubation durch und legt im Anschluss daran einen arteriellen Zugang zur invasiven Blutdruckmessung sowie einen zentralen Venenkatheter. „Das hast du wirklich sehr gut gemacht, Dr. B.! Man hat fast nicht gemerkt, dass du erst 2 Monate im Job bist!", lobt die erfahrene Anästhesieschwester. „Jetzt brauchen wir noch 2 große Zugänge, falls es bluten sollte und dann können wir in den Saal fahren."

Zentraler Venenkatheter (ZVK)

Indikationen für einen zentralen Venenkatheter (ZVK) sind u. a. die Infusion von vasoaktiven und gewebereizenden Substanzen, die Überwachung des zentralvenösen Drucks und die geplante parenterale Ernährung [345]. Müssen große Flüssigkeitsmengen in kurzer Zeit infundiert werden, z. B. während einer Massentransfusion, reicht der ZVK trotz seiner vielen kleinlumigen Schenkel nicht aus.

Da die Infusionsgeschwindigkeit vom kleinsten Lumen in der Strecke und von der Gesamtschlauchlänge limitiert wird, bieten sich periphere Venenkanülen zur Volumenersatztherapie an. Periphere Venen sind meist einfach und schnell zu punktieren und es lassen sich relativ kurze und dicke Kanülen platzieren [345].

Die Venenkatheter gibt es in verschiedenen Größen, die farblich codiert sind und nach Innendurchmesser (in mm) oder der Einheit Gauge (G) unterteilt werden. Im klinischen Alltag werden 7 Venenkatheter verwendet, deren Innendurchmesser zwischen 0,7 mm (24G, gelb) und 2,2 mm (14G, orange) liegen. Dabei ändert sich die Durchflussrate mit steigendem Durchmesser rapide: Während die Durchflussrate durch den kleinsten Katheter mit 0,7 mm Durchmesser gerade 13 ml/min beträgt, erlaubt ein 14G-Katheter mit 2,2 mm Durchmesser eine Flussrate von 343 ml/min.

Im OP-Saal erfolgt gemeinsam mit den chirurgischen Kollegen eine sorgfältige Lagerung von Frau C und die Narkoseführung gestaltet sich problemlos. Die Patientin ist zu jedem Zeitpunkt respiratorisch und kardiopulmonal stabil. Bei der Entfernung des Hüftkopfes und der Pfanne kommt es zu einem Blutverlust von ca. 600 ml, der mit einem Hb-Abfall von 10,9 g/dl auf 8,6 g/dl einhergeht und von der Patientin gut kompensiert wird.

Dr. B. sorgt mit Hilfe von Dr. S., der in regelmäßigen Abständen im OP vorbeischaut, für einen ausgeglichenen Volumenstatus, sodass die Patientin keine Katecholamine benötigt. „Das ist bisher sehr gut verlaufen! Der blutigste Teil der OP ist vorbei, die Patientin ist stabil und hat den Blutverlust gut weggesteckt. Aber ein kritischer Punkt kommt noch auf uns zu: das Einbringen des Knochenzements. Seien Sie aufmerksam und rufen Sie mich bitte, wenn es soweit ist, Frau Dr. B.!“ Dr. S. verschwindet aus dem OP und Dr. B. widmet sich ihrer Dokumentation. Plötzlich hört sie es von der anderen Seite des Tuches her rufen: „Palacos in 3 Minuten!“ Dr. B. ist verwirrt: „Haben die mich gemeint? Palacos? Was soll das denn sein?“

Palacos

Palacos ist der Handelsname des gängigsten Knochenzements auf dem Markt. Chemisch besteht Knochenzement aus Polymethylmethacrylat (PMMA), einem thermoplastischen Kunststoff, aus dem auch Plexiglas besteht und der in verschiedenen Bereichen Anwendung findet.

Der PMMA-Zement besteht aus zwei Komponenten, einem polymeren PMMA-Pulver und einer monomeren MMA-Flüssigkeit, die sich beim Vermischen zu langkettigen Polymeren verbinden und eine Art Teig bilden. Der Zementteig wird in den Knochen eingefüllt und die Prothese eingelassen.

Die Aushärtung des Zements ist eine exotherme Reaktion, d. h. es wird Wärme freigesetzt, die im Körper, an der Grenzschicht von Implantat und Spongiosa, eine Temperaturerhöhung auf 40–46 °C bewirkt.

Durch die Zugabe von Röntgenkontrastmittel kann der Zement in der Bildgebung dargestellt werden. Außerdem ist es möglich Antibiotika beizumischen, um die Gefahr einer Protheseninfektion zu minimieren [454].

„Dr. B.“, unterbricht eine Stimme ihre Gedanken, „der Zement wird gleich eingebracht! Solltest du nicht Dr. S. Bescheid sagen, wenn es soweit ist? Außerdem ist es Zeit, den Sauerstoff auf 100 % zu stellen!“ „Ach, Palacos ist der Knochenzement? Ich rufe schnell den Oberarzt dazu!“ Als Dr. S. in den OP kommt, gilt sein erster Blick dem Monitor. „Wunderbar, Sie haben den Sauerstoff schon hochgenommen und Notfallmedikamente liegen auch bereit. Dann sind wir für den Zement gerüstet.“

„Wir zementieren jetzt!“, ruft es hinter dem Tuch und das Anästhesie-Team schaut gespannt auf den Monitor. Wenige Sekunden später fällt der Blutdruck von 112/67 mmHg auf 79/41 mmHg, die Herzfrequenz steigt von 67/min auf 102/min und der Sättigungston beginnt tiefer zu werden. Die Ausgangssättigung von 99 % fällt rapide auf 89 % ab. Dr. S. steht mit der Spritze Noradrenalin in der Hand am Kopf der Patientin und weist die Schwester an, 1000 ml kristalloide Infusionslösung schnell zu infundieren.

Wie versteinert steht Dr. B. neben dem Beatmungsgerät und versucht angespannt nachzuvollziehen, was gerade passiert, als sie einen Anstieg des Sättigungstons wahrnimmt. Der Blutdruck steigt wieder auf 96/56 mmHg, die Herzfrequenz sinkt langsam auf 80/min ab. Hinter dem Tuch fragt der Chirurg: „Alles in Ordnung bei euch? Wie geht es der Patientin?“ Der OA blinzelt über das OP-Tuch: „Jetzt wieder gut. Wir hatten eine kurzzeitige Hypotonie, begleitet von einem Sättigungsabfall auf unter 90 %. Moderate Palacosreaktion, würde ich sagen. Seid ihr fertig mit zementieren?“

Palacosreaktion

Die Palacosreaktion (engl. Bone Cement Implantation Syndrome) macht sich typischerweise durch einen akuten Blutdruck- und Sättigungsabfall und eine Änderung der Herzfrequenz – meist Anstieg, seltener auch Abfall – bemerkbar. Sie tritt während oder kurz nach dem Einbringen des Knochenzements in den Knochen auf und kann in 3 Schweregrade unterteilt werden:

- Grad I: moderate Hypoxie ($sPO_2 < 94$ %) und Hypotonie (RR-Abfall systolisch > 20 %)
- Grad II: schwere Hypoxie ($sPO_2 < 88$ %) und Hypotonie (RR-Abfall systolisch > 40 %)
- Grad III: reanimationspflichtiges Kreislaufversagen

Klinisch kann das Bild von einem kurzzeitigen Blutdruck- und Sättigungsabfall bis hin zum anaphylaktischem Schock oder einer Lungenembolie mit Herzkreislaufstillstand variieren. Die genaue Ursache ist dabei noch unklar, es werden allerdings verschiedene Theorien diskutiert:

Als wahrscheinlich wichtigster Auslöser gelten thromboembolische Ereignisse, vor allem in der Lunge. Während des Einbringens des Zements und der Insertion der Prothese kommt es zu hohen intramedullären Drücken im Femurschaft. Eingeschlossene Luft, Fett, Knochen und Zementbestandteile können so über die Blutbahn aufgenommen werden und zu schweren Embolien führen.

Wird die Lungenstrombahn verstopft, kommt es zum Anstieg des pulmonalarteriellen Drucks, der letztendlich in einem akuten Rechtsherzversagen mit Kreislaufstillstand enden kann.

Des Weiteren wurde früher vermutet, dass die MMA-Monomere eine direkte toxische Wirkung auf das Herz-Kreislauf-System haben, wobei diese Theorie mittlerweile als veraltet gilt. Es wurde allerdings nachgewiesen, dass die MMA-Monomere über eine Aktivierung des Komplementsystems eine allergische Reaktion auslösen können.

Am wahrscheinlisten ist eine Kombination aus den oben genannten Theorien als Ursache für die Entstehung einer Palacosreaktion anzusehen [109].

„Ja, die Prothese sitzt, wir befinden uns jetzt auf dem Rückzug“, antwortet der Operateur. Dr. S. wendet sich Dr. B. zu: „So Frau Kollegin, das eben war das Paradebeispiel einer Palacosreaktion. Glücklicherweise nicht der fulminanteste Verlauf, aber ich denke, Sie konnten gut erkennen, wohin das hätte führen können. Ich bin froh, dass der Ausgangszustand der Patienten gut war und wir uns adäquat gerüstet haben!“

Anästhesiologische Vorbereitung

Die anästhesiologische Vorbereitung auf eine mögliche Palacosreaktion besteht aus einer guten präoperativen Evaluierung des Patienten und seiner Vorerkrankungen, wobei vor allem Krankheitsbilder mit Einschränkung der kardiopulmonalen Funktion von Interesse sind.

Ein erweitertes hämodynamisches Monitoring, wie z. B. eine kontinuierliche Blutdruck- und ZVD-Messung, sollte bei Risikopatienten in Erwägung gezogen werden. Dies ist hilfreich zur Aufrechterhaltung eines ausgeglichenen Flüssigkeitshaushalts und stabiler Kreislaufverhältnisse. Intravasale Volumendefizite sollten vermieden bzw. rechtzeitig ausgeglichen werden, um starken hämodynamischen Schwankungen während der Palacosreaktion entgegenzuwirken. Außerdem wird empfohlen, die Beatmung kurz vor und während des Zementierens mit 100 % Sauerstoff durchzuführen [109].

Auch von Seiten der Chirurgie können Maßnahmen ergriffen werden, um einer Palacosreaktion vorzubeugen: Die sorgfältige Vorbereitung der Markraumhöhle, das standardisierte Anmischen und Einbringen des Knochenzements mit speziellen Geräten und das vorsichtige, retrograde Einfüllen geringer Zementmengen, die ständig gekühlt werden, sollen helfen, diese schwerwiegende Komplikation zu vermeiden [271].

Sollte es dennoch zu einer Palacosreaktion kommen, ist die Therapie symptomatisch: Instabile Kreislaufverhältnisse werden durch die Gabe von Volumen und Vasopressoren behandelt und eine ausreichende Oxygenierung durch das Angebot von 100 % Sauerstoff sichergestellt. Sollte der Verdacht auf eine fulminante Lungenembolie bestehen, müssen weitere diagnostische Maßnahmen, z. B. mittels eines TEE, eingeleitet werden [109].

„So, Frau Dr. B., nach diesem Schreck gehen Sie mal einen Kaffee trinken, während die Schwester und ich die Ausleitung vorbereiten. Später setzen wir uns dann zusammen und sprechen nochmal genau über die Palacosreaktion."

Fazit

- Die präoperative Evaluierung des Patienten ist ein wichtiger Teil der anästhesiologischen Vorbereitung. In Bezug auf die Palacosreaktion sind vor allem Krankheitsbilder des Herz-Kreislauf-Systems und der Lunge von Interesse.
- Eine enge Kommunikation zwischen Operateur und Anästhesist sowie die genaue Kenntnis vom Operationsablauf und kritischen OP-Punkten ist für einen reibungslosen Ablauf und die Sicherheit des Patienten von großer Wichtigkeit.
- Das klinische Bild der Palacosreaktion variiert stark und kann in seinem Ausmaß durch eine gute Vorbereitung minimiert werden.
- Tritt eine Palacosreaktion auf, ist die Therapie rein symptomatisch.

Teil XII

Aus der Urologie

33 TUR-Syndrom

Daniel Gill-Schuster, Martin Bergold, Lars Holzer

Erster Punkt in der Urologie: 85-jähriger Patient mit unklarer Blutung aus der Blase. „Wir wollen nur mal kurz reinschauen. Es ist nichts Akutes, der Patient hat die Beschwerden schon länger", sagt OA Dr. F. Ein kurzer Check auf das Narkoseprotokoll offenbart Dr. C., dass es sich hier um einen Patienten mit absoluter Arrhythmie bei Vorhofflimmern handelt. Er hat bis vor kurzem noch Marcumar eingenommen und ist jetzt auf Enoxaparin umgestellt.

Bridging

Das sog. „Bridging" beschreibt die Umstellung von oralen Antikoagulanzien auf Heparin bzw. auf niedermolekulare Heparine zur Vermeidung von Thrombosen bei bestimmten Krankheitsbildern. Das thromboembolische Risiko wird in Krankheitsbilder mit hohem Risiko (> 10 % und mehr ohne Antikoagulation), mittlerem Risiko (4–10 %/Jahr ohne Antikoagulation) und niedrigem Risiko (< 4 %/Jahr ohne Antikoagulation) unterschieden.

Zu den Krankheitsbildern mit hohem Risiko zählen tiefe Beinvenenthrombosen oder Lungenembolien im zurückliegenden Monat, künstliche Herzklappen, arterielle Embolie im zurückliegenden Monat und Vorhofflimmern mit Z. n. ischämischen Ereignis, schwerer Herzinsuffizienz, Thrombus im linken Vorhof oder dichte Spontanechos.

Zu den Erkrankungen mit mittlerem Risiko zählen idiopathische Beinvenenthrombosen oder Lungenembolien innerhalb des ersten Jahres, Vorhofflimmern mit begleitendem Diabetes mellitus, arterieller Hypertonie oder höheres Lebensalter und Bioprothesen in den ersten 3 Monaten.

Die Erkrankungen mit niedrigem Thromboserisiko sind sekundäre tiefe Beinvenenthrombosen oder Lungenembolien nach dem ersten Jahr, idiopathisches Vorhofflimmern und Bioprothesen nach 3 Monaten. Bei Krankheiten mit niedrigem Thromboserisiko ist bei kurzfristiger Pausierung der oralen Antikoagulanzien eine überbrückende Antikoagulation nicht notwendig. Die Standard-Thromboseprophylaxe im Rahmen des operativen Eingriffs muss jedoch gewährleistet sein. Die generelle Entscheidung zur Pausierung bzw. zum Bridging wird anhand des Blutungsrisikos gestellt. Operationen mit niedrigem Blutungsrisiko bedürfen oftmals keinerlei Pausierung. Zu diesen Operationen zählen laparoskopische Appendektomie, Cholezystektomien, Augenchirurgie (Katarakt, Pars-plana-Vitrektomien), Polypenexzision, dermatologische Eingriffe und Hand- und Fußeingriffe. Hierbei ist jedoch immer zu bedenken, dass sich das Blutungsrisiko, z. B. bei Konversion auf offene Verfahren, bedeutend erhöht. Daher ist das Bridging auch bei vermeintlich kleinen operativen Eingriffen zu empfehlen [32].

Dr. C. erblickt das Labor und sieht, dass der Quick-Wert 50 % ist. Er wollte eigentlich eine Spinalanästhesie machen, aber wie kann er denn jetzt den Quick-Wert anheben?

Marcumar

Marcumar ist ein Vitamin-K-Antagonist und verhindert durch dessen Hemmung die Bildung der Vitamin-K-abhängigen Gerinnungsfaktoren II, VII, IX und X. Die Bildung kann durch die orale oder intravenöse Gabe von Vitamin K wieder gefördert werden. Vitamin K wurde durch Carl Peter Henrik Dam und Edward Adelbert Doisy entdeckt, wofür sie 1943 den Nobelpreis verliehen bekamen. Sie konnten 1929 im Rahmen der Untersuchung der Cholesterinsynthese feststellen, dass es bei Hühnern zu petechialen Blutungen der Haut kam, wenn sie mit einer Vitamin-K-armen Diät ernährt wurden. Im Rahmen ihrer Untersuchungen konnten sie als Ursache für die Einblutungen den Mangel an den Vitaminen A, B1, B2, C, D, E, sowie Fette und Cholesterin ausschließen. Daher musste ein bis dato noch unbekannter Stoff dafür verantwortlich sein, der, da er für die **K**oagulation zuständig ist, Vitamin K genannt wurde.

Neben der Blutgerinnung werden auch der Knochenstoffwechsel und das Zellwachstum von Vitamin K beeinflusst. Der Wirkeintritt von Vitamin K zur Substitution bei niedrigen Gerinnungswerten setzt nach circa 8–16 Stunden ein. Der Quick-Wert kann direkt erhöht werden, wenn man die Vitamin-K-abhängigen Gerinnungsfaktoren substituiert. Hierbei handelt es sich um die Faktoren II (**Pro**thrombin) Faktor VII (**Pro**konvertin), Faktor X (**St**uart-Power-Faktor) und Faktor IX (antihämophiler Faktor **B**). Zur Ermittlung der benötigten Menge an **PPSB** kann man eine einfache Faustformel anwenden: Man bildet zuerst die Differenz zwischen dem Ist-Quick-Wert und dem Soll-Quick-Wert. Diesen Wert multipliziert man mit dem Gewicht des Patienten. Das Ergebnis ist die zu substituierende Menge an PPSB in IE [345].

Dr. C. überlegt: „Wenn ich jetzt eine Spinalanästhesie machen würde, wie viel PPSB müsste ich noch substituieren, wenn der Patient 70 kg wiegen würde und mein Ziel-Quick-Wert 60 % beträgt? Also, der aktuelle Wert ist 50 %, heißt 10 % Differenz, jetzt einfach 10 % × 70 kg = 700 IE PPSB. Ok, das wäre jetzt auch geklärt. Aber ich könnte doch auch einfach eine Vollnarkose machen, er hat ja die Vornarkosen bisher gut vertragen und es gab keine Probleme."

Einleitung und Tubusplatzierung verlaufen problemlos. Die OP beginnt und Dr. B. bemerkt, dass heute ein neuer Assistent operiert. „Das kann ja etwas länger dauern", denkt er sich. Die Stunden vergehen. Auf einmal bemerkt Dr. C., dass der Patient bradykard wird. „Was ist denn jetzt schon wieder los? Was machen die denn so lange da unten?" Dr. C. steht auf und schaut über das Tuch. Er bemerkt, dass der Mülleimer mit leeren Spülbeuteln voll ist. Gerade in diesem Moment sagt der Assistenzarzt: „Fertig! Ich habe es geschafft. Meine erste TUR-Blase ist erledigt." Dr. C. beginnt mit der Ausleitung. Der Patient beginnt wieder zu atmen und wird problemlos extubiert. Der Patient reißt die Augen auf und beginnt zu fragen: „Hallo, wer sind Sie denn? Ist denn der Krieg schon aus? Was passiert hier? Wo sind denn die ganzen Menschen hin, die ich gerade noch hier in diesem Konzertsaal gesehen habe?" Dr. C. hat einen Verdacht ...

TUR-Syndrom

Beim hier vorliegenden Fall kann ein TUR-Syndrom vorliegen. Schwere Fälle eines TUR-Syndroms kommen bei 2 % vor. Ursache ist das kontinuierliche Einschwemmen von elektrolytfreier Spülflüssigkeit in eröffnete Gefäße im Bereich der Blase oder der Prostata. Daraus resultiert eine hypotone Hyperhydration. Das Ausmaß der Absorptionsrate hängt von der Dauer der Resektion und vom hydrostatischen Druck ab. Physiologische Konsequenz ist eine Hyponatriämie, eine Verringerung der Osmolarität, eine Erhöhung des intravasalen, intrakraniellen und extrazellulären Volumens, eine Erhöhung des extravasalen Lungenwassers, eine Erniedrigung des Hämatokrits und eine Erhöhung der Hämolyse. Daraus resultieren Symptome wie Bradykardien, Arrhythmien Hypertonien, Verwirrtheit, Arrhythmien, Lungenödem, akutes Nierenversagen, Hyperglykämien, Übelkeit, Sehstörungen oder Krampfanfälle.

Die Therapie wird eingeteilt in allgemeine und spezifische Maßnahmen. Allgemein sollte das TUR-

Syndrom möglichst früh erkannt werden. Bei leichten Symptomen reichen eine Flüssigkeitsrestriktion und das Einleiten einer forcierten Diurese mit einem Schleifendiuretikum, um die Symptome zu beheben. Bei schweren Formen muss das Natrium langsam mit einer 3 %igen hypertonen Kochsalzlösung ausgeglichen werden. Der Ausgleich darf jedoch einen Wert von 1 mmol/l/h nicht überschreiten und max. 12 mmol/l/d betragen, da es sonst zu einer zentralen pontinen Myelinolyse kommen kann. Hierbei handelt es sich um eine Demyelinisierung der Nervenfasern, besonders in der Pons. Wenn der Natriumwert auf 130 mmol/l angestiegen ist, sollte die Substitution gestoppt und mit einem Schleifendiuretikum weiter behandelt werden [345].

Dr. C. nimmt den Patienten auf der Intensivstation auf und beginnt mit der Therapie. Er informiert den Chirurgen über das gute Operationsergebnis und ist schon gespannt, was heute denn sonst noch so passiert.

Fazit

- Je nach Erkrankung erhöht sich das Risiko, nach Absetzen der therapeutischen Dauermedikation vor einem Eingriff, eine Thrombose zu erleiden.
- Daher muss bis zur OP ein Bridging mit niedermolekularen Heparinen oder Heparin durchgeführt werden.
- Zur Anhebung des Quick-Wertes kann PPSB verabreicht werden.
- Als Faustformel gilt: (Ist-Quick-Wert – Soll-Quick-Wert) × KG des Patienten = zu verabreichende Menge an PPSB.
- Das TUR-Syndrom kann sich durch kardiale, renale oder neurologische Symptome äußern.
- Therapie ist der langsame Ausgleich der Hyponatriämie, da sonst eine zentrale pontine Myelose droht.

Teil XIII

Aus der Intensivmedizin

34 Reanimation und Trachealverletzung

Daniel Gill-Schuster, Martin Bergold, Lars Holzer

Sonntag, 3:30 Uhr. Dr. C. wird durch den Reanimationsalarm aus dem Schlaf gerissen: „Station 5, leblose Person!" So rasch es geht hetzt er zur Station. Dort angekommen sieht er einen Patienten zyanotisch im Bett liegen. Die Schwester hat bereits mit den Reanimationsmaßnahmen begonnen. Sie berichtet, dass der 73-jährige Patient sie ins Zimmer gerufen habe und angab, starke Schmerzen in der Brust zu haben. Direkt danach sei er bewusstlos geworden. Während Dr. C. die Position am Kopf einnimmt und den Patienten suffizient mit Maske beatmet, lässt er durch das nachfolgende Anästhesie-Team ein EKG und die Sauerstoffsättigung anschließen und die Intubation vorbereiten. Im EKG zeigt sich ein Kammerflimmern, das nach dem ersten Reanimationszyklus defibrilliert wird, zu einer Konversion kommt es jedoch nicht. Es wird der Entschluss gefasst, den Atemweg des Patienten mit einem Tubus zu sichern, doch bei der Einstellung mit dem Laryngoskop sieht Dr. C. nur die Epiglottis (Cormack und Lehane Grad III). Trotz Führungsstab gelingt es ihm nicht, den Tubus zu platzieren. Nach erneuter Beatmung und Optimierung der Lagerung des Patienten im Sinne einer verbesserten Jackson-Position versucht er es ein 2. Mal und es gelingt ihm, den Tubus problemlos „blind" zu platzieren. Bei direkt folgender Auskultation sind die Lungen frei und es ist ein gleichseitiges Atemgeräusch zu hören. Die Reanimation wird direkt nach der Auskultation fortgeführt, um die No-Flow-Zeit möglichst gering zu halten. Alle 2 Minuten wird 1 mg Adrenalin verabreicht und das EKG nach defibrillierbaren Rhythmen geprüft. Nach intravenöser Gabe von 3 mg Adrenalin fraktioniert und erneuter Defibrillation konvertiert der Patient in einen tachykarden Sinusrhythmus. Nach weiterer Stabilisierung wird der Patient analgosediert auf die Intensivstation verlegt. Dort wird neben einer Arterie auch ein Kühlkatheter zur Initiierung einer milden Hypothermie über 24 Stunden angelegt.

Milde Hypothermie

Von einer milden Hypothermie spricht man bei einer Körpertemperatur zwischen 34 und 32 °C, einem Bereich, in dem die Stoffwechselaktivität signifikant reduziert ist. Im Rahmen eines Herz-Kreislauf-Stillstands kommt es zu einer Minderperfusion von Gewebe und schließlich zu einer Hypoxie mit Gewebsuntergang. Bei erfolgreicher Wiederherstellung des Kreislaufs nach Kreislaufstillstand kommt es zu einem Reperfusionssyndrom mit Aktivierung der Entzündungskaskade, die zu weiterer Zellschädigung führt. Dieses Syndrom kann durch eine Hypothermie abgeschwächt werden [333]. Patienten, die post reanimationem mittels Hypothermie behandelt wurden, hatten ein besseres neurologisches Outcome und eine höhere 6-Monats-Überlebensrate. Patienten mit nicht defibrillierbaren Rhythmen, z. B. pulsloser elektrischer Aktivität oder Asystolie, profitieren dagegen nicht von einer milden Hypothermie nach Reanimation [399]. Beginn, Dauer, optimale Temperatur der Kühlung, wie auch die Wiedererwärmungsrate sind dabei im Detail noch nicht genau geklärt. Es gibt jedoch Hinweise dafür, dass ein frühzeitiger Beginn einer Hyopothermie nach Reanimation mit einem besseren Outcome korreliert [287].

Beim Patienten wird aktuell eine TEE (transösophageale Echokardiografie) durchgeführt. Hier zeigt sich ein normal gefüllter linker Ventrikel mit guter Pumpleistung, im transgastralen Kurzachsenblick ist posterolateral eine Hypokinesie (Versorgungsgebiet der linken Koronararterie) zu erkennen.

Das linke Herz ist leicht hypertrophiert, die Muskeldicke im rechten Herzen ist normal. Der Klappenapparat zeigt außer einer leichten Trikuspidalinsuffizienz (Grad I) und einer leichten Mitralinsuffizienz (Grad I) keine Auffälligkeiten. Die Ejektionsfraktion nach Teichholz beträgt 55 %.

Das durchgeführte 12-Kanal-EKG zeigt ST-Hebungen in den Ableitungen II, III, aVF, V5 und V6. Die Lokalisation der ST-Hebungen im EKG ist typisch für einen posterolateralen Infarkt. Im Labor kann zudem ein erhöhtes Troponin T nachgewiesen werden (► Tab. 34.1).

Cave

Das EKG alleine schließt einen Infarkt nicht aus. In 50 % der Fälle ist ein Infarkt der linken Koronararterie (LCX) im EKG nicht erkennbar.

Herzinfarktdiagnostik

Im Rahmen der Herzinfarktdiagnostik sollte neben der Bewertung der klinischen Symptome (Brustschmerz, Schmerzausstrahlung, kardiogener Schock, Dyspnoe) auch ein 12-Kanal-EKG abgeleitet sowie die spezifischen Herzenzyme im Labor bestimmt werden. Ein Herzinfarkt kann über verschiedene Laborparameter nachgewiesen werden.

Der am schnellsten reagierende Marker ist Myoglobin, das aus Globin und einer Häm-Gruppe besteht. Myoglobin ist jedoch nicht spezifisch für Herzmuskelzellen, da es auch in der quergestreiften Muskulatur vorkommt. Nach einem ischämischen Ereignis ist ein Anstieg der Myoglobinkonzentration bereits nach 2–3 Stunden zu beobachten, das Maximum der Enzymauslenkung ist nach 4–6 Stunden zu sehen. Myoglobin ist ein unspezifischer Marker, da es bei jeder Art von Muskelzelluntergang, u. a. auch bei starker körperlicher Anstrengung, freigesetzt wird.

Die Kreatininkinase (CK) bildet in anaerober Stoffwechsellage aus ADP und Kreatinphosphat neues ATP und Kreatin. Das Enzym kommt in drei Subtypen vor: im Skelettmuskel (CK-MM), im Herzmuskel (CK-MB) und im Gehirn (CK-BB). Mit ca. 25 % der Gesamt-CK bildet die Untereinheit für den Herzmuskel das Hauptmolekül (CK-MB). Jedoch kommt im Herzmuskel auch die Untereinheit CK-MM mit ca. 6 % der Gesamt-CK vor. Die CK-MB gilt als einer der Leitmarker in der Herzinfarktdiagnostik. Liegt bei signifikant erhöhter Gesamt-CK die CK-MB zwischen 6 und 20 %, ist dies ein Hinweis auf eine Schädigung des Herzmuskels.

Ein weiterer spezifischer Marker ist Troponin. Troponin ist ein myofibrillärer regulatorischer Proteinkomplex, der aus Troponin T, Troponin I und Troponin C besteht. Troponin T bewirkt die Bindung des Troponin-Komplexes an Tropomyosin, Troponin I hemmt die Aktin-Myosin-ATPase und Troponin C bindet Kalziumionen. Die kardialen Troponin-Einheiten unterscheiden sich in ihrer Aminosäuresequenz und sind dadurch selektiv bestimmbar. Aus untergegangenem Herzmuskelgewebe gelangen die kardialen Troponine T und I in die Blutbahn und können im Labor nachgewiesen werden. Nach ca. 3–6 Stunden übersteigt das Troponin T die obere Referenzschwelle und kann bis zu 14 Tage lang erhöht bleiben. Troponin I übersteigt nach 3–12 Stunden den Referenzwert. Die Sensitivität und Spezifität zur Diagnose eines Herzinfarkts sind sehr hoch. Neuere Tests (High Sensitive Troponin Essays) sind in der Lage, niedrigere Konzentrationen von Troponin T und Troponin I nachzuweisen und ermöglichen damit, einen Herzinfarkt bereits 2 Stunden nach dem primären Ereignis nachzuweisen. Bedingt durch ihre hohe Sensitivität erhalten diese Untersuchungen allerdings einen gewissen Spielraum für falsch-positive Interpretationen, d. h. es werden auch Troponine nachgewiesen, wenn kein Herzinfarkt vorliegt. So finden sich bspw. Enzymauslenkungen auch im Rahmen einer Herzinsuffizienz, nach einer Reanimation, bei Arrhythmien, im Rahmen einer Endokarditis, einer Lungenembolie oder einer Sepsis. Die Diagnose „Myokardinfarkt“ ist deshalb nur in Kombination mit einem anderen spezifischen Symptom wie ST-Streckenveränderungen oder typischen klinischen Beschwerden zu stellen ([144], [289], [330]). Aufgrund der unterschiedlichen Kinetik der Herzenzyme sollte alle 4–6 Stunden ein Kontrolllabor durchgeführt und der Verlauf beobachtet werden.

Der Patient bekommt eine perkutane, transluminale Koronarangioplastie, bei der ein Verschluss des LCX festgestellt und mittels Stent versorgt wird.

Nach Wiederaufnahme auf die Intensivstation findet sich bei nochmaliger körperlicher Untersuchung ein neu aufgetretenes Hautemphysem auf der rechten Halsseite. Auskultatorisch imponiert ein auf der rechten Seite leicht vermindertes Atemgeräusch. Dabei ist das Atemgeräusch über beiden Lungen sehr schwach. Der diensthabende Anästhesist kommt direkt von der Weiterbildung „erweiterte Thorax-Sonografie“. Zum Ausschluss eines Pneumothorax sonografiert er den Patienten.

Thoraxsonografie

Die Thoraxsonografie kann zur Detektion eines Pleuraergusses herangezogen werden, wobei die Sensitivität höher als bei einer konventionellen Röntgenuntersuchung ist. Die Untersuchung des Thorax beginnt mit dem Aufsuchen des sog. Bat Signs im B-Mode. Der Schallkopf wird im rechten Winkel zu den Rippen auf den Brustkorb aufgesetzt und eine hypoechogene Struktur, die Pleura parietalis und visceralis, aufgesucht. Unterhalb dieser Lungenlinie können Lungengewebe, aber auch typische pathologische Bilder wie eine A-Linie (Schallartefakte, die durch das Vorhandensein von Luft bei einem Pneumothorax ausgelöst werden) oder eine Alveolarkonsolidierung erkannt werden. Letzteres ist ein Zeichen minderbelüfteter Lungenareale, z. B. am Rand eines Pleuraergusses oder thoraxwandnaher Infiltrate, und zeichnet sich durch eine feinfleckige Zeichnungsvermehrung aus. Bei einem subkutanen Emphysem nimmt die Schallqualität jedoch stark ab, da es durch die Luft zu einer Schallauslöschung kommt [341].

Da das Hautemphysem bereits zugenommen hat und sich jetzt über den kompletten rechten Thorax erstreckt, sind die Schallbedingen nicht optimal, so dass ein Röntgen-Thorax angeordnet wird. Im Röntgen sieht man die Ausdehnung des Hautemphysems über den kompletten Thorax, wobei die rechte Seite stärker betroffen ist. Auf der rechten Seite sieht man einen minimalen Mantelpneumothorax und 3 – wahrscheinlich im Rahmen der Reanimation – gebrochene Rippen. Aufgrund des Verdachts einer Lungenverletzung wird eine Thoraxdrainage auf der rechten Seite in Bülau-Position eingelegt. Das nach Drainageanlage angefertigte Röntgenbild zeigt, dass die Drainage korrekt liegt.

Etwa 1 Stunde später ruft die Schwester den diensthabenden Arzt, weil sich der Zustand des Patienten weiter verschlechtert. Das Emphysem reicht mittlerweile von den Füßen bis zum Gesicht. Der Dienstarzt fasst den Entschluss, den Patienten zu bronchoskopieren. Nach Einführen des Bronchoskops zeigt sich kurz vor dem Tubusende ein Defekt an der Tracheahinterwand, der vor der kaudalen Tubusöffnung liegt. Mit Hilfe der Schwester wird der Cuff des Tubus entblockt und der Tubus leicht zurückgezogen. Dabei zeigt sich ein ca. 1,5 cm langer und 0,8 cm breiter Defekt der Pars membranacea der Trachea. Am Wundgrund ist Mediastinalgewebe abgrenzbar.

Iatrogene Verletzungen der Luftröhre

Iatrogene Verletzungen der Luftröhre bei Intubation sind sehr selten. Die Häufigkeit wird in der Literatur mit 0,05–0,37 % aller oralen Intubationen angegeben [54]. Bekannt sind mechanische und anatomische Prädiktoren für das Auftreten von Trachealverletzungen. Zu den mechanischen Prädiktoren zählen hervorstehende Führungsdrähte, ein Überblocken des Cuffs, Repositionierung des Tubus ohne Entlastung des Cuffs, inadäquate Tubusgröße, fehlende Erfahrung des Intubierenden, inkorrekte Position der Tubusspitze und starkes Husten des intubierten Patienten. Zu den anatomischen Prädiktoren zählen kongenitale Trachealabnormitäten, Pars-membranacea-Insuffizienzen, chronisch obstruktive pulmonale Atemwegserkrankung, Entzündungen der Trachealwand, ferner Tumore und Lymphknotenschwellungen, die die Position der Trachea nach ventral verschieben können, chronische Steroideinnahme, erhöhtes Lebensalter und weibliches Geschlecht. In einer systematischen Übersichtsarbeit waren Frauen fünffach häufiger von Tracheaeinrissen betroffen (85,7 % Frauen, 14,3 % Männer) [269]. Warum Frauen häufiger betroffen sind, ist nicht bekannt. Außerdem scheint eine Korrelation mit der Körpergröße zu bestehen. So fand sich eine erhöhte Inzidenz an Trachealverletzungen bei einer Körpergröße unter 165 cm.

Die Letalität nach Trachealverletzung ist hoch und liegt bei 22 % [269]. Sie steigt weiter an, wenn Trachealverletzungen im Rahmen einer Notfallintubation entstanden sind ([82], [258], [387]). Zu den klinischen Zeichen einer Trachealverletzung zählen u. a. ein subkutanes bzw. mediastinales Emphysem, ein Pneumothorax, Dyspnoe, Husten und Hämoptysis. Häufig manifestiert sich eine Trachealverletzung erst nach Extubation bisweilen mit einer Latenz von bis zu 100 Stunden. Das liegt daran, dass der Defekt häufig oberhalb der Cuff-Ebene liegt und bei regelrechter Lage des Tubus nicht an der Ventilation teilnimmt.

Beim Patienten wird der Tubus nach Diagnosestellung unter bronchoskopischer Sicht über den Defekt hinaus vorgeschoben und neu geblockt. Das primäre Hautemphysem nimmt in den kommenden 24 Stunden nicht mehr zu und der Patient kann problemlos spontanisiert werden. Der Defekt in der Trachea ist circa 1,5 cm groß. Da der Defekt also recht klein ist, der Patient einen Herzinfarkt erlitten hatte und er respiratorisch stabil ist, wird von einer chirurgischen Versorgung abgesehen. Auf eine prophylaktische Antibiotikagabe wird verzichtet.

Prophylaktische Antibiotikagabe

Die prophylaktische Gabe von Antibiotika verhindert nicht die Entstehung von Infektionen, sondern trägt nur zur Resistenzbildung bei, so dass bei einem entstehenden Infekt bereits auf Reserveantibiotika zurückgegriffen werden müsste.

Chirurgische Intervention

Bei Defekten unter 2 cm gibt es keine einheitliche Empfehlung zur chirurgischen Intervention, eine operative Versorgung dieser Defekte erhöht sogar die Letalität. Sollte die Ruptur symptomatisch werden, wird jedoch empfohlen, das Leck direkt zu schließen ([93], [199]).

Am 3. Tag nach Reanimation wird der Patient bei eingeschränkter Vigilanz tracheotomiert und die Sedierung pausiert. Der Defekt heilt problemlos ab und der Patient kann nach 3 Wochen dekanüliert werden.

Tab. 34.1 Ausgewählte Laborwerte vor Koronarangioplastie und bei Aufnahme auf Intensivstation.

	Vor PTCA (5:30 Uhr)	Aufnahme auf Intensiv (8:00 Uhr)	Referenzbereich
Myoglobin	110	526	23–72 ng/ml
Trop T	2,1	46	< 0,1 ng/ml
Trop I	1,9	21	< 0,1 ng/ml
HighSens Trop T	62	339	< 10 ng/ml, Graubereich: 10–50 ng/ml
CK	353	712	< 190 U/l
CK MB	12	69	< 24 U/l

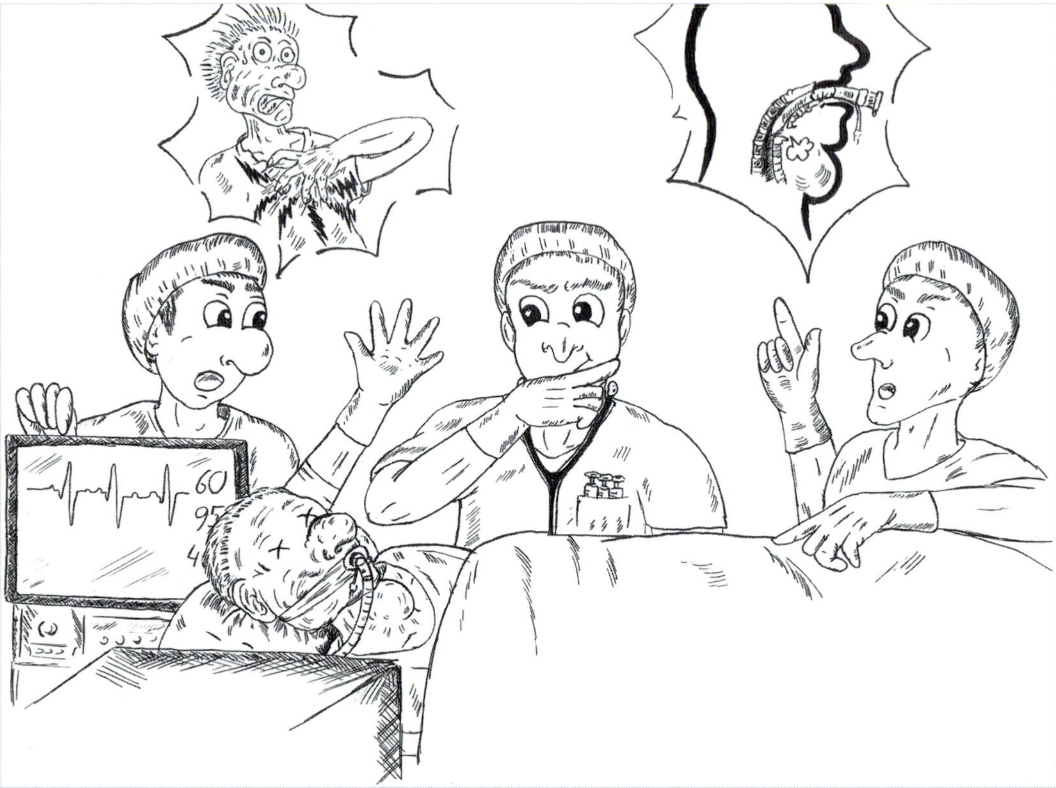

Abb. 34.1

Fazit

- Intubationen unter widrigen Voraussetzungen erhöhen die Gefahr von Komplikationen.
- Bei schwierigen Intubationsbedingungen sollten alternative Atemwegshilfen erwogen werden.
- Eine kontrollierte Hypothermie nach Reanimation kann das neurologische Outcome verbessern und die Letalität verringern.
- Herzenzyme und EKG sollten bei Verdacht auf einen Myokardinfarkt aufgrund ihrer Kinetik wiederholt werden und dürfen nicht als einziger diagnostischer Parameter für oder gegen einen Myokardinfarkt herangezogen werden.

35 Intensiv-Verlegung

Daniel Gill-Schuster, Martin Bergold, Lars Holzer

Das Handy von Dr. A. zeigt eine neue SMS an: „Achtung an alle! Notarzt gesucht für einen Flug heute von Rumänien nach Schweden. Abflug 10:30 Uhr. Wer kann, bitte melden.“ Erst gestern hatte er sich auf www.I-need-a-Doc.de registriert und schon heute hat er die Möglichkeit, einen Rückholdienst zu fliegen. Nach dem Dienst ist es doch kein Problem noch ein bisschen zu fliegen. Er ruft schnell an und sichert sich den Flug. Etwa 1 Stunde später sitzt er in einem als Ambulanzjet eingerichteten Learjet und bereitet sich auf den Start vor. Die Turbinen heulen auf und es geht los. Beim Aufstieg verspürt er einen starken Druck auf den Ohren, den er versucht, mit Gähnen auszugleichen.

Erdatmosphäre

Die Erdatmosphäre wird entlang ihres vertikalen Temperaturgradienten in verschiedene Bereiche eingeteilt. Die Troposphäre bezeichnet den Bereich von Meereshöhe bis 7 km an den Polen bzw. 17 km über den Tropen. Das Ende dieser Schicht wird als Tropopause bezeichnet. Im Anschluss daran findet sich die Stratosphäre. In der oberen Troposphäre und der Stratosphäre befindet sich der Jetstream. Hier ereignen sich verschiedene Ausgleichwinde zwischen den Temperaturregionen und bilden somit ein dynamisches Windband, in dem Flugzeuge energieeffizient reisen können. Überdies spielen sich die wesentlichen Wetterphänomene unterhalb der Tropopause statt. Ab einer Höhe von 50 km endet die Stratosphäre mit der Stratopause und es schließt sich die Mesosphäre bis 80 km Höhe an. Die äußerste Schicht bildet bis zu einer Höhe von 500 km die Thermosphäre.

Die für die Luftfahrt relevanten Schichten zeichnen sich dadurch aus, dass die Temperatur beim Aufstieg um 1,98 °C pro 1000 Fuß (ft) fällt, bis am Ende der Troposphäre, in der Tropopause (15 km Höhe), eine Temperatur von –56 °C erreicht ist. Danach bleibt die Temperatur relativ konstant. Der Luftdruck allerdings folgt nicht dem relativ linearen Temperaturabfall. Er fällt eher exponentiell, was dazu führt, dass sich der Druck alle 5,5 km (18 000 ft) halbiert. Nach dem Boyle-Marriot-Gesetz ist das Produkt aus Druck und Volumen konstant. Dieser Umstand führt dazu, dass das Volumen des Gases bei fallendem Luftdruck im geschlossenen Raum ansteigt. Passagiere empfinden deshalb einen erhöhten Druck in den pneumatischen Räumen des Kopfes [219].

Nach einem ruhigen Flug kommt Dr. A. in Rumänien an. Er landet in einem kleinen Provinzflughafen, fernab von einer größeren Stadt. Die medizinische Crew wird mit einem ausgedienten deutschen Rettungswagen in ein kleines Krankenhaus mit 200 Betten gebracht. Dort angekommen, findet er einen ca. 36-jährigen schwedischen Bergwanderer vor, der beim Versuch, den 2544 m hohen Moldoveanu zu besteigen, ca. 7 m abgestürzt ist. Er ist intubiert und beatmet. Mit Hilfe von „Händen und Füßen“ kann Dr. A. in Erfahrung bringen, dass der Patient eine Oberschenkelfraktur rechts und eine Unterschenkelfraktur links hat, die beide mit Fixateur externe versorgt sind. Außerdem wurde eine Rippenserienfraktur rechts und eine Mittelgesichtsfraktur Le Fort III° links sowie eine Beckenringfraktur, die mittels einer Beckenschlinge fixiert wurde, festgestellt. Der Unfall ereignete sich vor etwa 4 Tagen und der Patient wurde bewusstlos an einer Schlucht aufgefunden. Eine Pupillendifferenz bestand zu keiner Zeit.

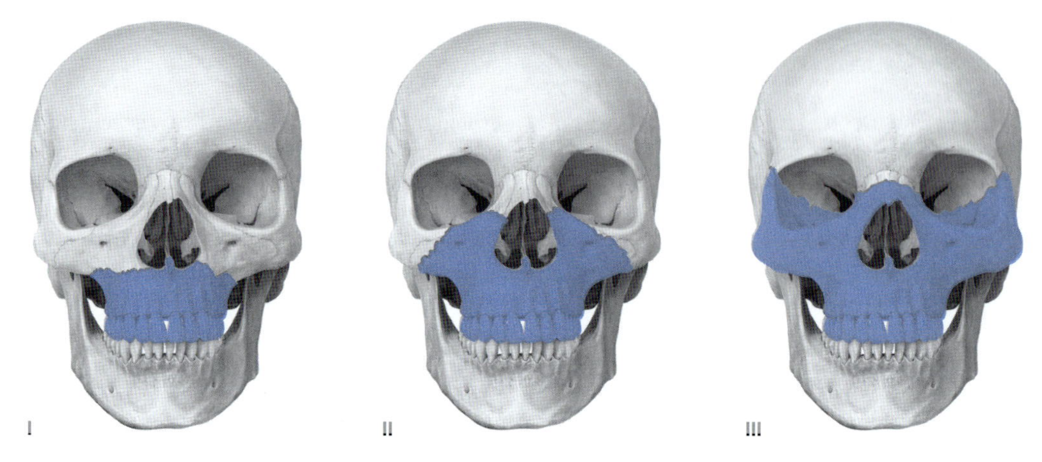

Abb. 35.1 Bruchlinien bei Mittelgesichtsfrakturen in der Einteilung nach Le Fort (Quelle: [372]).

Le Fort-Frakturen

1901 führte Rene Le Fort (1869–1951) verschiedene stumpfe Gewalteinwirkungen auf den knöchernen Schädel aus und beobachtete die daraus resultierenden Bruchlinien. Er fand 3 häufige Bruchlinien (▶ Abb. 35.1):

Die Le Fort-I-Fraktur ist ein horizontaler Oberkieferbruch, bei dem der Alveolarfortsatz vom Oberkiefer abgetrennt wird. Die Frakturlinie reicht von der Nasenscheidewand bis zur Apertura piriformis und führt horizontal beidseits von den Oberkieferzähnen zu den Processi pterygoidei lateralis und medialis. Ursache sind Krafteinwirkungen, die horizontal leicht nach unten auf die Oberkiefer-Alveolarfortsätze wirken.

Le Fort-II-Frakturen zeichnen sich durch eine zentrale, pyramidenförmige Absprengung des Oberkiefermassivs aus. Die Bruchlinie verläuft unterhalb der Sutura frontomaxillaris durch den Processus frontalis maxillae an der medialen Wand der Orbita durch das Os lacrimale, den Orbitaboden, durch das Foramen infraorbitale nach unten durch die vordere Wand der Kieferhöhle. Der nasoethmoidale Block wird vom Schädel abgespalten. Ursache sind Krafteinwirkungen auf den unteren oder mittleren Teil des Oberkiefers.

Bei einem vollständigen Abriss des faszialen Knochenanteils vom cranialen spricht man von einer Le Fort-III-Fraktur. Ursache ist eine Krafteinwirkung auf den Oberkiefer und auf den Nasenrücken [229].

Bei allen Mittelgesichtsfrakturen kann es zu ausgedehnten Blutungen kommen, so dass akut nicht nur eine erhöhte Aspirationsgefahr, sondern auch die Gefahr eines akuten hämorrhagischen Schocks besteht.

Ein CT konnte bis jetzt nicht durchgeführt werden, da das Krankenhaus kein CT besitzt. Alle konventionellen Röntgenbilder liegen vor. Der Patient ist BiPAP-beatmet mit einem Spitzendruck von 35 mbar und einem PEEP von 5mbar. Die Atemfrequenz ist auf 15 Atemzüge pro Minute eingestellt und das Atemzugvolumen liegt bei 6,1 l pro Minute. Der zuletzt gemessene paO_2 ist 76 mmHg bei einer FiO_2 von 0,6. Die periphere Sättigung liegt bei 95 % (▶ Tab. 35.1). Der diensthabende Intensivmediziner berichtet, dass der Patient alle 3 Stunden mit einem Lachmann-Manöver rekrutiert wird und es danach „wesentlich besser sei".

Lachmann-Manöver

Beim nach Burkhard Lachmann [222] benannten Manöver werden die Lungen des Patienten für ca. 15 Atemzüge mit 40–60 mbar gebläht. Parallel dazu wird der PEEP erhöht, um nach dem Grundsatz „open the lung and keep the lung open" eine Rekrutierung von atelektatischem Lungengewebe im Bereich der Alveolen zu erreichen. Der benötigte Druck leitet sich aus dem Laplace-Gesetz ab:

$$P = 2 \times \frac{T}{r}$$

Unter dem Parameter T versteht man die Grenzflächenspannung der Alveolen. Je kleiner die Alveolen, desto höher muss der aufzuwendende Druck sein.

In der Praxis wird der Patient für 10–15 Atemzüge mit einem inspiratorischen Druck von 40mbar und einem PEEP von 15mbar beatmet. Nachteile dieses Manövers sind eine Erhöhung des pulmonalen Kreislaufs und des intracerebralen Drucks. Außerdem wird die Hämodynamik, besonders durch den verminderten kardialen Rückfluss bei Hypovolämie, durch den erhöhten intrathorakalen Druck sowie das Risiko einer Verletzung der Lunge, insbesondere bei emphysematischen Lungenerkrankungen, beeinflusst. Weiterhin kann es zu einem Pneumothorax kommen. Es hat sich gezeigt, dass die Effizienz des Lachmann-Manövers abnimmt, je länger der Patient beatmet wird.

Tab. 35.1 Blutgasanalyse.

Bezeichnung	Wert	Normwert
FiO_2	0,6	
pH	7,35	7,35–7,45
paO_2	76	75–97 mmHg
$paCO_2$	45	35–45 mmHg
BE	-2,9	-3–3 mval/l
HCO_3-	21	21–26 mmol/l
SaO_2	92	95–99 %

Der errechnete Horovitz-Quotient beträgt 126 mmHg.

Horovitz-Quotient

Der Horovitz-Quotient ist das Verhältnis des arteriellen Sauerstoffpartialdrucks im Blut gegenüber dem applizierten Sauerstoffanteil der Einatemluft. Er dient zur Einschätzung eines Lungenversagens (Acute respiratory Distress Syndrome, ARDS). Seit Herbst 2011 wurde die sog. Berlin Definition durch die European Society of Intensive Care Medicine, die American Thoracic Society und die Society of Critical Care Medicine im Konsensusverfahren modifiziert [18]. Es wird nicht mehr zwischen Acute Lung Injury (ALI, Horovitz < 300) und ARDS unterschieden.

Zur Definition des ARDS gehört jetzt [127]:

- Auftreten innerhalb einer Woche nach klinischem Ereignis oder verschlechternden respiratorischen Symptomen
- beidseitige Infiltrate im Röntgenbild der Lunge oder des CT ohne sinnvolle Erklärung
- Ausschluss einer kardialen Ursache des respiratorischen Versagens
- Vorliegen einer Oxygenierungsstörung, die ein PEEP > 5 cmH_2O erfordert. Dabei wird unterteilt in:
  - mildes ARDS: Horovitz-Quotient von 201–300 mmHg
  - moderates ARDS: Horovitz-Quotient < 200 mmHg
  - schweres ARDS: Horovitz-Quotient < 100 mmHg

Zurzeit benötigt der Patient keine Katecholamine, hat aber im Rahmen des Aufenthalts Noradrenalin mit max. 0,3 µg/kg/min erhalten. Im Rahmen der ersten OP hat er bei einem geschätzten Blutverlust von 1500 ml insgesamt 6 Erythrozytenkonzentrate erhalten.

Die Übergabe im Krankenhaus dauert länger als erwartet. Der Pilot ruft vom Flughafen an und gibt zu bedenken, dass man sich beeilen müsse, weil der Flugplatz in spätestens 2 Stunden verlassen werden müsse, da dieser sonst geschlossen werde. Der Patient wird deshalb direkt auf die Trage des RTW umgelagert. Nach dem ersten Umlagern sinkt plötzlich der Blutdruck auf 40 mmHg systolisch ab. Dr. A. wird es mulmig. Soll er wirklich fliegen? Der Patient stabilisiert sich jedoch wieder, so dass er sich entschließt, den Transport fortzusetzen.

Nach dem Einladen des Patienten in das Flugzeug startet die Maschine. Nach dem Start fällt die Sättigung auf 84 %.

Kabineninnendruck

Der Kabinendruck im Flugzeug wird durch verschiedene Ventile aufwendig gesteuert. Um die für die Kabinenatmosphäre notwendige Druckbeaufschlagung vorzunehmen, wird im Seitstrom der Triebwerke Luft von außen zugeführt und wieder abgegeben. Der Kabineninnendruck wird in Höhe des Äquivalenzdrucks von ca. 8 000 ft (2438m) Höhe, bei der Boeing 787 Dreamliner sogar auf 6 000 ft (1830m), gehalten. Die Regulierung übernimmt bei moderneren Flugzeugen das Flight Management System, das kurzfristige Flughöhenmanöver von Landeanflugssequenzen unterscheiden kann. In älteren Flugzeugen übernimmt diese Tätigkeit der Pilot am Cabin Pressure Panel [243].

Im Steigflug nimmt der Umgebungsluftdruck ab. Das Dalton-Gesetz

$$P_{ges} = (P_1 + P_2 + P_3 + P_n) \times Vol\%$$

besagt nun, das der Gesamtgasdruck die Summe aller Teilgasdrücke ist. Dies bedeutet, dass bei sinkendem Gesamtdruck ebenso alle Teildrücke sinken. Für einen adäquaten Gasaustausch ist es jedoch nötig, dass ein ausreichendes Partialdruckgefälle zwischen Alveole und Zelle besteht, weil der Sauerstofftransport in die Zelle ausschließlich durch passive Diffusion stattfindet. Sollte nun das Diffusionsgefälle des Sauerstoffs abnehmen, kann es durchaus nötig sein, den FiO_2 bei der Beatmung zu erhöhen ([120], [121]). Am Boden herrscht bei angenommenen 760 mmHg ein PO_2 von 159 mmHg. Um diesen Partialdruck in 2438 m konstant zu halten, müsste der FiO_2 um den Faktor 1,3, also auf 0,28, erhöht werden. Bei einer FiO_2 von 0,6 bedeutet dies schon eine Erhöhung des FiO_2 auf 0,8.

Nun ist der alveolare Sauerstoffpartialdruck nicht allein vom Gasteildruck des Sauerstoffs abhängig, sondern vom herrschenden Wasserdampfdruck (bei 37 °C 47 mmHg), atmosphärischen Druck, respiratorischen Quotienten (annähernd 0,8) und CO_2-Partialdruck des nicht abgeatmeten CO_2 an den Alveolen (etwa 40 mmHg in Normalbedingungen). Aus diesen Komponenten entwickelt sich die Alveolargasgleichung:

$$P_{O_2} = (P_{atm} - P_{H_2O}) \times Fi_{O_2} - \frac{P_{CO_2}}{RQ}$$

Hieraus ergibt sich, dass nicht nur eine Erhöhung des FiO_2 den PO_2 anhebt, sondern dass auch eine Reduktion des PCO_2 den alveolaren Sauerstoffpartialdruck durch Hyperventilation erhöht [300]. Bei einem Aufstieg in große Höhen versucht der Körper, den niedrigeren Luftdruck und die daraus resultierende milde Hypoxie durch Hyperventilation zu kompensieren. Eindrücklich zeigt dies Grocott: Am „Balcony“ des Mount Everest (8 400 m über Normalnull) nahm er 4 Probanden eine arterielle BGA ab. Dabei ermittelte er bei einem Umgebungsdruck von 272 mmHg PCO_2-Werte zwischen 10,3 und 15 mmHg und PO_2-Werte zwischen 19,1–29,5 mmHg [155].

Dr. A. erinnert sich an „irgendwas mit Teildrücken“ oder so und beschließt, die FiO_2 zur Verbesserung des Gasaustauschs zu erhöhen. Er dreht am entsprechenden Schalter des Beatmungsgeräts und plötzlich: „Error 2 245 033 – Bitte dringend Patient manuell beatmen und Servicetechniker konsultieren“. Das Beatmungsgerät gibt keinen Ton mehr von sich. Der Patient wird sofort an den Beatmungsbeutel angeschlossen und unter 15 l Sauerstoffinsufflation manuell beatmet. Die Rettungsassistentin versucht, das Beatmungsgerät mehrmals neu zu starten. Allerdings erscheint immer wieder die gleiche Fehlermeldung. Der Pilot gibt zu bedenken, dass am Flughafen leider eine

Schlecht-Wetter-Front aufgezogen sei, umkehren also schlecht möglich und der nächste adäquate Flughafen mindestens eine halbe Stunde entfernt sei. Da fällt der Rettungsassistentin ein, dass noch das alte Ersatzgerät Nitrolog 1000 in der Maschine ist. Sie stellt die vorhergehenden Beatmungsparameter ein und der Patient wird nach dem obligaten Gerätecheck an das Gerät angeschlossen. Nach einer Weile sinkt das gemessene endtidale CO_2 ab. Dr. A. macht sich Gedanken, was passiert sein könnte. Am Respirator wurde nichts verändert, zumal er, da es sich um ein mechanisches Gerät handelt, kaum Einstellungsmöglichkeiten bietet. Plötzlich fällt ihm auf, dass das gemessene Atemminutenvolumen 15 l beträgt, während aber nur 10 l eingestellt sind. Ebenso differiert die Atemfrequenz: Bei eingestellten 20 Atemzügen pro Minute ventiliert das Gerät nur 17-mal pro Minute.

Luftdruck und technische Geräte

Der Luftdruck in großen Höhen hat nicht nur Einfluss auf unseren Körper, sondern auch auf die verwendeten Geräte. Bei den pneumatisch kontrollierten Beatmungsgeräten kann die Differenz des angezeigten Tidalvolumens zum tatsächlich applizierten Tidalvolumen bis zu 70 % betragen. Die Atemfrequenz fällt – abhängig von der Höhe – um bis zu 28 % des eingestellten Wertes. Elektronisch gesteuerte Beatmungsgeräte können diesen Fehler, z. B. durch einen eingebauten barometrischen Umgebungsdrucksensor, ausgleichen ([130], [339], [414]).

Der Flug zieht sich nun so langsam hin. Die Vital- und die Beatmungswerte sind akzeptabel und der erste Angstschweiß ist langsam getrocknet. Der Landeanflug auf den Zielflughafen in Linköping, Südschweden, hat begonnen. Der Tower meldet, dass die Maschine noch einmal die Flughöhe erhöhen und wegen weiterer Maschinen noch warten müsse. Der Patient hustet, die Sättigung fällt. Dr. A. versucht in der engen Maschine zu auskultieren. Doch durch den hohen Geräuschpegel der Motoren ist ein adäquates Abhören nicht möglich.

Flugzeuglärm

Düsenmaschinen produzieren im Gegensatz zu Propellermaschinen oftmals ein hochfrequentes Summen, das eine dauerhafte Lärmbelastung bis zu 85db hervorrufen kann. Die Lärmbelastung nimmt bei zunehmender Geschwindigkeit und zunehmender Höhe wegen des geringeren Luftwiderstands ab. Um einen adäquaten Gehörschutz zu gewährleisten, sollte dem Patienten und dem Flugbegleiter ein Gehörschutz zur Verfügung stehen [116].

Die Sättigung fällt weiter. Der Patient wird hypoton. Dr. A. bittet den Piloten, so schnell wie möglich mit dem Landeanflug zu beginnen. Zur Sicherheit schaut er sich noch einmal das Röntgenbild des Thorax vom heutigen Tage an. Dort bemerkt er eine Verschattung, die einen ventralen Pneumothorax auf der Seite der Rippenserienfraktur darstellen könnte.

Ventraler Pneumothorax

Ein ventraler Pneumothorax kann oftmals nur vermutet werden, besonders wenn Röntgenbilder im Liegen gemacht werden. Der Nachweis ist ohne eine entsprechende Klinik nur durch ein CT zu stellen. Indizien können sehr scharfe Konturen an Organstrukturen, wie z. B. eine scharfe Herz-Silhouette, sein. Pneumothoraces können nach stumpfen oder spitzen Gewalteinwirkungen auf die Lunge auftreten. Bei Verdacht ist im Zweifel und besonders bei vorliegender Klinik eine Entlastung mittels Thoraxdrainage durchzuführen. In diesem Fall scheint diese Verletzung bis jetzt nicht auffällig geworden zu sein. Durch den Druckunterschied während des Fliegens hat sich ein Spannungspneumothorax gebildet.

Dr. A. sticht mit einer 14G-Braunüle in Monaldi-Position in den Brustkorb. Luft entweicht und der Patient rekompensiert langsam. Plötzlich sieht er, wie der Speichel im Mundraum blubbert. Oh nein! Jetzt ist auch noch der Cuff defekt?

Cuff bei Flugreisen

Im Landeanflug steigt der Luftdruck wieder. Die luftgefüllten Räume werden nun durch den sich erhöhenden Umgebungsdruck analog der Boyle-Mariott-Gleichung komprimiert. Da der Cuff mit Luft gefüllt ist, kann es sein, dass es hier zu einer Undichtigkeit kommt, die durch einfaches Nachblocken korrigiert werden kann. Um diese Phänomene des Auseinander- und Zusammenziehens des Cuff zu verhindern, sollte der Cuff bei Flugreisen mit Kochsalzlösung geblockt werden. Dies verhindert im Steigflug – bei abfallendem Umgebungsdruck – das Ausdehnen des Cuffs mit konsekutiver Überblockung und möglichen Trachealläsionen oder gar das Platzen des Cuffs. In einigen Studien zeigte sich, dass nahezu 64 % aller geflogenen Patienten einen überblockten Tubus-Cuff haben. Eine direkte längerfristige Schädigung nur durch den Flug konnte allerdings nicht nachgewiesen werden. Grundsätzlich sollte jedoch auch auf einem Flug der Cuff-Druck überprüft werden, um eine Überblähung zu vermeiden ([81], [253]).

Nach der Landung übergibt Dr. A. den Patienten und genießt den sicheren und komplikationslosen Rückflug.

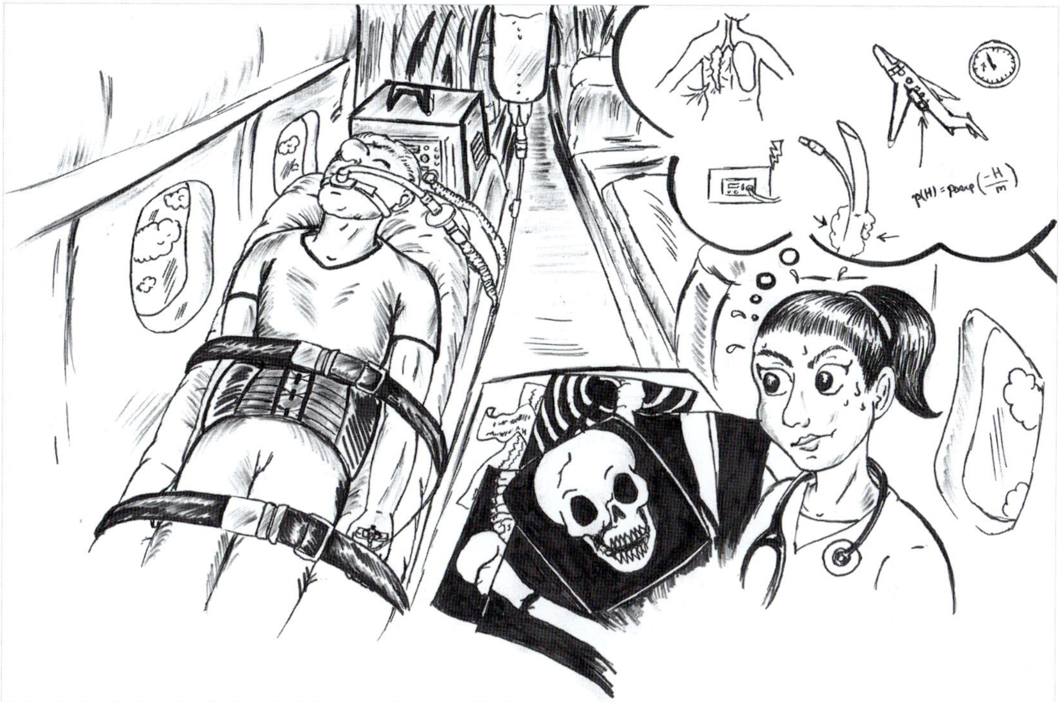

Abb. 35.2

Fazit

Für einen komplikationslosen Intensivtransport sind folgende Kenntnisse nötig:

- Vor dem Abflug
  - länderspezifische Regularien wie Visumsbedingungen, Versicherungsschutz der medizinischen Crew etc.
- Patiententransfer von der Klinik zum Flugzeug
  - Transportdauer (Laufzeit Geräteakkus, Medikamentenbedarf, Sauerstoffversorgung, Einsatzzeiten)
  - Transportmittel (Platz für Patient und Begleiter, Unterbringung benötigter Geräte, Stromversorgung, Gas-/Sauerstoffversorgung)
  - Flughafenlogistik und Abfertigung (Sicherheitskontrolle Patient/Geräte/Medikamente, Ausreisebestimmungen, Zoll, Vorfeldzufahrt)
- Patiententransport im Flugzeug
  - Luftdruckveränderungen im Steig-, Sink-, und Reiseflug
  - Bedeutung für physiologisch luftgefüllte Körperkompartimente
  - Einfluss auf medizinisches Equipment
- Querbeschleunigung – Gravitation
  - Vibrationen und Lärm
  - autonom vermittelte Stressreaktion mit Tachykardie, Tachypnoe und Hypertonie
  - geeigneter Lärm- bzw. Gehörschutz
  - trockene Umgebungsluft
- Patiententransfer im Zielort aus dem Flugzeug in die Klinik/Übergabeort
  - geeignete Anzahl entsprechend qualifizierter Personen für den Transfer Flugzeug – Fahrzeug
- Zeitplanung
  - Bodentransfer Hotel – Krankenhaus – Flughafen
  - Abfertigungsdauer und Ladezeit Flughafen
  - Flugzeit, ggf. inkl. notwendiger Tankstopps

Nach Übernahme des Patienten gibt es keinerlei Support-Möglichkeiten mehr. Genaue Kenntnisse von Pathophysiologie und Physiologie sowie etwaiges redundantes Equipment sind nötig, um bei Problemen adäquat handeln zu können.

Teil XIV

Aus der Notfallmedizin

36 Trauma nach Verkehrsunfall I

Daniel Gill-Schuster, Martin Bergold, Lars Holzer

Dr. U. schläft tief und fest an diesem Wintermorgen. Er träumt von seiner Frau und von der freien Zeit, die sie zusammen verbringen könnten. Auf einmal wird er geweckt: „Achtung, Achtung! Einsatz 4-82-1, 4-83-1, 4-84-1, 4-85-1, Löschzugalarm, Einsatzort Autobahn A5 Richtung Frankfurt am Main, schwerer Verkehrsunfall mit LKW und mehreren PKW". Er ist sofort hellwach, schnellt in seine Kleider und macht sich auf den Weg ins Notarzteinsatzfahrzeug. „Hast du gehört, was er gesagt hat?", fragt sein Rettungsassistent. „Allerdings, da können wir uns ja auf etwas einstellen. Du bleibst immer bei mir, ok? Das wichtigste ist, dass wir erst einmal sichten. Wir müssen zuerst die Einsatzstelle ordnen." Nach einigen Minuten kommen sie am Notfallort an. Es bietet sich ein Bild des Schreckens. Ein 30 Tonnen schwerer LKW liegt auf der Seite und mehrere PKW sind ineinander gefahren. Der Verkehr ist bereits komplett zum Erliegen gekommen. Einige Passanten haben bereits begonnen, sich um die Verletzten zu kümmern. Dr. U. schnappt sich seinen Edding und gibt seinem Rettungsassistenten ebenfalls einen in die Hand.

Patientenmarkierung

Einen Edding? Was will er machen? In einem Großschadensereignis werden Einsatzstellen oftmals undurchschaubar. Dabei gibt es immer die Gefahr, Patienten zu übersehen oder doppelt zu erfassen. So werden dann aus 10 Verletzten auch 20. Daher ist es sinnvoll, die gesichteten Patienten zu markieren. Dies kann zum einen mit vorgefertigten Karten, wo Auffindeort, Patientennamen und Sichtungskategorie vermerkt werden, geschehen. Mittlerweile gibt es auch Anhängebändchen mit der Möglichkeit, den Patienten elektronisch zu erfassen und per GPS zu orten, jedoch kann es auch ganz einfach mit einem Stift geschehen. Sollte die Sichtung durch 2 oder mehrere Personen stattfinden ist es wichtig, vorher ein System festzulegen, um keine Patienten doppelt zu erfassen. Beispielsweise kann ein Mitarbeiter nur gerade Patientennummern vergeben, während der andere nur ungerade Nummern vergibt, oder einer sichtet mit einem schwarzen und der andere mit einem roten Stift. Auch kann die Kategorisierung mit römischen und arabischen Ziffern durchgeführt werden.

„Ok, ich denke wir trennen uns. Du gehst nach rechts, ich gehe nach links und wir treffen uns in der Mitte. Du weißt, START-System! Und pass auf dich auf!" sagt Dr. U. zu seinem Rettungsassistenten, als das Auto geparkt wird. Er schnappt sich seinen Helm und steigt aus.

Sicherheit

Sicherheit ist in dieser sehr undurchsichtigen Situation das Wichtigste. Dazu gehört zum einen, sicherzustellen, dass niemand auf die Einsatzstelle fahren und die Rettungskräfte behindern kann. Zum anderen gehört dazu aber auch eine vollständige Schutzausrüstung, bestehend aus Sicherheitsschuhen mit Stahlkappen und speziell säurefester Sohle sowie Sicherheitskleidung mit reflektierenden Streifen und einem Sicherheitshelm.

Dr. U. geht zum Bus und findet gleich eine Menge Patienten, die ihm entgegenlaufen. „So, wie war das? 30–2-can do … Ok, let's go."

Triage

Um einen Überblick über diese Situation zu bekommen, muss zuerst eine Triage durchgeführt werden. Das bedeutet, dass die Patienten in verschiedene Behandlungsdringlichkeitskategorien eingeteilt werden. Um wenig Zeit zu verlieren, muss die Triage möglichst schnell und effizient ablaufen. Eine Möglichkeit ist das vom Hoag Memorial Hospital und den Feuerwehr-Rettungsassistenten des Newport Beach Fire Department im Jahre 1983 entwickelte START-Schema. START ist ein Akronym und steht für **S**imple **T**riage **a**nd **R**apid **T**reatment. Das START-Schema dient nicht dazu, eine Diagnose zu ermitteln, sondern es soll helfen, diejenigen Patienten zu identifizieren, die einer Handlungspriorität bedürfen. Der Zeitaufwand liegt üblicherweise zwischen 30 und 60 Sekunden pro Patient.

Zuerst werden alle gehfähigen Patienten an einem Platz zusammengeführt und automatisch als „grün“ oder gering verletzt eingestuft. Bei Patienten, die nicht gehfähig sind, wird direkt die Atmung überprüft. Ist keine Atmung vorhanden, sollten die Atemwege frei gemacht werden. Setzt die Atmung ein, ist der Patient als „rot“ oder als sofort behandlungswürdig einzustufen. Bei ausbleibender Atmung gilt er als „schwarz“ oder verstorben. Bei vorhandener Atmung wird die Atemfrequenz überprüft. Liegt sie über 30 Atemzüge/min gilt der Patient als „rot“, unter 30 Atemzüge/min wird der Kreislauf kontrolliert, indem der Radialispuls getastet oder die Rekapillarisierungszeit getestet wird. Ist die Rekapillarisierungszeit größer 2 Sekunden bei nicht tastbarem Radialispuls, sollte der Patient auch sofort behandelt werden (Kategorie „rot“). Bei einem vorhanden Radialispuls oder Rekapillarisierungszeit unter 2 Sekunden wird der Patient gebeten, einfachen verbalen Aufforderungen nachzukommen. Kann der Patient die Anweisungen ausführen, so wird er als „gelber“ Patient, das heißt Patient mit verzögerter Behandlungspriorität eingestuft. Sollte der Patient keinen Aufforderungen mehr nachkommen können, ist der Patient auch „rot“, d. h. mit höchster Behandlungspriorität einzustufen. Ein guter Merksatz ist hierfür „30–2 can do“. 30 bezieht sich auf die Atemfrequenz, 2 auf die Rekapillarisierungszeit und „can do“ auf die Fähigkeit einfache verbale Kommunikation zu befolgen. Sobald weitere Einsatzkräfte vorhanden sind, müssen die im Rahmen der Erstkategorisierung getroffenen Entscheidungen reevaluiert werden.

Nach ca. 4 Minuten treffen sie sich wieder. „Und? Wie viel hast du und wie sieht es bei denen aus?“, fragt der Rettungsassistent. „Also, ich habe 2 Rote im Bus, 1 Gelben und 8 Grüne und leider 2 Schwarze, und du?“, fragt Dr. U. „Ich habe 1 Roten, 1 Gelben, 3 Grüne und 1 Schwarzen. Haben die eigentlich den leitenden Notarzt und den organisatorischen Leiter mitalarmiert? Die einzigen, die ich hier sehe, sind die Feuerwehr und die RTWs. Ich habe übrigens die RTWs schon einmal zu meinen Roten geschickt. Ich hoffe, das war ok?“ „Klar, habe ich auch. Gib doch bitte der Leitstelle eine Rückmeldung und sag ihnen, dass wir den LNA, OLRD, 2 Notärzte und GRTWs oder einen Bus für die 11 Grünen brauchen.“

Leitende Positionen

Der organisatorische Leiter des Rettungsdiensts (OLRD) ist ein durch den jeweiligen Landkreis oder die Stadt berufener Rettungsassistent. Seine Aufgabe ist in den einzelnen Rettungsdienstgesetzen der Länder geregelt. Grundsätzlich leitet er die rettungsdienstlichen und die sonstigen ihm unterstellten Einsatzkräfte, legt die Patientensammelstellen und die für die Versorgung notwendigen Rettungsmittelsammelstellen fest. Er weist die ankommenden Rettungsmittel an und ein, erfasst die versorgten und betreuten Patienten und organisiert den Abtransport der Patienten zur Weiterversorgung.

Der leitende Notarzt (LNA) ist Facharzt mit der Zusatzbezeichnung Notfallmedizin und wird ebenso wie der OLRD vom jeweiligen Landkreis bestellt. Seine Aufgabe ist es, die Lage aus medizinischer Sicht zu beurteilen. Er stellt den Schwerpunkt und die Art des medizinischen Einsatzes, der Versorgung und des Transports fest. Er legt Transportziele und Transportmittel sowie Behandlungs- und Transportprioritäten fest.

Wer bis zum Eintreffen des LNA und des OLRD die taktische Einsatzleitung übernimmt, ist nicht immer klar geregelt. In vielen Städten und Landkreisen ist es jedoch so, dass Notarzt und Rettungsassistent des zuerst eintreffenden NEF diese Aufgabe übernehmen, bis LNA und OLRD eintreffen.

„Und vergiss bitte nicht, der Leitstelle Bescheid zu geben, dass wir Schockraumkapazität brauchen. Die Patienten mit hoher Priorität müssen möglichst schnell in die Klinik, der eine Patient mit mittlerer Priorität kann schon etwas weiter weg. Trotzdem sollen auch alle leicht Verletzten über die Schockräume der einzelnen Kliniken gehen. Es gab hier genügend Tote bei diesem Unfall. Ok, ich gehe jetzt zum RTW und frage mal nach, ob die meine Hilfe brauchen", sagt Dr. U.

Schockraum

Im Schockraum werden Schwerverletzte durch verschiedene Fachdisziplinen betreut. Es gibt einen Trauma-Leader, der den Einsatz leitet und koordiniert. Er legt die Behandlungsrichtung in enger Absprache mit den beteiligten Kräften fest. Die S 3-Leitlinie gibt klare Vorgaben, wann der Schockraum alarmiert werden sollte. Als Indikationen gelten:

- systolischer Blutdruck unter 90 mmHg nach Trauma
- Vorliegen von penetrierenden Verletzungen der Rumpf-Hals-Region
- Vorliegen von Schussverletzungen in der Rumpf-Hals-Region
- GCS unter 9 nach Trauma
- Atemstörungen/Intubationspflicht nach Trauma
- Frakturen von mehr als 2 proximalen Knochen
- instabiler Thorax
- Beckenfrakturen
- Amputationsverletzung proximal der Hände/Füße
- Querschnittsverletzung
- offene Schädelverletzungen
- Verbrennungen > 20 % und Grad ≥ 2b

Neben den medizinischen Indikationen sollte der Schockraum ebenso bei Patienten, die folgende Unfallkonstellationen nahezu unbeschadet überstanden haben, aktiviert werden:

- Sturz aus über 3 Metern Höhe
- Verkehrsunfall (VU) mit
  - Frontalaufprall mit Intrusion von mehr als 50–75 cm
  - einer Geschwindigkeitsveränderung von delta > 30 km/h
  - Fußgänger-/Zweiradkollision
  - Tod eines Insassen
  - Ejektion eines Insassen

Untersuchungen konnten zeigen, dass die Wahrscheinlichkeit einer schweren Verletzung allein durch die Unfallkinetik erhöht ist und damit die Mortalität steigt [231].

Dr. U. geht in den ersten Rettungswagen und wirft einen kurzen Blick hinein. Das EKG zeigt einen tachykarden Sinusrhythmus, der Patient scheint ansprechbar, ist jedoch müde. „Habt ihr schon etwas festgestellt?" „Also, der Patient war im ersten Fahrzeug, das frontal in den LKW gerast ist. Das Fahrzeug hat starke Beschädigungen und die Fahrgastzelle ist fast bis zu den Knien des Fahrers eingedrückt. Es hatte Airbags. Bei Ankunft ist er durch die Feuerwehr befreit worden. Er war allzeit ansprechbar. Atemweg und Hals sind stabilisiert, die Belüftung der Lunge ist tachypnoisch aber beidseits gleich und die Zirkulation ist soweit in Ordnung, die Frequenz ist tachykard und der Patient ist eher hypoton, Brustkorb, Becken und Oberschenkel sind stabil. Der Patient bewegt allerdings nicht die unteren Extremitäten. Wir waren gerade beim Entkleiden und wollten dann mal nachsehen, ob wir weitere Informationen finden."

Polytrauma-Untersuchung

Im Rahmen einer Polytrauma-Untersuchung ist es wichtig, so wenig Zeit wie möglich zu verlieren, damit der Patient schnell in ein Krankenhaus transportiert werden kann. Dafür gibt es verschiedene Untersuchungskonzepte, die jedoch im Grunde ähnlich aufgebaut sind. Ein wichtiger Vertreter ist das PHTLS-Konzept (**P**re**H**ospital **T**rauma **L**ife **S**upport), das nach einem einfach zu merkenden und schnell anzuwendenden „ABC-Schema" arbeitet. Das System beginnt mit dem ersten Eintreffen am Notfallort. Beim Zugang zum Auto ist die Umgebung hinsichtlich des Unfallmechanismus, des Auslösens von Rückhaltesystemen und der Auffindesituation des Patienten genau zu inspizieren. Danach beginnt die körperliche Untersuchung mit dem Primary Survey. Er beinhaltet [463]:

- **A** = Airway: Freimachen und Freihalten der Atemwege mit sofortiger Stabilisierung der Halswirbelsäule
- **B** = Breathing: Check der Atmung, mit Frequenz, gleichseitige Ventilation
- **C** = Circulation: Suchen nach Blutung, Check der Thorax-, Becken-, Oberschenkelstabilität und -spannung, sowie Ermittlung des Puls, der Rekapillarisierungszeit, Hautfarbe, Hauttemperatur und -feuchtigkeit
- **D** = Disability: Suche nach neurologischen Defiziten aufgrund von Verletzung oder Vergiftung, Ermittlung des Glasgow Coma Scale
- **E** = Exposure/Environment: Entkleiden des Patienten, um weitere Verletzungen aufzudecken

Sollte es ein Problem an einer der Untersuchungsstufen geben, ist an dieser Stelle die Untersuchung zu stoppen und es muss versucht werden, das Problem zu lösen. Nach dem die einzelnen Schritte abgearbeitet wurden, wird der Patient in einem Secondary Survey nach gleichem ABC-Schema einer genaueren Untersuchung unterzogen. Dabei wird auch versucht, nähere Informationen über **A**llergien, **M**edikation, **p**ersönliche medizinische und chirurgische Vorgeschichte, **l**etzte Mahlzeit und **E**reignisse, die zum Unfall führten, zu eruieren. Auch dies kann man sich anhand eines Akronyms schnell merken: AMPLE.

„Ok. Der Patient scheint stabil zu sein, ich sehe gerade, dass der nachgeforderte Notarzt schon kommt. Ich schicke ihn sofort zu euch und dann fahrt ihr direkt in den Schockraum in die Berufsgenossenschaftliche Klinik. Keine Zeit vertrödeln, wenn noch etwas zu tun ist, könnt ihr das auf der Fahrt machen!"

Load and go or stay and play?

Bis vor nicht allzu langer Zeit wurde noch versucht, den Patienten am Einsatzort durch den Notarzt zu stabilisieren und erst dann die Fahrt ins Krankenhaus zu beginnen. Untersuchungen konnten zeigen, dass das Patientenüberleben dadurch nicht verbessert wird. Im Gegenteil, der Patient profitiert im Rahmen eines Polytraumas nur von einer schnellen chirurgischen Intervention. Daher liegt das Augenmerk heutzutage auf einer schnellen Stabilisierung der Vitalfunktionen und dem direkten Transport in eine nächstgelegene Klinik. Dies sollte auch nicht durch die Anlage eines intravenösen Zugangs, der bei zentralisierten Patienten immer erschwert ist, verzögert werden. Eine Möglichkeit wäre hier eine schnelle Intervention mittels intraossären Zugangs, wenn der Patient ihn benötigt. Auch zeigt sich, dass die endotracheale Intubation zwar den Goldstandard im Rahmen der Atemwegssicherung darstellt, bei Ungeübten jedoch mit einem hohen Risiken verbunden ist. Des Weiteren ist auch hier die Vorbereitung zeitraubend, so dass bei respiratorischer Insuffizienz ein alternatives Device, wie ein Larynxtubus mit Absaugschiene, in Betracht gezogen werden sollte.

Nach und nach kommen alle angeforderten Rettungswagen und Notarzteinsatzfahrzeuge sowie der der organisatorische Leiter und der leitende Notarzt an der Einsatzstelle an, so dass Dr. U. eine Übergabe macht und mit einem Patienten die Einsatzstelle in Richtung seines Heimatkrankenhauses verlässt. Er hat einige Sekunden der Ruhe, sein Patient scheint nur leicht verletzt zu sein: eine Oberschenkelfraktur und eine schwere Commotio cerebri durch den harten Aufprall auf den Vordermann. Leider ist der Beifahrer direkt an der Unfallstelle verstorben und die Stimmung im Rettungswagen ist bedrückend. Nach ca. 8 Minuten Fahrt kommen sie im Schockraum an. Das Team aus Unfallchirurgie, Radiologie, Anästhesie und Neurochirurgie steht schon bereit. „Sie kommen", hört Dr. U. als er in den Gang abbiegt. Die Übergabe möchte er immer besonders gut machen. Schließlich sind es ja auch seine Kollegen, die da bereitstehen. Die Rettungsassistenten schieben die Trage neben den Behandlungstisch. Der Trauma-Leader sagt: „So, Ruhe jetzt. Bitte Dr. U., Sie haben das Wort." Dr. U. fängt analog des ABC-Schemas an, alles über den Patienten zu berichten: „Der Patient ist ein 28-jähriger Mann, der als Fahrer eines Klein-PKWs auf der Autobahn mit einer Geschwindigkeit von ca. 120 km/h unterwegs war, als plötzlich ein LKW ins Schleudern geriet und sich querstellte. Das Auto prallte mit der Beifahrerseite auf den LKW mit einer Geschwindigkeit von 80 km/h. Es war noch ein Beifahrer im Auto, hier kam es zum sofortigen Exitus!" Dr. U. hofft, dass der wache Patient nicht versteht, was ein Exitus ist und sagt diese Passage sehr leise. „Beide waren angeschnallt, die Airbags lösten aus. Der Patient war allzeit stabil, es lag kein A-, kein B-, kein C- und kein D-Problem vor. Nach Entkleiden des Patienten konnten wir eine dislozierte Oberschenkelfraktur erkennen. Durchblutung, Motorik und Sensibilität waren im Fuß vorhanden. Auf der Fahrt ins Krankenhaus begann der Patient verwirrt zu werden. GCS jedoch ohne Befund, Pupillen beidseits isokor, lichtreagibel. Zur Schmerzmedikation hat der Patient 0,15 mg Fentanyl bekommen, sonst nichts. Problemlose Fahrt hierher. Vorerkrankungen und Allergien sind keine bekannt, keine Dauermedikation, letzte Mahlzeit 2 Stunden vor dem Trauma." Der Trauma-Leader, ein erfahrener traumatologischer OA, den Dr. U. sehr schätzt, fragt: „Noch Fragen?" Da meldet sich der Anästhesist Dr. T. und fragt: „Also vor Ort nur 0,15 mg Fentanyl? War der Patient schon vor der Gabe verwirrt?" „Ja, er hatte schon davor eine ausgeprägte retrograde Amnesie." Im Anschluss wird der Patient nach lautem Zählen umgelagert.

Nun beginnt die Behandlung im Krankenhaus. Dr. T. am Kopfende begrüßt den Patienten und beginnt zuerst, ihm in die Augen zu sehen. Er leuchtet ihm mit der Pupillenleuchte in die Pupillen und verkündet laut für das komplette Team hörbar seine Ergebnisse: „Pupillen mittelweit, isokor und lichtreagibel." Währenddessen sonografiert der unfallchirurgische Assistent den Bauchraum auf freie Flüssigkeit. „Keine freie Flüssigkeit vorhanden", schallt es einiges Sekunden später durch den Raum. Dr. T. hört den Patient ab: „Vesikuläres Atemgeräusch beidseits, Gesicht stabil, kein Blut im Mundraum." Der Patient gibt immer noch verwirrende Laute von sich. Die Anästhesieschwester schließt ihn derweil an die Überwachung an. Puls und Sättigung sind im Normbereich. Der Chirurg tastet Thorax, Abdomen, Becken und Extremitäten ab, entdeckt jedoch lediglich die stark dislozierte Oberschenkelfraktur. Nach der direkten Blutentnahme wird ein Ganzkörper-CT zum Ausschluss weiterer Frakturen oder Verletzungen und zum Ausschluss eines Schädel-Hirn-Traumas durchgeführt.

Schockraummanagement

Egal ob die Schockraumversorgung nach Richtlinien des Advanced Trauma Life Support System, das eher wie das PHTLS- oder ITLS-System prioritätenorientiert handelt, oder nach dem System des European Trauma Course, das auch die Möglichkeit bietet, den Schockraumablauf den regionalen Standards anzupassen, durchgeführt wird – jedem Team-Mitglied muss ein festes Aufgabenfeld zugewiesen werden: Der Anästhesist kümmert sich, da er am Kopf positioniert ist, z. B. um Airway und Breathing, der Unfallchirurg um Zirkulation und Disability und die Schwester um Exposure, damit der Chirurg weiter untersuchen kann. Egal, wie die Aufgabenverteilung ist, Schockraummanagement muss kontinuierlich geübt werden, damit jeder im Team genau weiß, was seine Aufgaben sind und er sie effizient erledigen kann. Weiterhin müssen alle Befunde klar und deutlich kommuniziert werden. Gespräche außerhalb der Versorgung müssen unterbleiben. Weiterhin müssen alle Informationen beim Trauma-Leader gesammelt werden, der nach Beendigung der Stabilisierungsphase mit den einzelnen Fachdisziplinen eine Entscheidung trifft.

Im durchgeführten CT zeigt sich eine Schädel-Basis-Fraktur, die aber nach Rücksprache mit den Kollegen der Neurochirurgie keinerlei Intervention benötigt. Weiterhin hat der Patient eine kleine Milzlazeration, wahrscheinlich aufgrund des Gurts, die aber auch keiner sofortigen Intervention bedarf. So bleibt nur die komplizierte Oberschenkelfraktur, die aber dringend versorgt werden muss. „Ich lasse den Patienten schon einmal in den OP bringen", sagt der Unfallchirurg kurze Zeit später.

Fazit

- Bei Großschadensereignissen übernimmt der ersteintreffende Notarzt die Funktion als Leitender Notarzt.
- Er sollte sich zügig einen Überblick über die Lage verschaffen und die Behandlungsprioritäten festlegen.
- Die Rückmeldung sollte schnellstmöglich abgegeben und weitere Fahrzeuge nachgefordert werden.
- Kritisch kranke Patienten werden unmittelbar dann nach der ABC-Regel versorgt und schnellstmöglich in eine aduäquate Klinik gebracht.

37 Trauma nach Verkehrsunfall II

Daniel Gill-Schuster, Martin Bergold, Lars Holzer

Was bisher geschah: Der Notarzt Dr. G. hat einen Patienten nach einem Verkehrsunfall im Schockraum des Klinikums an Dr. L. übergeben. Die initiale radiologische Diagnostik (CT, konventionelles Röntgen) im Schockraum ergab eine Schädel-Basis-Fraktur und eine dislozierte Femurfraktur. Die Indikation zur sofortigen operativen Versorgung der Femurfraktur wurde gestellt . Kurze Zeit später liegt der Patient nach einer problemlosen Rapid Sequence Induction in Narkose. Dr. L. legt ihm noch einen „dicken" Zugang und die OP beginnt. Mittlerweile sind auch die Laborwerte da. Sie zeigen keinerlei Auffälligkeiten.

Dr. L. ist mit dem intraoperativen Verlauf auf seiner Seite zunächst sehr zufrieden. Nach etwa 45 Minuten OP-Dauer zeigt die nichtinvasive Blutdruckmessung allerdings keinen messbaren Blutdruck mehr an. Er wundert sich und steht auf um nachzuschauen, was los ist. „Mit dem Blutdruckmessgerät ist alles OK, ich fühle mal den Puls. Irgendwie ist der sehr, sehr schwach tastbar, das EKG und die Sauerstoffsättigung sind aber noch ableitbar." Auf einmal steigt auf dem Monitor die Herzfrequenz an und Dr. L. hört den Operateur sagen: „Ich glaube wir haben die A. femoralis erwischt. Wir brauchen sofort einen Gefäßchirurgen hier im Saal! Anästhesie, es kann jetzt mal ein bisschen bluten!" Im Sauger steigt die Höhe des Volumens schnell auf die Marke von 2 Litern. „Ich brauche sofort eine Schwester, sowie den Cellsaver und ein Hochdruckinfusionssystem hier im Saal."

Bluttransfusionen

Eine starke Blutung führt durch den Volumenmangel zu einer Reduktion der Vorlast. Kompensatorisch erhöht sich die Herzfrequenz (Tachykardie). Dieser Mechanismus kann den Volumenmangel allerdings nicht vollständig kompensieren. Das Herzzeitvolumen sinkt und es resultiert eine Minderperfusion der Organe (hypovolämer/hämmorhagischer Schock). Zusätzlich kommt es zu einem Verlust von Sauerstoffträgern, Gerinnungsfaktoren und Blutplättchen.

Nach Empfehlungen der Bundesärztekammer sollte die Transfusion von Erythrozytenkonzentraten bei Patienten ohne Vorerkrankungen ab einem Hämoglobinwert von 6 g/dl erfogen/abgewogen werden. Bei Patienten, die in ihrer Kompensationsfähigkeit eingeschränkt sind, sollte eine Transfusion ab einem Hämoglobinwert von 6–8 g/dl erfolgen. Ab einem Hämoglobinwert ab 8 g/dl wird die Transfusion nur empfohlen, wenn beim Patienten Transfusionstrigger vorliegen wie:

- kardiopulmonale Symptome
  - Tachykardie
  - Hypotension
  - Blutdruckabfall unklarer Genese
  - Dyspnoe
- ischämietypische EKG-Veränderungen
  - neu auftretende ST-Senkungen oder -Hebungen
  - neu auftretende Rhythmusstörungen
- neu auftretende regionale myokardiale Kontraktionsstörungen im Echokardiogramm
- globale Indices einer unzureichenden Sauerstoffversorgung
  - Anstieg der globalen O_2-Extraktion > 50 %
  - Abfall der O_2-Aufnahme > 10 % vom Ausgangswert
  - Abfall der gemischtvenösen O_2-Sättigung < 50 %

Wichtig bei der Indikationsstellung ist, dass bei diesen Werten eine Normovolämie vorliegen muss.

Der Chirurg schaut über das Tuch. „Ich habe den Finger auf der Arterie. Wir warten jetzt bis der Gefäßchirurg kommt. Wie sieht es denn bei Euch aus? Ist der Patient stabil? Wieviel EKs habt ihr schon gegeben?"

Gabe von Blutprodukten

Die therapeutische Transfusion von Blut und Blutbestandteilen beinhaltet eine Reihe von Risiken (Infektionsrisiko, Verwechslungsrisiko und Fehltransfusion) und potenziellen Nebenwirkungen (Allergie, Unverträglichkeitsreaktion) (▶ Tab. 37.1, [141], [179], [355], [374], [439]).

Die häufigsten Nebenwirkungen sind Fieber, Schüttelfrost und Urtikaria. Die häufigsten schwerwiegenden Nebenwirkungen sind akute hämolytische Transfusionsreaktionen, Transfusions-Assoziierte-Lungen-Verletzungen (TRALI), besonders nach Transfusion von Frischplasma oder Thrombozytenkonzentraten, oder Infektionen durch bakteriell kontaminierte Blutkomponenten, die häufiger nach der Gabe von Thrombozytenkonzentraten auftreten.

- **Inkompatibilität**
  Hämolytische Transfusionsreaktionen treten nach Transfusion eines inkompatiblen Blutproduktes schnell auf. Die Wahrscheinlichkeit liegt bei ca. 1 : 40 000, davon führen ca. 10 % zu einer schweren bis tödlichen Reaktion. Die Symptomatik ist vielfältig und reicht von Schüttelfrost bis hin zu einem lebensbedrohlichen Schock. Im Anschluss an die Hämolyse kann es zu einer ausgeprägten disseminierten, intravasalen Gerinnung, Hämoglobinurie und Nierenversagen kommen. Präventiv kann man die Inzidenz durch die Durchführung eines Bedside-Tests, mit der die Blutgruppe des Patienten ermittelt werden kann, verringern. Das Ergebnis wird dann mit den vom Blutspendedienst getesteten Konserven verglichen. Die Blutgruppe der bereits getesteten Blutkonserven muss nicht mit einem Bedside-Test bestimmt werden.
- **Bakterielle Kontamination**
  Als Differenzialdiagnose zur Transfusionsreaktion kommt immer eine bakterielle Kontamination oder ein anaphylaktischer Schock in Betracht. Mikroorganismen aus der Haut und dem Blut des Patienten können die Blutkonserve kontaminieren. Nach Verabreichung kann es dann zu einer Vermehrung im Empfängerkörper kommen, die zu einem septischen Schock führt. Typische Erreger in Erythrozyten können Yersinien in Erythrozyten oder koagulase negative Staphylokokken oder Propionbakterien in Thrombozytenkonzentraten sein. Bakterien werden in 0,1–0,5 % der Fälle nachgewiesen. Die Häufigkeit klinischer Reaktionen auf kontaminierte Produkte ist ca. 1:100 000. Die Symptome ähneln einer hämolytischen Transfusionsreaktion. Therapeutisch ist bei einem Verdacht die Transfusion sofort zu unterbrechen, die Diurese zu forcieren und die Symptome und den Schock zu behandeln. Weiterhin ist das Kreuzlabor in einem 2. Schritt über den Vorfall zu informieren.
- **Febrile Transfusionsreaktion**
  Die Freisetzung von Zellinhaltsstoffen aus Leukozyten während der Herstellung, Lagerung oder Transfusion kann die Ursache für eine febrile, nicht hämolytische Transfusionsreaktion darstellen. Diese Reaktionen werden allerdings seit Einführung der allgemeinen Leukozytendepletion nur noch selten beobachtet. Als Therapie wird dem Patienten eine antipyretische Medikation verabreicht.
- **Allergische Reaktion**
  Ursache der allergischen Transfusionsreaktion sind am ehesten Antikörper des Empfängerserums gegen die Plasmaproteine des Spenders. Die allergische Reaktion tritt besonders nach Transfusion von Plasma und Thrombozytenkonzentraten auf. Hier liegt die Wahrscheinlichkeit bei ca. 0,5 %. Die Symptomatik variiert von einer Histaminliberation mit Hautrötung (sog. Flush-Reaktion) bis zu einem Schock. Die Behandlung erfolgt symptomatisch.
- **Transfusionsassoziierte akute Lungeninsuffizienz**
  Eine der schwersten Komplikationen ist die **Tr**ansfusionsassoziierte **a**kute **L**ungen**i**nsuffizienz (TRALI), die durch leukozytenreaktive Antikörper im Spenderplasma (selten im Empfängerplasma) hervorgerufen wird. Die aktivierten Leukozyten verlegen die Mikrozirkulation der Lunge und führen zum Lungenödem. 25 % der betroffenen Patienten versterben im ARDS. Symptome sind Hypoxämie, Dyspnoe und beidseitige Infiltrate im Röntgen-Thorax-Bild. Das TRALI kann bis zu 6 Stunden nach Transfusion auftreten. 70 % der Patientin werden beatmungspflichtig. Beim Vorliegen der Symptome ist das pharmazeutische Unternehmen zu benachrichtigen und das Serum des Spenders auf das Vorliegen von leukozytenreaktiven Antikörpern unter Berücksichtigung von Antikörpern gegen HLA-Merkmale der Klasse I und II sowie von Antikörpern gegen granulozytenspezifische Antigene zu untersuchen. Auch hier gilt es, eine symptomatische Intensivtherapie durchzuführen.

Tab. 37.1 Inzidenzen von Infektionen, Fehltransfusionen und allergischen Reaktionen des Empfängers bei Übertragung von Blut und Blutbestandteilen.

Komplikation	Häufigkeit
Infektion mit HIV	1:4 300 000
Infektion mit Hepatitis B	1:360 000
Infektion mit Hepatitis C	1:10 800 000
Inzidenz von TRALI	bei Gabe von FFP oder TK: 1:95 000, bei Gabe von EK: 1:1 500 000
Fehltransfusion (nicht AB0-konform)	1:20 000–1:40 000
Inzidenz von Allergien	Auftreten bei 0,5 % aller transfundierten Einheiten
Urtikaria	1:100
allergischer Schock	1:3 000

„Ich habe mir den Cellsaver holen lassen und noch 2 zusätzliche Zugänge gelegt." sagt Dr. L. „Nach der großen Blutung hatten wir einen Hämoglobinwert von 4,2 g/dl. Aber es ist gut, dass Du Deinen Finger auf dem Loch in der Arterie hast. Das verschafft uns Zeit." In diesem Moment kommt Dr. K., der leitende OA der Gefäßchirurgie in den OP: „Ach Du lieber Himmel, die Femoralis. Keine Angst, ich wasche mich schnell und helfe Euch dann." Voller Vorsicht näht Dr. K. die Arterie. Nach 40 Minuten ist die Blutung gestillt, der Defekt ist gedeckt. „OK, das war es. Ich würde dann abtreten, wenn Ihr meine Hilfe nicht mehr braucht. Aber falls es noch einmal Probleme gibt, immer Bescheid sagen. Ich bin noch einige Zeit im Haus." Dr. K. bedankt sich bei allen und verlässt den OP-Saal. Ein netter Kerl denken sich Dr. D. und Dr. L. „Wir haben jetzt bereits 8 EKs transfundiert. Wie sieht es denn mit der Gerinnung bei Dir aus?" „Also sagen wir es mal so, es könnte besser sein. Hast Du schon etwas gegeben?" fragt Dr. D. „Nein, bis jetzt noch nicht. Schwester Florentine, mach' doch bitte 8 Fresh Frozen Plasma warm. Die wird er brauchen. Und dann machen wir noch eine Blutgasanalyse."

Blutplasma

Spenderplasma wird nach Separation vom Vollblut auf -30 °C tiefgefroren, um die Aktivität von Faktor V und VIII optimal zu erhalten. Indikation für eine Behandlung mit gefrorenem Frischplasma ist eine Erhöhung der Plasma-Aktivität der Gerinnungsfaktoren, wie zum Beispiel der Gerinnungsfaktoren V und XI oder des von Willebrand-Faktors. Fresh Frozen Plasma muss vor der Transfusion aufgetaut und AB0-blutgruppenabhängig transfundiert werden (▶ Tab. 37.2).

Es gilt, dass 1 ml Plasma/kg Körpergewicht die Spiegel der Gerinnungsfaktoren oder den Quickwert

- um 1IE/dl bzw. um 1 % bei fehlender Umsatzsteigerung,
- um 0,5–1,0IE/dl bzw. um 0,5–1,0 % bei Umsatzsteigerung oder den
- Fibrinogenspiegel um 0,02–0,03 g/l bzw. 2–3 %/dl

anhebt.

Wichtig ist, dass eine hohe Dosis (mind. 15 ml/kg KG) verabreicht werden und die Transfusionsgeschwindigkeit 30–50 ml/min betragen muss, da sonst keine ausreichend hohe Dosis an Plasma-Aktivität erreicht werden kann. Jede Einzeldosis beim Erwachsenen unter 600 ml (2–3 Beutel FFP) ist unzureichend. Die biologische Halbwertszeit der Plasmaderivate beträgt zwischen 12–15 Stunden bis zu 2–4 Tagen. Es ist davon auszugehen, dass ab einem Blutverlust des Gesamtblutvolumens ein kritischer Fibrinogenspiegel unter 1 g/dl oder ein Quick-Wert unter 50 % zu erwarten ist. Da im Rahmen der klinischen Routine der Blutverlust oftmals schwer zu quantifizieren ist, sollte die Indikation zur Plasmagabe frühzeitig gestellt werden.

Daher bestehen folgende Indikationen zur Gabe von Plasmaprodukten:

- anhaltender Blutverlust über 100 ml/min oder anhaltender Substitutionsbedarf von mehr als 2 Erythrozytenkonzentraten pro 15 min nach Transfusion von mind. 4–6 EK
- anhaltender Blutverlust, insbesondere durch manifeste mikrovaskuläre Blutungen, nach Transfusion von 4–10 EK, wenn Quickwert, APTT und ggf. Fibrinogen nicht zeitgerecht verfügbar sind
- Quickwert < 50 % oder APTT > 45 s und/oder Fibrinogen < 1 g/l (Clauss-Methode); hierbei sind Unterschiede in der Sensitivität verschiedener Reagenzien gegenüber Mangelzuständen an Gerin-

nungsfaktoren und Störeinflüsse zu berücksichtigen, z. B. durch Heparin oder Volumenersatzmittel, insbesondere bei der APTT; auch die Referenzbereiche sind bei verschiedenen APTT-Reagenzien sehr unterschiedlich

- Die schnelle Plasma-Transfusion von 15–20 ml/kg Körpergewicht mit einer Geschwindigkeit von 30–50 ml/min ist der schematischen Gabe von einer Einheit Plasma auf 1–3 Einheiten EK vorzuziehen.

Tab. 37.2 Verträglichkeit von Plasma in Abhängigkeit von der AB0-Blutgruppenabhängigkeit des Empfängers.

Patient/Blutgruppe	Kompatibles Plasma
A	A oder AB
B	B oder AB
AB	AB
0	0, A, B oder AB

Ziel des Gerinnungsmanagements

Ziel der Behandlung ist das Sistieren von mikrovaskulären Blutungen bzw. die Verhütung mikrovaskulärer Blutungen durch Anhebung des Quick-Wertes auf mindestens 50 %, des Fibrinogenspiegels auf mindestens 1 g/l und durch Verkürzung der APTT auf Werte < 45 s [179].

Nach Gabe von insgesamt 7 Einheiten Fresh Frozen Plasma wird die Gerinnung sichtbar besser. Dr. L. wischt sich den Schweiß von der Stirn. „Nun die BGA: Der Hb ist 7,1 g/dl, ach du lieber Gott, was ist denn mit dem Kalzium?“

FFP

FFP wird mit Zitrat stabilisiert. Dieses Zitrat wird bei Transfusion frei und bindet das Kalzium. Daher ist darauf zu achten, dass Kalzium substituiert wird.

„Sag mal Dr. D., wie sieht es bei dir im Situs aus?“ fragt Dr. L. „Nun ja, mit der Gerinnung sieht es besser aus, aber so richtig gut ist es noch nicht. Irgendwie scheint er noch Faktoren, Fibrinogen oder Thrombozyten zu brauchen.“ „Ok, dann machen wir einen Point of Care Gerinnungstest der plasmatischen Gerinnung (Rotem) und der Thrombozytenfunktion (Multiplate).“

Rotationsthrombelastogramm (ROTEM)

Das Thrombelastogramm wurde bereits während des 2. Weltkrieges von Hartert in Heidelberg entwickelt und verbreitete sich in den 1950er und 1960er Jahren. Da die Technik zur damaligen Zeit sehr aufwendig war, geriet sie in den 1970er und 1980er Jahren in Vergessenheit und erlebte erst in den 1990er und 2000er Jahren eine Renaissance. Das Rotationsthrombelastogramm (ROTEM) ist eine Weiterentwicklung der Thrombelastografie. Das ROTEM gibt verschiedene Informationen über den Blutkoagel (▸ Abb. 37.1). Generell misst es den Zeitpunkt, an dem die Gerinnung (CT: Coagulation Time) beginnt, die Gerinnungsbildungszeit (CFT: Clot Formation Time) (Zeitpunkt von Beginn der Gerinnung zur Gerinnselfestigkeit von 20 mm), die maximale Gerinnselfestigkeit (MCF: Maximum Clot Firmness) und die Stabilität gegenüber fibrinolytischer Aktivität (ML: Maximum Lysis).

Durch Zugabe von verschiedenen Faktoren kann im ROTEM die Aktivität einzelner Bestandteile der Gerinnung getestet werden. Im EXTEM können durch Zugabe von Tissue Factor die Schnelligkeit der Gerinnselbildung und die Aktivität der Faktoren VII, X, V, II, I, die Thrombozytenfunktion und die Fibrinolyse getestet werden. Im INTEM wird die Gerinnung durch die Kontaktphase aktiviert. Hierbei können die Funktion der Faktoren XII, XI, IX, VIII, X, V, II, I und die Funktion von Thrombozyten und die Fibrinolyse gemessen werden. Im FIBTEM wird die Gerinnung wie im EXTEM durch Tissue Factor aktiviert aber zusätzlich die Thrombozytenfunktion blockiert. Hierbei wird die Qualität des Fibringerinnsels

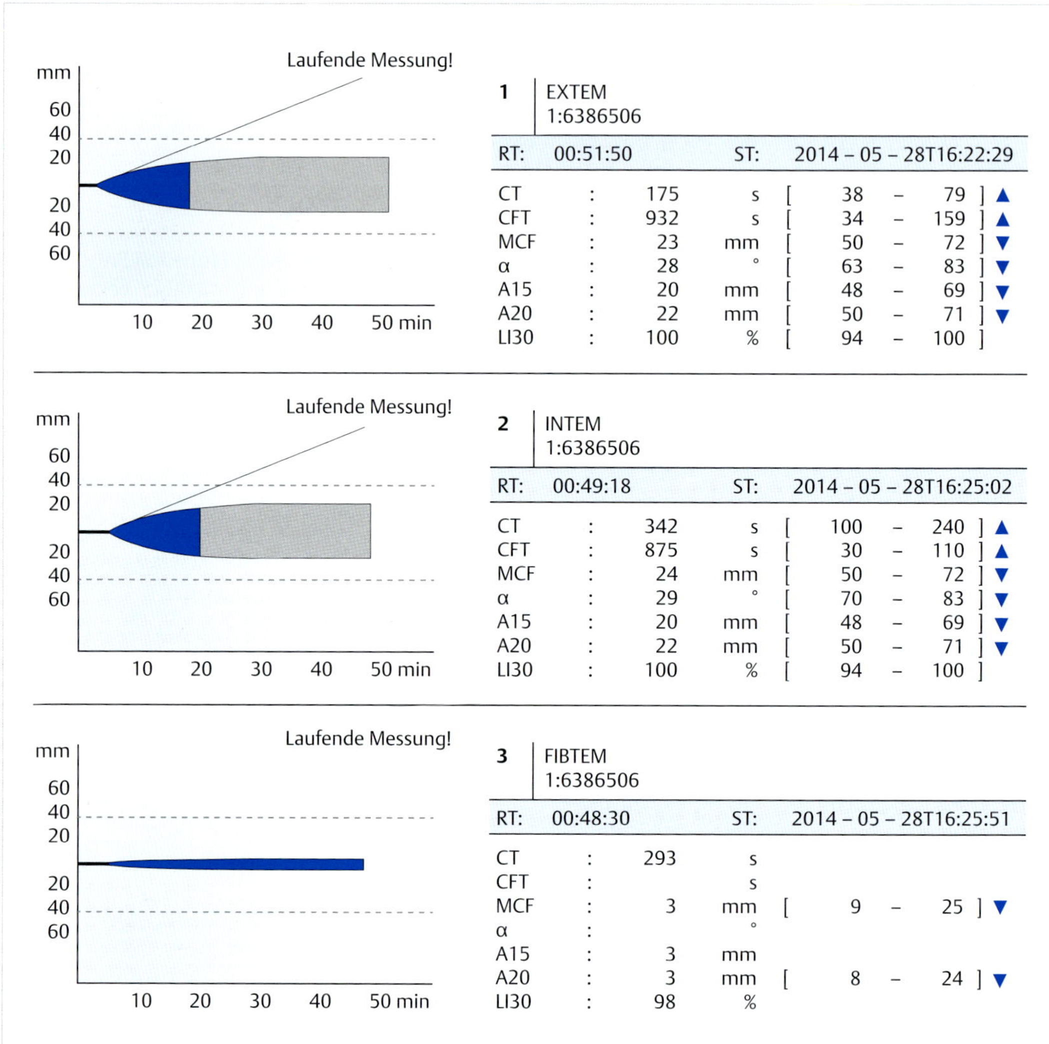

Abb. 37.1 Rotem S 1.

erfasst, die im Wesentlichen von den Konzentrationen/Aktivitäten von Fibrinogen und Faktor XII abhängig ist. Im APTEM wird die Gerinnung wie im INTEM durch die Kontaktphase aktiviert, aber die Fibrinolyse deaktiviert. Messen kann man hier die (Hyper-)Fibrinolyse durch die Darstellung des hemmbaren fibrinolytischen Anteils. Im HEPTEM wird die Blutgerinnung wie im INTEM aktiviert, aber die Wirkung von Heparin wird blockiert. Hierbei wird eine Heparinwirkung dargestellt.

„Hier, ich habe das ROTEM. Was würdest Du sagen? Was soll ich denn mitbringen?“, fragt Schwester Jeanette. Dr. L. holt sein Smartphone aus der Tasche und schlägt kurz seine Notizen nach, die er sich im Laufe seiner Zeit auf seinem Telefon abgespeichert hat. „Ahh, da ist ja die Tabelle, die ich suche“, denkt er sich (▶ Tab. 37.3).

Tab. 37.3 Interpretation des ROTEM.

CT_{EXTEM} (Normwert: < 70 s)	im Vergleich mit CT_{INTEM} entweder isoliertes extrinisches Faktorendefizit (ggf. PPSB) oder globales Faktorendefizit
CT_{INTEM} (Normwert: < 200 s)	im Vergleich mit CT_{EXTEM} entweder isoliertes intrinsisches Faktorendefizit; viel wahrscheinlicher aber Heparinwirkung (Vergleich mit CT_{HEPTEM}) oder globales Faktorendefizit (FFP)
CT_{APTEM} (Normwert wie Extem, < 70 s)	wenn $CT_{APTEM} < CT_{EXTEM}$ ggf. (Hyper-)Fibrinolyse (Tranexamsäure)
CT_{Heptem} (Normwert wie Extem, < 200 s)	wenn $CT_{HEPTEM} < CT_{INTEM}$ V. a. Heparineinfluss (ggf. Protamin)
$MCF_{EXTEM/INTEM}$ (Normwert: 55 mm +)	wenn zu niedrig, entweder Fibrinogen (FIBTEM checken) oder TKs oder Faktor XIII
MCF_{FIBTEM} (> 8 mm)	Fibrinogen substituieren

Multiple Platelet Function Analyzer

Da das ROTEM kein spezifischer Test für Thrombopathien oder die Wirkung von Aspirin, Clopidogrel oder Abciximab ist, kann er durch die Durchführung eines Multiplates vervollständigt werden. Im Multiple Platelet Function Analyzer wird die Funktion des Thrombozyten untersucht. Die Thrombozyten können auf verschiedene Weise aktiviert werden.

Im ASPI-Test wird die Thrombozytenaggregation durch die Arachidonsäure aktiviert. Sollte die Wirkung von Aspirin vorliegen, kommt es zu keiner oder nur zu verminderter Thrombozytenaggregation. Im TRAP-Test wird der Thrombozyt nur über TRAP-6 aktiviert. Bei erniedrigter Thrombozytenfunktion in dieser Testreihe liegt eine generelle Funktionsstörung des Thrombozyten vor. Im ADP-Test wird der Thrombozyt durch die Zugabe von ADP aktiviert. Sollte diese Testreihe erniedrigt sein, so kann man von einer Clopidogrel-Wirkung ausgehen (▶ Abb. 37.2).

„OK, bring bitte 4 g Fibrinogen und 3 TKs mit. Mach außerdem doch bitte noch 4 FFP warm. Das Intem und das Extem sind ja auch ziemlich schmal.“ Nach einer Weile kommt Schwester Jeanette mit den Blutprodukten und schaut sich schweigend das Ausmaß der Blutung an. „Hast Du eigentlich mal auf die Temperatur geschaut?“, fragt sie Dr. L. trocken. „Oh… ich habe gar keine Temperatursonde im Patienten! Immerhin ist die konvektive Wärme installiert und meine Infusionen gebe ich über ein angewärmtes Infusionssystem.“

Keine Gerinnung ohne die beste Umgebung

Für eine adäquate Gerinnung ist es immer wichtig, hämostaseologische Rahmenbedingungen zu schaffen:

- **pH Wert:** Ziel sollte es sein, eine Azidose zu vermeiden, da eine Azidose die thrombozytäre Adhäsion und Aggregationsfähigkeit mindert und das Potenzial der plasmatischen Gerinnung aufgrund einer Reduktion der Geschwindigkeit, in der das Schlüsselenzym Thrombin gebildet wird, vermindert.
- **Temperatur:** Ebenso reduziert die Hypothermie (Körpertemperatur < 35 °C) das hämostatische Potenzial der primären Hämostase der plasmatischen Gerinnung.
- **Kalzium:** Kalzium ist ein wichtiger Kofaktor der Gerinnungskaskade. Es vermittelt die Komplexbildung zwischen den negativ geladenen Phospholipiden an Wundflächen und den ebenfalls negativ geladenen Gerinnungsfaktoren II, VII, IX und X. Wichtig ist hier zu wissen, dass es ein inverses Verhältnis zwischen Laktat und Kalzium gibt, so dass sich bei metabolischer Azidose (z. B. durch hohen Blutverlust, periphere Vasokonstriktion und konsekutive Hypoxie) eine relevante Hypokalzämie entwickeln kann. Angestrebte Zielkonzentrationen von Kalzium liegen bei > 0,9 mmol/l. Im klinischen Alltag sollte 1,1 mmol/l angestrebt werden.

- **Hämatokrit:** Bei zu niedrigem Hämatokritwert kann es zu einer Reduktion der Thrombozytenfunktion kommen. Durch die in der Mitte strömenden Erythrozyten werden die Thrombozyten an die Gefäßwand nach außen gedrängt und können somit besser an den Ort der Verletzung strömen. Ferner stellen die Erythrozyten Phospholipide, Adenosinphospaht (ADP) und Thrombaxan A2 zur Verfügung, was zur Aktivierung von Thrombozyten und damit zur Bildung eines Clots führt. Da die Erythrozyten zum Sauerstofftransport dienen, halten sie die Gewebeoxygenierung aufrecht und wirken einer Azidose entgegen. Empfohlen wird bei akuter Blutung, den Hämatokritwert bei 25 % zu halten. Diese Werte beziehen sich jedoch auf eine Euvolämie, die im Rahmen einer akuten Blutung nicht vorliegt [450].

„Ok, dann machen wir noch eine BGA. Die Temperatur ist mit 36,1 °C ja in Ordnung. Vielleicht doch noch einmal Glück gehabt.“ Nach kurzer Zeit kommt Schwester Jeanette zurück und hat die BGA in der Hand. „Sieht alles gut aus, bist doch kein so schlechter Arzt.“ Dr. L. nimmt sich das Telefon und kündigt den Patienten auf der Intensivstation an. PD Dr. F. kommt herein: „Komm, mach' mal kurz Pause. Dann fährst du den Patienten auf die Intensivstation... Gut gemacht!“

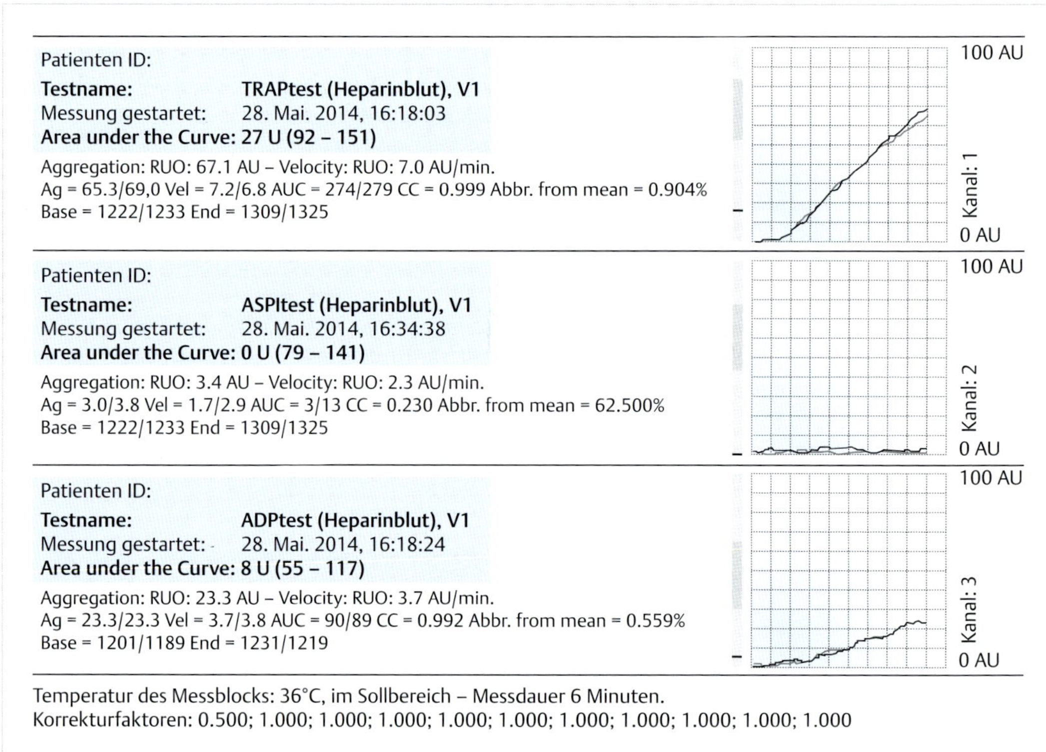

Abb. 37.2 Multiplate S 1.

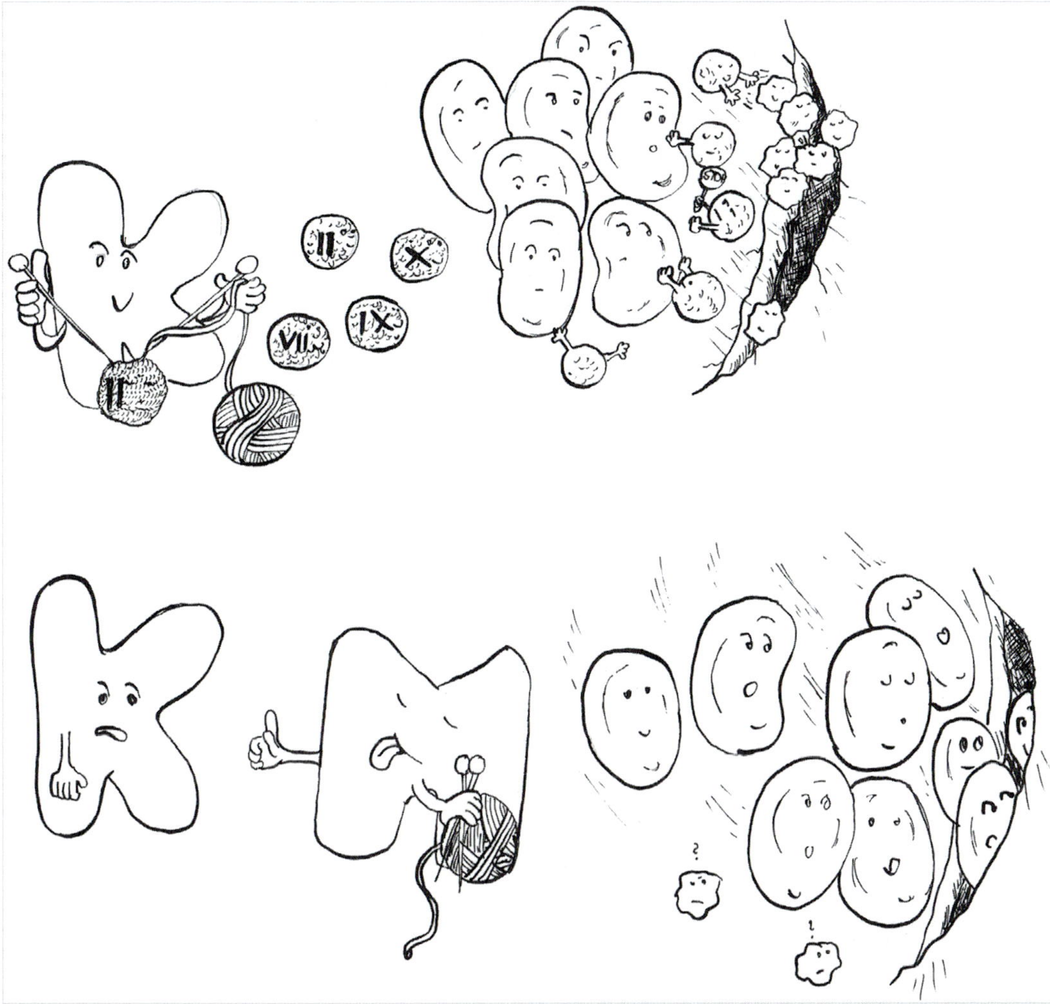

Abb. 37.3

Fazit

- Bei Gabe von Blutprodukten besteht immer das Risiko der Transfusionsreaktion.
- Eine Transfusion sollte bei dem Vorliegen von Transfusionstriggern transfundiert werden.
- Dies ist nach jetzigen Vorgaben der Bundesärztekammer bei kardial gesunden Patienten ab einem Hb-Wert von 6 g/dl, bei kardial vorerkrankten Patienten ab einem Hb von 8 g/dl zu erwarten.
- Ab einem anhaltenden Blutverlust sollten Plasmaprodukte transfundiert werden, um Gerinnungsfaktoren zu substituieren.
- Für eine ausreichende Gerinnung müssen die Umgebungsvariablen wie Temperatur, pH-Wert oder Kalziumkonzentration optimiert werden.
- Zur genauen Diagnostik kann man ein Rotationsthrombelastogramm und eine Messung mit dem Multiple Platelet Function Analyser durchführen.

38 Zentrales anticholinerges Syndrom

Andrea Kindler, Lars Holzer, Daniel Gill-Schuster

Es ist ein normaler hektischer Dienstagmorgen im Zentral-OP. Assistenzärztin Dr. M. ist im ersten Weiterbildungsjahr und steht gerade noch am Beginn ihrer Rotation in der Traumatologie. Sie freut sich darauf, viel Neues zu lernen und Erfahrungen zu sammeln; vor allem auf Regionalverfahren hat sie sich vorbereitet.

Nach dem Kaffee im Aufenthaltsraum mit Begrüßung der Kollegen überfliegt sie den OP-Plan für den zugewiesenen Saal. Um sich auf die anstehenden Narkosen vorzubereiten, sieht sie die Anästhesieprotokolle ihrer heutigen Patienten durch.

Die 1. Patientin scheint zunächst keine besondere Herausforderung zu werden. Sie ist 23 Jahre alt, bekommt „nur" eine Arthroskopie des rechten Handgelenks, hat keinerlei Vorerkrankungen, auch keine Allergien, weist keinerlei Anzeichen für einen schwierigen Atemweg auf und wiegt 72 kg bei 1,77 m Größe.

Dr. M. begrüßt die aufgeregte Patientin in der Einleitung, stellt sich vor und beginnt mit dem Team-Time-out. Sie stellt fest, dass es sich um die richtige Person handelt. Die vorgesehene Operation an der rechten Hand stimmt, die Patientin ist nüchtern und alle nötigen Unterschriften zur Einwilligung in den Eingriff liegen vor. Die Frage, ob sie eine Prämedikation bekommen habe, verneint die Patientin. Auf weitere Nachfrage berichtet die Patientin, dass sie bei einer Voroperation ein zentrales anticholinerges Syndrom (ZAS) gehabt habe und deswegen keine Benzodiazepine nehmen solle; das wäre auch so mit dem prämedizierenden Kollegen besprochen worden. Beim erneuten Blick auf das Anästhesieprotokoll kann Dr. M. nun auch entziffern, dass die Patientin nach der letzten Operation ein ZAS hatte. Es liegen jedoch keine weiteren Informationen vor, da die Patientin weder über einen Anästhesieausweis verfügt noch andere Dokumente, wie z. B. einen Arztbrief mit Beschreibung der Symptomatik, vorweisen kann.

Dr. M. entscheidet sich nach Rücksprache mit dem zuständigen Facharzt für eine möglichst triggerfreie Narkose. Es soll weder ein Lokalanästhetikum, ein Muskelrelaxans noch ein volatiles Anästhetikum zum Einsatz kommen. Der kurze Eingriff (ca. 30 min) am Handgelenk soll in einer Vollnarkose mit Larynxmaske durchgeführt werden. Außerdem entscheidet sich Dr. M. für eine TIVA (totalintravenöse Anästhesie) mit Fentanyl und Propofol. Sie hat zwar nachgelesen, dass auch diese Medikamente ein ZAS triggern können – wie übrigens jedes andere Narkosemedikament auch –, hofft aber durch die Anwendung wenig verschiedener Substanzen, dass die Patientin postoperativ kein ZAS entwickelt.

In der Zwischenzeit hat die Anästhesiepflegekraft schon alles vorbereitet. Die Basisüberwachung (SpO_2, EKG, NIBP) ist angeschlossen und am linken Handrücken wurde ein intravenöser Zugang (G20) etabliert.

Die Patientin wird präoxygeniert und die Pflegekraft appliziert auf Anweisung 0,2 mg Fentanyl und danach 200 mg Propofol. Sobald die Patientin sicher schläft, wird die Larynxmaske problemlos platziert. Dr. M. schließt die Beatmung an, während der Propofolperfusor mit 6 mg/kg/h gestartet wird. Als fest steht, dass sich die Patientin mit Larynxmaske suffizient beatmen lässt, wird sie in den vorbereiteten Operationssaal gefahren. Gemeinsam mit dem OP-Team wird die Patientin anschließend gelagert.

Während der Narkose ist die Patientin kardiopulmonal stabil. Es ist die erwartete komplikationslose, kurze Operation ohne Besonderheiten. Dr. M. verabreicht außer 1 g Metamizol als Kurzinfusion zur postoperativen Schmerztherapie keine weiteren Medikamente.

Dr. M. beauftragt die Pflegekraft damit, schon mal das Physostigmin aus dem Kühlschrank zu holen, um es für die Ausleitung bereitzustellen. Zudem telefoniert sie mit dem Facharzt und informiert ihn, dass die Operateure auf dem Rückzug sind und sie den Propofolperfusor stoppt. Bei Nahtende atmet die Patientin am Beatmungsgerät spontan, gibt aber auch ungewöhnliche Laute von sich. Die Abdecktücher fallen und die Larynxmaske wird bei suffizienter Spontanatmung im Beisein des Facharztes entfernt.

Nach dem Entfernen der Larynxmaske fängt die Patientin an zu schreien, ist agitiert, strampelt mit den Beinen und schlägt um sich. Der Chirurg hat den Verband angelegt und hält den operierten Arm fest, der Gips muss jedoch noch trocknen. Da es bei der wehrhaften schreienden Patientin schwierig ist, den Arm optimal ruhig zu stellen, entschließen sich Dr. M. und der Facharzt nach kurzer Abstimmung dazu, erneut 100 mg Propofol zu applizieren und die Patientin mit einer Maske zu beatmen. Zusätzlich werden 2 mg Physostigmin als Bolus über 2 min verabreicht.

Kurz darauf erwacht die Patientin wieder und zeigt erneut dieselben Symptome. Sie schreit laut und wehrt sich. Dr. M. versucht, die Patientin anzusprechen, diese reagiert aber nicht und schreit weiterhin. Zusätzlich fallen Dr. M. nun auch die Mydriasis und die Tachykardie auf. Daraufhin werden nochmals 2 mg Physostigmin verabreicht. Nach Gabe von insgesamt 6 mg Physostigmin bessert sich die Symptomatik.

Die Patientin wird kardiopulmonal stabil mit suffizienter Atmung in den Aufwachraum verlegt und wird dort für mind. 2 Stunden überwacht. Später visitiert Dr. M. die Patientin im Aufwachraum und fragt nach ihrem Befinden. Besonders interessiert sie sich dafür, an was sich die Patientin erinnern kann. Ihr gehe es gut, sie habe keine Übelkeit, keine Schmerzen und könne sich an nichts erinnern. Sie berichtet, erst im Aufwachraum erwacht zu sein. In Absprache mit der Patientin wird ein Anästhesieausweis ausgestellt, um die Kollegen bei folgenden Eingriffen über die Symptomatik und Therapie zu informieren und um der Patientin das Prämedikationsgespräch zu erleichtern.

Zentrales anticholinerges Syndrom (ZAS)

Die Inzidenz eines ZAS liegt bei 1–4 % nach Lokalanästhesie und sogar bei 4–10 % nach Allgemeinanästhesie [237].

Das erste Mal wurde das zentrale anticholinerge Syndrom von Longo im Jahre 1966 beschrieben [241]. Wie und warum genau es zum ZAS kommt, ist noch nicht abschließend geklärt. Als Ursache wird eine Blockade von zentralen, muscarincholinergen Neuronen oder ein vermindertes Angebot von Acetylcholin vermutet. Im Zusammenhang mit zentralwirksamen Medikamenten wird diskutiert, dass diese eine Imbalance der Transmittersysteme mit der Folge eines relativen Acetylcholinmangels auslösen können [334].

Auslösende Substanzen können somit direkt anticholinerg wirkende Substanzen sein:

- Atropin
- Scopolamin

Aber auch zentralwirksame Substanzen, die indirekt anticholinerg wirken, können ein ZAS auslösen:

- Antidepressiva
- Antihistaminika
- Antiparkinsonmittel
- Barbiturate
- Benzodiazepine
- H_2-Rezeptor-Blocker
- Inhalationsanästhetika
- Ketamin
- Lokalanästhetika
- Mydriatika
- Neuroleptika
- Opioide
- Propofol
- Spasmolytika

Wie an der Liste zu erkennen ist, können viele in der Anästhesie verwendete Medikamente ein ZAS triggern. Es wird angenommen, dass die Wahrscheinlichkeit, ein ZAS zu entwickeln, höher ist, je mehr Triggersubstanzen einem Patienten verabreicht werden.

Das ZAS ist eine Ausschlussdiagnose. Vor allem ein Überhang anderer Medikamente muss zuvor ausgeschlossen werden. Die Diagnose wird weiter dadurch erschwert, dass es 2 mögliche Ausprägungen gibt: Patienten mit einem ZAS können einerseits agitiert, andererseits somnolent-komatös sein. Außerdem gibt es zentrale und periphere Symptome. Um die Diagnose ZAS stellen zu können, müssen mindestens 1 zentrales und 2 periphere Symptome vorhanden sein (▶ Tab. 38.1).

Der Merksatz für die wesentlichen Symptome des ZAS lautet: „Heiß wie ein Hase, blind wie eine Fledermaus, trocken wie ein Knochen, rot wie eine Rübe, total verrückt."

Außer dem Medikamentenüberhang (Opioide, Relaxanzien, Anästhetika) muss aufgrund des unspezifischen Bildes an viele weitere Differenzialdiagnosen gedacht werden. Respiratorische Ursachen (Hypoxie, Hyperkapnie) und Störungen des Wasser-Elektrolyt-Haushalts sind ebenso möglich wie psychiatrische Erkrankungen und Entzugssyndrome.

Eine seltene, aber schwerwiegende Manifestation des ZAS können rezidivierende Atemstillstände mit Bewusstlosigkeit sein [381]. Deshalb besteht die Therapie des ZAS in 1. Linie in der Sicherung der Vitalfunktionen. Wenn andere Ursachen ausgeschlossen wurden und die Diagnose des ZAS wahrscheinlich ist, kann als Therapie und zur Diagnosesicherung Physostigmin verabreicht werden.

Der Cholinesterasehemmer Physostigmin hemmt den Abbau von Acetylcholin und erhöht somit die Acetycholinkonzentration im synaptischen Spalt. Da Physostigmin die Blut-Hirn-Schranke passieren kann, wirkt es sowohl zentral als auch peripher. Die initiale Dosierung beträgt 0,04–0,08 mg/kg KG. Aufgrund der kurzen Halbwertszeit von Physostigmin kann eine erneute Gabe nach 20 min notwendig werden. In schwerwiegenden Fällen kann auch über eine Perfusordauertherapie nachgedacht werden (zunächst 1 mg/h). Nach Gabe von Physostigmin sollte der Patient verlängert im Aufwachraum überwacht werden.

Physostigmin ist als Cholinesterasehemmer ein indirektes Parasympathomimetikum und kann folglich zu den Nebenwirkungen Bradykardie, Miosis, Hypersalivation, Bronchokonstriktion, Übelkeit, Erbrechen und zerebralen Krampfanfällen führen.

Kontraindikationen für Physostigmin sind Asthma bronchiale, Iritis, Stenosen/Spasmen des Magen-Darm-Trakts, der Gallenwege oder der Harnwege, Obstruktionsileus, geschlossene Schädel-Hirn-Traumen oder Vergiftungen mit Phosphorsäureestern oder Barbituraten.

Tab. 38.1 Symptome des ZAS.

Zentrale Symptome	Periphere Symptome
Agitiertheit mit • Desorientierung • Hyperaktivität • Erregbarkeit • Halluzinationen • Krämpfen • Schwindel/Ataxie	• trockene, rote Haut • Mydriasis • Tachykardie • Herzrhythmusstörungen • Harnverhalt • verminderte Speichelsekretion • verminderte Schweißsekretion
Somnolenz/Koma mit • Amnesie • Kurzzeitgedächtnisstörungen	

Fazit

- Bei Patienten, die trotz Ausschlusses eines Medikamentenüberhanges nach einer Operation/Untersuchung nicht oder nicht adäquat aus der Narkose erwachen, sollte man zunächst die Vitalfunktionen sichern und dann an die Möglichkeit eines ZAS denken!
- Zur Therapie und Diagnosesicherung sollte man bei Verdacht auf ein ZAS die langsame Gabe von 2 mg Physostigmin in Erwägung ziehen.

Literatur

[1] Abbadie C, Lombard MC, Besson JM et al. Mu and delta opioid receptor-like immunoreactivity in the cervical spinal cord of the rat after dorsal rhizotomy or neonatal capsaicin: An analysis of pre- and postsynaptic receptor distributions. Brain Res 2002; 930: 150–162

[2] Abdi W, Amathieu R, Adhoum A et al. Sparing the larynx during gynecological laparoscopy: a randomized trial comparing the LMA Supreme and the ETT. Acta Anaesthesiol Scand 2010; 54: 141–146

[3] Abe K, Shimizu T, Takashina M et al. The effects of propofol, isoflurane, and sevoflurane on oxygenation and shunt fraction during one-lung ventilation. Anesth Analg 1998; 87: 1164–1169

[4] Abrahams MS, Aziz MF, Fu RF et al. Ultrasound guidance compared with electrical neurostimulation for peripheral nerve block: a systematic review and meta-analysis of randomized controlled trials. Br J Anaesth 2009; 102: 408–417

[5] Adelhøj B, Petring OU, Hagelsten JO. Inaccuracy of peranesthetic gastric intubation for emptying liquid stomach contents. Acta Anaesthesiol Scand 1986; 30: 41–43

[6] Allegaert K, de Hoon J, Verbesselt R et al. Maturational pharmacokinetics of single intravenous bolus of propofol. Paediatr Anaesth 2007; 17: 1028–1034

[7] Allegaert K, Peeters MY, Verbesselt R et al. Inter-individual variability in propofol pharmacokinetics in preterm and term neonates. Br J Anaesth 2007; 99: 864–870

[8] Allegaert K. Is propofol the perfect hypnotic agent for procedural sedation in neonates? Curr Clin Pharmacol 2009; 4: 84–86

[9] Allman KG. The effect of cricoid pressure application on airway patency. J Clin Anesth 1995; 7: 197–199

[10] Altermatt FR, Muñoz HR, Delfino AE et al. Pre-oxygenation in the obese patient: Effects of position on tolerance to apnoea. Br J Anaesth 2005; 95: 706–709

[11] American Academy of Pediatrics Committee On Drugs. Transfer of drugs and other chemicals into human milk. Pediatrics 2001; 108:776-789

[12] American Society of Anesthesiologists (ASA). New classification of physical status. Anesthesiology 1963; 24: 111

[13] American Society of Anesthesiology. Standards for basic anesthetic monitoring, 2011. Im Internet: Im Internet: https://www.asahq.org/~/media/For%20Members/documents/Standards%20Guidelines%20Stmts/Basic%20Anesthetic%20Monitoring%202011.pdf#search=%22basic%20monitoring%22; Zugriff am: 02.12.2014

[14] American Society of Anesthesiologists Task Force on Intraoperative Awareness. Practice advisory for intraoperative awareness and brain function monitoring: A report by the american society of anesthesiologists task force on intraoperative awareness. Anesthesiology 2006; 104: 847–864

[15] American Society of Anesthesiologists Task Force on perioperative Management of Patients with obstructive Sleep Apnea: an updated Report. Anesthesiology 2014; 120: 268–286

[16] Apgar V. A proposal for a new method of evaluation of the newborn infant. In: Curr Res Anesth Analg 1953; 32: 260–267

[17] Archer S, Michelakis E. The mechanism(s) of hypoxic pulmonary vasoconstriction: Potassium channels, redox O_2 sensors, and controversies. Physiology 2002; 17: 131–137

[18] ARDS Definition Task Force. Acute respiratory distress syndrome: the Berlin Definition. JAMA 2012; 307: 2526-2533

[19] Arndt GA, Buchika S, Kranner PW et al. Wire-guided endobronchial blockade in a patient with a limited mouth opening. Can J Anaesth 1999; 46: 87–89

[20] Aro P, Ronkainen J, Talley NJ et al. Body mass index and chronic unexplained gastrointestinal symptoms: An adult endoscopic population based study. Gut 2005; 54: 1377–1383

[21] Avidan MS, Jacobsohn E, Glick D et al. Prevention of intraoperative awareness in a high-risk surgical population. N Engl J Med 2011; 365: 591–600

[22] Arbeitsgemeinschaft der wissenschaftlichen medizinischen Fachgesellschaften. Leitlinien der Deutschen Gesellschaft für Mund-Kiefer-Gesichtschirurgie - Odontogene Infektionen und Abszesse, 2008. Im Internet: http://www.awmf.org/uploads/tx_szleitlinien/007-006_S2_Odontogene_Infektionen_und_Abszesse_02-2008_02-2011_01.pdf; Zugriff am 02.12.2014

[23] Baetgen R, Engelhard K, Hennes H-J. DGAInfo Innerklinische Akutversorgung des Patienten mit Schädel-Hirn-Trauma. Anästh Intensivmed 2009; 50: 489–501

[24] Bahk JH, Oh YS. A new and simple maneuver to position the left-sided double-lumen tube without the aid of fiberoptic bronchoscopy. Anesth Analg 1998; 86: 1271–1275

[25] Bajwa SJ, Diagnosis, Prevention and Management of Postoperative Pulmonary Edema. Ann Med Health Sci Res 2012; 2: 180–185

[26] Baker MT, Naguib M. Propofol: The challenges of formulation. Anesthesiology 2005; 103: 860–876

[27] Bamgbade OA, Adeogun BO, Abbas K. Fast-track laparoscopic gastric bypass surgery: Outcomes and lessons from a bariatric surgery service in the United Kingdom. Obes Surg 2012; 22: 398–402

[28] Baraka AS, Hanna MT, Jabbour SI et al. Preoxygenation of pregnant and nonpregnant women in the head-up versus supine position. Anesth Analg 1992; 75: 757–759

[29] Barker SJ, Tremper KK, Hyatt J. Effects of methemoglobinemia on pulse oximetry and mixed venous oximetry. Anesthesiology 1989; 70: 112–117

[30] Barnes RW, Foster EJ, Janssen GA et al. Safety of brachial arterial catheters as monitors in the intensive care unit-prospective evaluation with the doppler ultrasonic velocity detector. Anesthesiology 1976; 44: 260–264

[31] Bauer H. Cockpit und OP-Saal: Checklisten verbessern Sicherheit. Berlin Medical 2010; 1: 8–12

[32] Bauersachs RM, et al. Überbrückung der oralen Antikoagulation bei interventionellen Eingriffen. Dtsch Arztebl International 2007; 104: 1237

[33] Beck DH, Doepfmer UR, Sinemus C et al. Effects of sevoflurane and propofol on pulmonary shunt fraction during one-lung ventilation for thoracic surgery. Br J Anaesth 2001; 86: 38–43

[34] Becke K, Giest J, Strauss JM. Handlungsempfehlungen zur präoperativen Diagnostik, Impfabstand und Nüchternheit im Kindesalter. Anästhesiologie & Intensivmedizin 2007; 48: 62–66

[35] Becke K. Anesthesia in children with a cold. Curr Opin Anaesthesiol 2012; 25: 333–339

[36] Becke K. Das Kind mit einem Atemwegsinfekt – Wann und wie führe ich die Narkose? Anästhesiol Intensivmed Notfallmed Schmerzther 2014; 49: 162–167

[37] Begg EJ, Atkinson HC. Modelling of the passage of drugs into milk. Pharmacol Ther 1993; 59:301-310

[38] Bein B, Scholz J. Anaesthesia for adults undergoing non-bariatric surgery. Best Pract Res Clin Anaesthesiol 2011; 25: 37–51

[39] Bekker AY, Berklayd P, Osborn I et al. The recovery of cognitive function after remifentanil-nitrous oxide anesthesia is faster than after an isoflurane-nitrous oxide-fentanyl combination in elderly patients. Anesth Analg 2000; 91: 117–122

[40] Benumof JL, Dagg R, Benumof R. Critical hemoglobin desaturation will occur before return to an unparalyzed state following 1 mg/kg intravenous succinylcholine. Anesthesiology 1997; 87: 979–982

[41] Benumof JL. Laryngeal mask airway and the ASA difficult airway algorithm. Anesthesiology 1996; 84: 686–699

[42] Benumof JL. One-lung ventilation and hypoxic pulmonary vasoconstriction: Implications for anesthetic management. Anesth Analg 1985; 64: 821–833

[43] Benumof JL. One-lung ventilation: Which lung should be peeped? Anesthesiology 1982; 56: 161–163

[44] Bernard C. Etudes physiologiques sur quelques poisons americains. Rev Deux Mondes 1864; 53: 164–190

[45] Bernard C. Lecon sur les effets de substances toxiques et medicamenteuses. Paris: J.-B. Baillière et Fils; 1857

[46] Bhananker SM, Ramamoorthy C, Geiduschek JM et al. Anesthesia-related cardiac arrest in children: update from the Pediatric Perioperative Cardiac Arrest Registry. Anesth Analg 2007; 105: 344–350

[47] Bhaskar B, Fraser JF. Negative pressure pulmonary edema revisited: Pathophysiology and review of management. Saudi J Anaesth 2011; 5: 308–313

[48] Bignami E, Landoni G, Gerli C et al. Sevoflurane vs. Propofol in patients with coronary disease undergoing mitral surgery: A randomised study. Acta Anaesthesiol Scand 2012; 56: 482–490

[49] Blair JM, Dobson GT, Hill DA et al. Patient controlled analgesia for labour: a comparison of remifentanil with pethidine. Anaesthesia 2005; 60: 22–27

[50] Böhmer AB, Defosse J, Geldner G et al. Präoperative Risikoevaluation erwachsener Patienten vor elektiven, nichtkardiochirurgischen Eingriffen. Anaesthesist 2014; 63: 198–208

[51] Bolliger CT, Perruchoud AP. Functional evaluation of the lung resection candidate. Eur Respir J 1998; 11: 198–212

[52] Bonadio WA, Losek JD. The characteristics of children with epiglottitis who develop the complication of pulmonary edema. Arch Otolaryngol Head Neck Surg 1991; 117: 205–207

[53] Booth CM, Moore CE, Eddleston J et al. Patient safety incidents associated with obesity: A review of reports to the national patient safety agency and recommendations for hospital practice. Postgrad Med J 2011; 87: 694–699

[54] Borasio P, Ardissone F, Chiampo G. Post-intubation tracheal rupture. A report on ten cases. Eur J Cardiothorac Surg 1997; 12: 98–100

[55] Boyko OB, Cooper DF, Grossman CB. Contrast-enhanced CT of acute isodense subdural hematoma. Am J Neuroradiol 1991; 12: 341–343

[56] Bozkurt P. Premedication of the pediatric patient – anesthesia for the uncooperative child. Curr Opin Anaesthesiol 2007; 20: 211–215

[57] Briel M, Meade M, Mercat A et al. Higher vs lower positive end-expiratory pressure in patients with acute lung injury and acute respiratory distress syndrome: Systematic review and meta-analysis. JAMA 2010; 303: 865–873

[58] Brockway MS, Wildsmith JA. Axillary brachial plexus block: method of choice? Br J Anaesth 1990; 64: 224–231

[59] Broderick JP, Brott TG, Duldner JE et al. Volume of intracerebral hemorrhage. A powerful and easy-to-use predictor of 30-day mortality. Stroke 1993; 24: 987–993

[60] Brodsky JB, Benumof JL, Ehrenwerth J et al. Depth of placement of left double-lumen endobronchial tubes. Anesth Analg 1991; 73: 570–572

[61] Brodsky JB, Lemmens HJ. Left double-lumen tubes: Clinical experience with 1,170 patients. J Cardiothorac Vasc Anesth 2003; 17: 289–298

[62] Brodsky JB, Macario A, Mark JB. Tracheal diameter predicts double-lumen tube size: A method for selecting left double-lumen tubes. Anesth Analg 1996; 82: 861–864

[63] Brodsky JB. Fiberoptic bronchoscopy need not be a routine part of double-lumen tube placement. Current Opinion in Anesthesiology 2004; 17: 7–11

[64] Brott T, Broderick J, Kothari R et al. Early hemorrhage growth in patients with intracerebral hemorrhage. Stroke 1997; 28: 1–5

[65] Brunelli A, Monteverde M, Al Refai M et al. Stair climbing test as a predictor of cardiopulmonary complications after pulmonary lobectomy in the elderly. Ann Thorac Surg 2004; 77: 266–270

[66] Brzezinski M, Luisetti T, London MJ. Radial artery cannulation: A comprehensive review of recent anatomic and physiologic investigations. Anesth Analg 2009; 109: 1763–1781

[67] Budde U, Drewke E, Will K et al. Diagnostic standards of von Willebrand disease. Hamostaseologie 2004; 24: 12–26

[68] Burney RG, DiFazio CA, Foster JA. Effects of pH on protein binding of lidocaine. Anesth Analg 1978; 57: 478–480

[69] Burton JF, Baker B. Dental injury during anaesthesia and surgery. Anaesth Intens Care 1987; 15: 262–268

[70] Bushuven S, Heise D. Propofol up2date. Part 1: History and pharmacological characteristics. Anasthesiol Intensivmed Notfallmed Schmerzther 2013; 48: 378–385

[71] Büttner J, Kemmer A, Argo A et al. Axillary blockade of the brachial plexus. A prospective evaluation of 1133 cases of plexus catheter anesthesia. Reg Anaesth 1988; 11: 7–11

[72] Cabarrot P, Bataillon R, Le Moign R. One year implemention of the safe surgery checklist in France, what has been achieved so far, what could be improved? Ann Fr Anesth Reanim 2011; 30: 469–474

[73] Cain JM, Donoghue GD, Magrane DM et al. APGO Interdisciplinary women's health education retreat 2000. Executive summary. Am J Obstet Gynecol 2002; 187: 4–8

[74] Campos JH, Massa FC, Kernstine KH. The incidence of right upper-lobe collapse when comparing a right-sided double-lumen tube versus a modified left double-lumen tube for left-sided thoracic surgery. Anesth Analg 2000; 90: 535–540

[75] Campos JH. An update on bronchial blockers during lung separation techniques in adults. Anesth Analg 2003; 97: 1266–1274

[76] Campos JH. Current techniques for perioperative lung isolation in adults. Anesthesiology 2002; 97: 1295–301

[77] Caraceni A, Brunelli C, Martini C et al. Cancer pain assessment in clinical trials. A review of the literature (1999–2002). J Pain Symptom Manage 2005; 29: 507–519

[78] Carpenter RL, Eger EI, Johnson BH et al. Pharmacokinetics of inhaled anesthetics in humans: Measurements during and after the simultaneous administration of enflurane, halothane, isoflurane, methoxyflurane, and nitrous oxide. Anesthesia & Analgesia 1986; 65: 575–582

[79] Carvalho B, Collins J, Drover DR et al. ED(50) and ED(95) of intrathecal bupivacaine in morbidly obese patients undergoing cesarean delivery. Anesthesiology 2011; 114: 529–535

[80] Celleno D, Capogna G, Emanuelli M et al. Which induction drug for cesarean section? A comparison of thiopental sodium, propofol, and midazolam. J Clin Anesth 1993; 5: 284–288

[81] Chapman J, Pallin D, Ferrara L et al. Endotracheal tube cuff pressures in patients intubated before transport. Am J Emerg Med 2009; 27: 980–982

[82] Chen EH, Logman ZM, Glass PS et al. A case of tracheal injury after emergent endotracheal intubation: a review of the literature and causalities. Anesth Analg 2001; 93: 1270–1271

[83] Chestnut DH. Chestnut's obstetric anesthesia principles and practice. Mosby/Elsevier: Philadelphia; 2009

[84] Choi G, Wolthuis EK, Bresser P et al. Mechanical ventilation with lower tidal volumes and positive end-expiratory pressure prevents alveolar coagulation in patients without lung injury. Anesthesiology 2006; 105: 689–695

[85] Chung SA, Yuan H, Chung F. A systematic review of obstructive sleep apnea and ist implications for anesthiologists. Anesth Analg 2008; 107: 1543–1563

[86] Cohen E, Eisenkraft JB. Positive end-expiratory pressure during one-lung ventilation improves oxygenation in patients with low arterial oxygen tensions. J Cardiothorac Vasc Anesth 1996; 10: 578–582

[87] Cohen E. Right-sided double-lumen endotracheal tubes should not be routinely used in thoracic surgery. J Cardiothorac Vasc Anesth 2002; 16: 249–252

[88] Cohen E. Double-lumen tube position should be confirmed by fiberoptic bronchoscopy. Curr Opin Anaesthesiol 2004; 17: 1–6

[89] Cohen E. Methods of lung separation. Curr Opin Anaesthesiol 2002; 15: 69–78

[90] Collins JS, Lemmens HJ, Brodsky JB et al. Laryngoscopy and morbid obesity: A comparison of the „sniff" and „ramped" positions. Obes Surg 2004; 14: 1171–1175

[91] Conacher ID. 2000 – time to apply occam's razor to failure of hypoxic pulmonary vasoconstriction during one lung ventilation. Br J Anaesth 2000; 84: 434–436

[92] Conlon NP, Sullicvan RP, Herbison PG et al. The effect of leaving dentures in place on bag-mask ventilation at induction of general anesthesia. Anesth Analg 2007; 105: 370– 373

[93] Conti M, Pougeoise M, Wurtz A et al. Management of postintubation tracheobronchial ruptures. Chest 2006; 130: 412–418

[94] Conti M, Mari D, Conti E et al. Pregnancy in women with different types of von Willebrand disease. Obstet Gynecol 1986; 68: 282–285

[95] Cortínez LI, Gambús P, Trocóniz IF et al. Obesity does not influence the onset and offset of sevoflurane effect as measured by the hysteresis between sevoflurane concentration and bispectral index. Anesth Analg 2011; 113: 70–76

[96] Craig J V, Lancaster GA, Williamson PR et al. Temperature measured at the axilla compared with rectum in children and young people: systematic review. BMJ 2000; 320: 1174–1178

[97] Cravero JP, Beach ML, Blike GT et al. Pediatric Sedation Research Consortium. The incidence and nature of adverse events during pediatric sedation/anesthesia with propofol for procedures outside the operating room: A report from the pediatric sedation research consortium. Anesth Analg 2009; 108: 795–804

[98] Daubländer M. Die differenzierte Lokalanästhesie. PN Parodontologie Nachrichten 2005; 6: 2–4

[99] Daubländer M. Lokalanästhesie in der Zahn-, Mund- und Kieferheilkunde. In: van Aken H, Wulf H, Hrsg. Lokalanästhesie, Regionalanästhesie, Regionale Schmerztherapie. Stuttgart: Thieme; 2010: 586–635

[100] Davidson AJ, Shrivastava PP, Jamsen K et al. Risk factors for anxiety at induction of anesthesia in children: a prospective cohort study. Paediatr Anaesth 2006; 16: 919–927

[101] de Boer HD, van Egmond J, van de Pol F et al. Sugammadex, a new reversal agent for neuromuscular block induced by rocuronium in the anaesthetized rhesus monkey. Br J Anaesth 2006; 96: 473–479

[102] de Campos T. Ventilation with lower tidal volumes as compared with traditional tidal volumes for acute lung injury and the acute respiratory distress syndrome. The acute respiratory distress syndrome network. N Engl J Med 2000; 342: 1302

[103] de Decker K, Jorens PG, Van Schil P. Cardiac complications after noncardiac thoracic surgery: An evidence-based current review. Ann Thorac Surg 2003; 75: 1340–1348

[104] de Souza DG, Doar LH, Mehta SH et al. Aspiration prophylaxis and rapid sequence induction for elective cesarean delivery: Time to reassess old dogma? Anesth Analg 2010; 110: 1503–1505

[105] Deppe H, Reeker W, Horch HH et al. Intubationsbedingte Zahnschäden – diagnostische und therapeutische Aspekte. Anästhesiol Intensivmed Notfallmed Schmerzther 1998; 33: 722–725

[106] Deutsche Gesellschaft für Anästhesiologie und Intensivmedizin. Präoperatives Nüchternheitsgebot bei elektiven Eingriffen. Anästh Intensivmed 2004; 45:722

[107] Dewachter P, Mouton-Faivre C, Castells MC et al. Anesthesia in the patient with multiple drug allergies: Are all allergies the same? Curr Opin Anaesthesiol 2011; 24: 320–325

[108] Dixon BJ, Dixon JB, Carden JR et al. Preoxygenation is more effective in the 25 degrees head-up position than in the supine position in severely obese patients: A randomized controlled study. Anesthesiology 2005; 102: 1110–1115; discussion 5A

[109] Donaldson AJ., Thomson HE, Harper NJ et al. Bone cement implantation snydrome. Br J Anaesth 2009; 102: 12–22

[110] Dong C, Filipeanu CM, Duvernay MT et al. Regulation of G protein-coupled receptor export trafficking. Biochim Biophys Acta 2007; 1768: 853–870

[111] Drake R, Vogl AW, Mitchel AWM. Gray's Anatomy for Students 2nd Edition. Oxford: Elsevier; 2009

[112] Drugbank. Propofol. Im Internet: http://www.drugbank.ca/drugs/DB00818; Zugriff am: 22.07.2014

[113] Edwards J. Propofol co-inventor iain glen explains why they designed the anaesthetic and why it's a safe and effective drug – when administered correctly. Be inspired at the reaction, 2011

[114] Eilers H, Kindler CH, Bickler PE. Different effects of volatile anesthetics and polyhalogenated alkanes on depolarization-evoked glutamate release in rat cortical brain slices. Anesth Analg 1999; 88:1168–1174

[115] Eisenkraft JB. Effects of anaesthetics on the pulmonary circulation. Br J Anaesth 1990; 65: 63–78

[116] Ellinger K, Denz C et al. Der Intensivtransport – orientiert am Curriculum der DIVI. Köln: Dt. Ärzte Verlag; 2005: 52

[117] El-Orbany M, Connolly LA. Rapid sequence induction and intubation: Current controversy. Anesth Analg 2010; 110: 1318–1325

[118] Engelhard K, Werner C. Inhalational or intravenous anesthetics for craniotomies? Pro inhalational. Curr Opin Anaesthesiol 2006; 19: 504–508

[119] Eriksson LI, Sundman E, Olsson R et al. Functional assessment of the pharynx at rest and during swallowing in partially paralyzed humans: Simultaneous videomanometry and mechanomyography of awake human volunteers. Anesthesiology 1997; 87: 1035–1043

[120] Ernsting J, Nicholson AN, Rainford DJ. Aviation Medicine. 3 rd ed. Oxford: Butterworth/Heinemann; 1999

[121] Ernsting J. Mild hypoxia and the use of oxygen in flight. Aviat Space Environ Med 1984; 55: 407–410

[122] Espinola-Klein C, Neufang A, Düber C. Infrarenal aortic aneurysm. Internist 2008; 49: 955–964; Quiz 965–966

[123] Fachinformationen Propofol. Im Internet: http://www.fachinfo.de. Zugriff am: 23.07.2014

[124] Fagerlund MJ, Eriksson LI. Current concepts in neuromuscular transmission. Br J Anaesth 2009; 103: 108–114

[125] Fassl J, High KM, Stephenson ER et al. The intravenous anesthetic propofol inhibits human l-type calcium channels by enhancing voltage-dependent inactivation. J Clin Pharmacol 2011; 51: 719–730

[126] Fenton PM, Reynolds F. Life-saving or ineffective? An observational study of the use of cricoid pressure and maternal outcome in an african setting. Int J Obstet Anesth 2009; 18: 106–110

[127] Ferguson ND, Fan E, Camporota L et al. The Berlin definition of ARDS: an expanded rationale, justification, and supplementary material. Intensive Care Med 2012; 38: 1573–1582

[128] Fiebach JB, Schellinger PD, Gass A et al. Stroke magnetic resonance imaging is accurate in hyperacute intracerebral hemorrhage: a multicenter study on the validity of stroke imaging. Stroke 2004; 35: 502–506

[129] Flier S, Post J, Concepcion AN et al. Influence of propofol-opioid vs isoflurane-opioid anaesthesia on postoperative troponin release in patients undergoing coronary artery bypass grafting. Br J Anaesth 2010; 105: 122–130

[130] Flynn JG, Singh B. The performance of Drager Oxylog ventilators at simulated altitude. Anaesth Intensive Care 2008; 36: 549–552

[131] Folkwaczny M, Hickel R. Orodentale Verletzungen während der Intubationsnarkose. Anaesthesist 1998; 47: 707–731

[132] Franks NP, Lieb WR. Molecular and cellular mechanisms of general anaesthesia. Nature 1994; 367: 607–614

[133] Fredrickson MJ, Ball CM, Dalgleish AJ. A prospective randomized comparison of ultrasound guidance versus neurostimulation for interscalene catheter placement. Reg Anesth Pain Med 2009; 34: 590–594

[134] Fremont RD, Kallet RH, Matthay MA et al. Postobstructive pulmonary edema: A case for hydrostatic mechanisms. Chest 2007; 131: 1742–1746

[135] Fritz AG, World Health Organization. International classification of diseases for oncology = ICD-O. 3 rd ed. Geneva: World Health Organization; 2000: 240

[136] Froese AB, Bryan AC. Effects of anesthesia and paralysis on diaphragmatic mechanics in man. Anesthesiology 1974; 41: 242–255

[137] Fudickar A, Hörle K, Wiltfang J et al. The effect of the WHO Surgical Safety Checklist on complication rate and communication. Dtsch Arztebl Int 2012; 109: 695–701

[138] Futier E, Constantin JM, Pelosi P et al. Noninvasive ventilation and alveolar recruitment maneuver improve respiratory function during and after intubation of morbidly obese patients: A randomized controlled study. Anesthesiology 2011; 114: 1354–1363

[139] Gangineni K, Scase AE, Fearn J. Propofol and peanut allergy. Anaesthesia 2007; 62: 1191

[140] Garrard A, Campbell AE, Turley A et al. The effect of mechanically-induced cricoid force on lower oesophageal sphincter pressure in anaesthetised patients. Anaesthesia 2004; 59: 435–439

[141] Geisen C, Schmidt M, Klarmann D et al. Rationaler Einsatz von Blutprodukten: Blut - eine besondere Ressource. Anästhesiol Intensivmed Notfallmed Schmerzther 2012; 47: 398-407

[142] Genzwürker H, Hinkelbein J. Anästhesie, Intensivmedizin, Notfallmedizin und Schmerztherapie. 2. akt. Aufl. Stuttgart: Thieme; 2007

[143] Georgescu A, Miller JN, Lecklitner ML. The sellick maneuver causing complete airway obstruction. Anesth Analg 1992; 74: 457–459

[144] Giannitsis E, Kurz K, Hallermayer K et al. Analytical validation of a high-sensitivity cardiac troponin T assay. Clin Chem 2010; 56: 254–261

[145] Givol N, Gershtansky Y, Halamish-Shani T et al. Perianesthetic dental injuries: analysis of incident report. J Clin Anesth 2004; 16: 173–176

[146] Glen JB, Davies GE, Thomson DS et al. An animal model for the investigation of adverse responses to i. v. anesthetic agents and their solvents. Br J Anaesth 1979; 51: 819–827

[147] Gobindram A, Clarke S. Cricoid pressure: Should we lay off the pressure? Anaesthesia 2008; 63: 1258–1259

[148] Gogarten W, Van Aken H, Kessler P. Durchführung von Analgesie-und Anästhesieverfahren in der Geburtshilfe. Anaesthesiol Intensivmed 2009; 50: 502–507

[149] Gogarten W. Perioperative Versorgung bei morbid Adipösen. Refresher course Nr. 39, 2013

[150] Gogarten W. Preeclampsia and anaesthesia. Curr Opin Anaesthesiol 2009; 22: 347–351

[151] Grabowski JE, Talamini MA. Physiological effects of pneumoperitoneum. J Gastrointest Surg 2009; 13: 1009–1016

[152] Greenhalgh RM, Brown LC, Kwong GP et al. EVAR trial participants, Comparison of endovascular aneurysm repair with open repair in patients with abdominal aortic aneurysm (EVAR trial 1), 30-day operative mortality results: randomised controlled trial. Lancet 2004; 364: 843–848

[153] Greenstein AJ, Wahed AS, Adeniji A et al. Prevalence of adverse intraoperative events during obesity surgery and their sequelae. J Am Coll Surg 2012; 215: 271–277; e3

[154] Grichnik KP. Advances in the management of one-lung ventilation. Progress in Thoracic Anesthesia. Baltimore: Lippincott Williams & Wilkins; 2004: 47–79

[155] Grocott MP, Martin DS, Levett DZ et al. Arterial blood gases and oxygen content in climbers on Mount Everest. N Engl J Med 2009; 360: 140–149

[156] Groh J, Kuhnle GE, Ney L et al. Effects of isoflurane on regional pulmonary blood flow during one-lung ventilation. Br J Anaesth 1995; 74: 209–216

[157] Gross JB, Bachenberg KL. Practice guidelines for the perioperative Management of patients with obstructive sleep apnea: A report by the American Society of Anesthesiologists Task Force on Perioperative Manegement of patients with obstructive sleep apnea. Anesthesiology 2006; 104: 1081–1093

[158] Deutsche Gesellschaft für Anästhesie und Intensivmedizin. Handlungsempfehlung zur Prävention und Behandlung des unerwartet schwierigen Atemwegs in der Kinderanästhesie. Anästh Intensivmed 2011; 52: 54–63

[159] Hara K, Kishi N, Sata T. Considerations for epidural anesthesia in a patient with type 1 von Willebrand disease. J Anesth 2009; 23: 597–600

[160] Hartsilver EL, Vanner RG. Airway obstruction with cricoid pressure. Anaesthesia 2000; 55: 208–211

[161] Haslam N, Parker L, Duggan JE. Effect of cricoid pressure on the view at laryngoscopy. Anaesthesia 2005; 60: 41–47

[162] Haynes AB, Weiser TG, Berry WR et al. A surgical safety checklist to reduce morbidity and mortality in a global population. N Engl J Med 2009; 360: 491–499

[163] He J, Whelton PK, Vu B et al. Aspirin and risk of hemorrhagic stroke: a meta-analysis of randomized controlled trials. JAMA 1998; 280: 1930–1935

[164] Heck M, Fresenius M, Busch C. Repetitorium Anästhesiologie. 7. überarb. Aufl. Heidelberg: Springer; 2014

[165] Heck M, Fresenius M. Repetitorium Anästhesie. 6. Aufl. Heidelberg: Springer; 2010: 277–281

[166] Hedenstierna G, Edmark L. The effects of anesthesia and muscle paralysis on the respiratory system. Intensive Care Med 2005; 31: 1327–1335

[167] Hedenstierna G, Tokics L, Strandberg A et al. Correlation of gas exchange impairment to development of atelectasis during anaesthesia and muscle paralysis. Acta Anaesthesiol Scand 1986; 30: 183–191

[168] Henderson JJ, Popat MT, Latto IP et al. Difficult airway society guidelines for management of the unanticipated difficult intubation. Anaesthesia 2012; 67: 452–453

[169] Herminghaus A, Löser S, Wilhelm W. Anesthesia for geriatric patients. Part 1: Age, organ function and typical diseases. Anaesthesist 2012; 61: 163–174; Quiz 175–176

[170] Herminghaus A, Löser S, Wilhelm W. Anesthesia for geriatric patients. Part 2: Anesthetics, patient age and anesthesia management. Anaesthesist 2012; 61: 363–374

[171] Hiestand DM, Britz P, Goldman M, Phillips B. Prevalence of symptoms and risk of sleep apnea in the US population: Results from the national sleep foundation. Chest 2006; 130: 780–786

[172] Higgins D, Berg S. Post- induction removal of dentures. Anaesthesia 1993; 48: 448

[173] Hipkins SF, Rutten AJ, Runciman WB. Experimental analysis of catheter-manometer systems in vitro and in vivo. Anesthesiology 1989; 71: 893–906

[174] Hirvonen EA, Poikolainen EO, Pääkkönen ME et al. The adverse hemodynamic effects of anesthesia, head-up tilt, and carbon dioxide pneumoperitoneum during laparoscopic cholecystectomy. Surg Endosc 2000; 14: 272–277

[175] Hocking G, Roberts FL, Thew ME. Airway obstruction with cricoid pressure and lateral tilt. Anaesthesia 2001; 56: 825–828

[176] Holmstrom A, Akeson J. Desflurane increases intracranial pressure more and sevoflurane less than isoflurane in pigs subjected to intracranial hypertension. J Neurosurg Anesthesiol 2004; 16: 136–143

[177] Holmstrom A, Akeson J. Sevoflurane induces less cerebral vasodilation than isoflurane at the same A-line autoregressive index level. Acta Anaesthesiol Scand 2005; 49: 16–22

[178] Hömme R. Anästhesie bei laparoskopischen Eingriffen. Anaesthesist 2011; 60: 175–187

[179] Hoppe JD, Scriba PC, Kluter H, Cross-Sectional Guidelines for Therapy with Blood Components and Plasma Derivatives. Suspension of Chapter 5 „Human Albumin“. Transfus Med Hemother 2011; 38: 71

[180] Höppner W, Mundschenk J, Dieterich KD et al. Phäochromozytom: Klinik, Diagnostik und Therapie. Dt Ärztebl 2001; 98: 2505–2510

[181] Ickx B, Cockshott ID, Barvais L et al. Propofol infusion for induction and maintenance of anaesthesia in patients with end-stage renal disease. Br J Anaesth 1998; 81: 854–860

[182] Intensivmedizin DGFAU. Präoperatives Nüchternheitsgebot bei elektiven Eingriffen. Anästh Intensivmed 2004; 45: 722

[183] Ishikawa S, Nakazawa K, Makita K. Progressive changes in arterial oxygenation during one-lung anaesthesia are related to the response to compression of the non-dependent lung. Br J Anaesth 2003; 90: 21–26

[184] Isono S, Tanaka A, Ishikawa T. Sniffing position improves pharyngeal airway patency in anesthetized patients with obstructive sleep apnea. Anesthesiology 2005; 103: 489–494

[185] Itoman EM, Kajioka EH, Yamamoto LG. Dental fracture risk of metal vs plastic laryngoscope blades in dental models. Am J Emerg Med 2005; 23: 186–189

[186] Iyriboz Y, Hearon CM, Edwards K. Agreement between large and small cuffs in sphygmomanometry: A quantitative assessment. J Clin Monit 1994; 10: 127–133

[187] Jensen AG, Callesen T, Hagemo JS et al, Clinical Practice Committee of the Scandinavian Society of Anaesthesiology and Intensive Care Medicine. Scandinavian clinical practice guidelines on general anaesthesia for emergency situations. Acta Anaesthesiol Scand 2010; 54: 922–950

[188] Jevon P. Updated guidance on medical emergencies and resuscitation in the dental practice. Br Dent J 2012; 212: 41–43

[189] Ji RR, Woolf CJ. Neuronal plasticity and signal transduction in nociceptive neurons: Implications for the initiation and maintenance of pathological pain. Neurobiol Dis 2001; 8: 1–10

[190] Johansen JW, Sebel PS. Development and clinical application of electroencephalographic bispectrum monitoring. Anesthesiology 2000; 93: 1336–1344

[191] Jöhr M, Berger TM. Caudal blocks. Paediatr Anaesth 2012; 22: 44–50

[192] Jöhr M, Berger TM. Paediatric anaesthesia and inhalation agents. Best Pract Res Clin Anaesthesiol 2005; 19: 501–522

[193] Jöhr M. Clonidine in paediatric anaesthesia. Eur J Anaesthesiol 2011; 28: 325–326

[194] Jöhr M. Die Wahl der Tubusgröße beim Kind. Anaesthesist 2002; 51: 395–396

[195] Jöhr M. Kinderanästhesie. 8. überarb. Auflage. München: Urban & Fischer; 2013

[196] Jonsson M, Fagerlund MJ, Dabrowski M et al. Pharmacological characteristics of the inhibition of nondepolarizing neuromuscular blocking agents at human adult muscle nicotinic acetylcholine receptor. Anesthesiology 2009; 110: 1244–1252

[197] Jonsson M, Dabrowski M, Gurley DA et al. Activation and inhibition of human muscular and neuronal nicotinic acetylcholine receptors by succinylcholine. Anesthesiology 2006; 104: 724–733

[198] Jost U, Böhrer H, Ordung R et al. Muss die Zahnprothese wirklich vor jeder Anästhesie entfernt werden? Anästhesiol Intensivmed Notfallmed Schmerzther 2004; 39: 711–713

[199] Jougon J, Ballester M, Choukron E et al. Conservative treatment for postintubation tracheobronchial rupture. Ann Thorac Surg 2000; 69: 216–220

[200] Jüttler E. Intrakranieller Druck. In: Diener H-C, Weimar C, Hrsg. Leitlinien für Diagnostik und Therapie in der Neurologie. 5. Aufl. Stuttgart: Thieme; 2012

[201] Karanicolas PJ, Smith SE, Kanbur B et al. The impact of prophylactic dexamethasone on nausea and vomiting after laparoscopic cholecystectomy: a systematic review and meta-analysis. Ann Surg 2008; 248: 751–762

[202] Karzai W, Haberstroh J, Priebe HJ. Effects of desflurane and propofol on arterial oxygenation during one-lung ventilation in the pig. Acta Anaesthesiol Scand 1998; 42: 648–652

[203] Kaw R, Michota F, Jaffa A. Unrecognized sleep apnea in the surgical patient. Chest 2006; 129: 198–205

[204] Kay B, Rolly G. I.C.I. 35 868, a new intravenous induction agent. Acta Anaesthesiol Belg 1977; 28: 303–316

[205] Kerbl R, Kurz R, Roos R et al. Checkliste Pädiatrie. 4. Aufl. Stuttgart: Thieme; 2011

[206] Kilka HG, Geiger P, Mehrkens HH. Infraclavicular vertical brachial plexus blockade. A new method for anesthesia of the upper extremity. An anatomical and clinical study. Anaesthesist 1995; 44: 339–344

[207] Kim JA, Lee JJ. Preoperative predictors of difficult intubation in patients with obstructive sleep apnea syndrome. Can J Anaaesth 2006; 35: 393–397

[208] Kim MS, Moon BE, Kim H et al. Comparison of propofol and fentanyl administered at the end of anaesthesia for prevention of emergence agitation after sevoflurane anaesthesia in children. Br J Anaesth 2013; 110: 274–280

[209] Kirson ED, Yaari Y, Perouansky M. Presynaptic and postsynaptic actions of halothane at glutamatergic synapses in the mouse hippocampus. Br J Pharmacol 1998; 124: 1607–1614

[210] Klein U, Karzai W, Bloos F et al. Role of fiberoptic bronchoscopy in conjunction with the use of double-lumen tubes for thoracic anesthesia: A prospective study. Anesthesiology 1998; 88: 346–350

[211] Knapp J, Bernhard M, Rauch H et al. Anästhesiologisches Vorgehen bei elektiven Eingriffen an der Aorta. Anästhesist 2009; 58: 1161–1182

[212] Knill RL, Moote CA, Skinner MI et al. Anesthesia with abdominal surgery leads to intense REM sleep during the first postoperative week. Anesthesiology 1990; 73: 52–61

[213] Kochs E, Dinkel M. Neuromonitoring in Anästhesie und Intensivmedizin - Empfehlungen für eine berufsbegleitende modulare Fortbildung und Zertifizierung. Anästh Intensivmed 2007; 48:48-54

[214] Koerber JP, Roberts GE, Whitaker R et al. Variation in rapid sequence induction techniques: Current practice in wales. Anaesthesia 2009; 64: 54–59

[215] Koh MS, Hsu AA, Eng P. Negative pressure pulmonary oedema in the medical intensive care unit. Intensive Care Med 2003; 29: 1601–1604

[216] Konrad FM, Kramer KM, Schroeder TH et al. Anesthesia and bariatric surgery. Anaesthesist 2011; 60: 607–616

[217] Kottenberg E, Thielmann M, Bergmann L et al. Protection by remote ischemic preconditioning during coronary artery bypass graft surgery with isoflurane but not propofol – a clinical trial. Acta Anaesthesiol Scand 2012; 56: 30–38

[218] Kranke P. Stillen nach Narkosen: Ist eine Stillpause obligat? Anästhesiol Intensivmed Notfallmed Schmerzther 2011; 46: 304–311

[219] Kraus H. Der Aufbau der Atmosphäre. Die Atmosphäre der Erde. Heidelberg: Springer; 2004: 137–154

[220] Kulka PJ, Issel R, Wiebalck A et al. Delayed negative pressure pulmonary edema. Anaesthesist. 2003; 52: 132–136

[221] Kuo B, Castell DO. The effect of nasogastric intubation on gastroesophageal reflux: A comparison of different tube sizes. Am J Gastroenterol 1995; 90: 1804–1807

[222] Lachmann B. Open up the lung and keep the lung open. Intensive Care Med 1992; 18: 319–321

[223] Larsen R, Beerhalter U, Erdkönig R et al. Injection pain from propofol-mct-lct in children. A comparison with propofol-lct. Anaesthesist 2001; 50: 676–678

[224] Lavand'homme P, Roelants F. Patient-controlled intravenous analgesia as an alternative to epidural analgesia during labor: questioning the use of the short-acting opioid remifentanil. Survey in the French part of Belgium (Wallonia and Brussels). Acta Anaesthesiol Belg 2009; 60: 75–82

[225] Lavand'homme P, Veyckemans F, Roelants F. Remifentanil is a valuable alternative to contraindicated neuraxial analgesia in the parturients. Anesth Analg 2001; 92: 1355; author reply 1358–1359

[226] Lawes EG, Campbell I, Mercer D. Inflation pressure, gastric insufflation and rapid sequence induction. Br J Anaesth 1987; 59: 315–318

[227] Lee C, Jahr JS, Candiotti KA et al. Reversal of profound neuromuscular block by sugammadex administered three minutes after rocuronium: A comparison with spontaneous recovery from succinylcholine. Anesthesiology 2009; 110: 1020–1025

[228] Lee SM, Kim GH, Lee JJ et al. Does propofol and alfentanil-induced sedation cause periodic apnoea in chronic renal failure patients? Int J Clin Pract 2010; 64: 1–5

[229] LeFort R. Etude experimental sur les fractures de la machoire superieure. Rev Chir 1901; 23: 208

[230] Legner VJ, Massarweh NN, Symons RG et al. The significance of discharge to skilled care after abdominopelvic surgery in older adults. Ann Surg 2009; 249: 250–255

[231] Lendemans S, Ruchholtz S. S 3 guideline on treatment of polytrauma/severe injuries. Trauma room care. Unfallchirurg 2012; 115: 14–21

[232] Lerman J. On cricoid pressure: „May the force be with you". Anesthesia & Analgesia 2009; 109: 1363–1366

[233] Lerman J. Perioperative respiratory complications in children. Lancet 2010; 376: 745–746

[234] Lewis JW, Serwin JP, Gabriel FS et al. The utility of a double-lumen tube for one-lung ventilation in a variety of noncardiac thoracic surgical procedures. J Cardiothorac Vasc Anesth 1992; 6: 705–710

[235] Leykin Y, Miotto L, Pellis T. Pharmacokinetic considerations in the obese. Best Pract Res Clin Anaesthesiol 2011; 25: 27–36

[236] Li M, Mei W, Wang P et al. Propofol reduces early post-operative pain after gynecological laparoscopy. Acta Anaesthesiol Scand 2012; 56: 368–375

[237] Link J, Papadopoulos G, et al. Distinct central anticholinergic syndrome following general anaesthesia. Eur J Anaesthesiol 1997; 14: 15–23

[238] Liu EH, Yih PS. Negative pressure pulmonary oedema caused by biting and endotracheal tube occlusion – a case for oropharyngeal airways. Singapore Med J 1999; 40: 174–175
[239] Liu SS, Wu CL. The effect of analgesic technique on postoperative patient-reported outcomes including analgesia: a systematic review. Anesth Analg 2007; 105: 789–808
[240] Lockhart PB, Feldbau EV, Gabel RA et al. Dental complications during and after tracheal intubation. J Am Dent Assoc 1986; 112: 480–483
[241] Longo VG. Behavioral and electroencephalographic effects of atropine and related compounds. Pharmacol Rev 1996; 18: 965–996
[242] Loryan I, Lindqvist M, Johansson I et al. Influence of sex on propofol metabolism, a pilot study: Implications for propofol anesthesia. Eur J Clin Pharmacol 2012; 68: 397–406
[243] Lufthansa Flight Training. Airframe and systems. Bremen: Verkehrsfliegerschule; 2001
[244] Lüllmann H, Mohr K, Hein L. Pharmakologie und Toxikologie. 10. Aufl. Stuttgart: Thieme; 2010
[245] Lutter C, Chaparro C. Neonatal period: linking best nutrition practices at birth to optimize maternal and infant health and survival. Food Nutr Bull 2009; 30: 215–224
[246] Mac G, Palmer JH, Ball DR. The effect of cricoid pressure on the cricoid cartilage and vocal cords: An endoscopic study in anaesthetised patients. Anaesthesia 2000; 55: 263–268
[247] Machała W, Szebla R. Effects of propofol induction on haemodynamics. Anestezjol Intens Ter 2008; 40: 223–226
[248] Magnusson L, Spahn DR. New concepts of atelectasis during general anaesthesia. Br J Anaesth 2003; 91: 61–72
[249] Majdan M, Mauritz W, Wilbacher I et al. Barbiturates use and its effects in patients with severe traumatic brain injury in five European countries. J Neurotrauma 2013; 30: 23–29
[250] Malmkvist G, Fletcher R, Nordström L et al. Effects of lung surgery and one-lung ventilation on pulmonary arterial pressure, venous admixture and immediate postoperative lung function. Br J Anaesth 1989; 63: 696–701
[251] Maltby JR, Beriault MT, Watson NC et al. LMA-Classic and LMA-ProSeal are effective alternatives to endotracheal intubation for gynecologic laparoscopy. Can J Anaesth 2003; 50: 71–77
[252] Mani V, Morton NS. Overview of total intravenous anesthesia in children. Paediatr Anaesth 2010; 20: 211–222
[253] Mann C, Parkinson N, Bleetman A. Endotracheal tube and laryngeal mask airway cuff volume changes with altitude: a rule of thumb for aeromedical transport. Emerg Med J 2007; 24: 165–167
[254] Manning BJ, Winter DC, McGreal G et al. Nasogastric intubation causes gastroesophageal reflux in patients undergoing elective laparotomy. Surgery 2001; 130: 788–791
[255] Marrache D, Mercier FJ, Boyer-Neumann C et al. Epidural analgesia for parturients with type 1 von Willebrand disease. Int J Obstet Anesth 2007. 16: 231–235
[256] Martin J, Heymann A, Bäsell K et al. S 3-Leitlinie zu Analgesie, Sedierung und Delirmanagement in der Intensivmedizin. Kurzversion. GMS German Medical Science 2010; 8: 1–31
[257] Marty-Ane CH, et al. Membranous tracheal rupture after endotracheal intubation. Ann Thorac Surg 1995; 60: 1367–1371
[258] Massard G, Rougé C, Dabbagh A et al. Tracheobronchial lacerations after intubation and tracheostomy. Ann Thorac Surg 1996; 61: 1483–1487
[259] Masuhr KF, Neumann M. Neurologie. 6. Aufl. Stuttgart: Thieme; 2007
[260] Matsota PK, Kostopanagiotou G. Excretion of Ropivacaine in Breast Milk During Patient-Controlled Epidural Analgesia After Cesarean Delivery. Reg Anesth Pain Med 2009; 34: 126–129
[261] Mauch J, Weiss M. Kaudalanästhesie bei Kindern. Anaesthesist 2012; 61: 512–520
[262] Max M, Dembinski R. Pulmonaler gasaustausch in narkose. Anaesthesist 2000; 49: 771–783
[263] Maybauer DM, Geldner G, Blobner M et al. Incidence and duration of residual paralysis at the end of surgery after multiple administrations of cisatracurium and rocuronium. Anaesthesia 2007; 62: 12–17
[264] McCarthy GC, Megalla SA, Habib AS. Impact of intravenous lidocaine infusion on postoperative analgesia and recovery from surgery: a systematic review of randomized controlled trials. Drugs 2010; 9:1149-1163.
[265] Mead J, Takishima T, Leith D. Stress distribution in lungs: A model of pulmonary elasticity. J Appl Physiol 1970; 28: 596–608
[266] Meier S. Anästhesie für vitreoretinale Chirurgie – Update 2010. Klinische Monatsblätter für Augenheilkunde 2010; 227: 187
[267] Mihic SJ, Ye Q, Wick MJ et al. Sites of alcohol and volatile anaesthetic action on GABA(A) and glycine receptors. Nature 1997; 389: 385–389
[268] Milius EM, Papademetrious TR, Heitlinger LA. Retrospective review of propofol dosing for procedural sedation in pediatric patients. J Pediatr Pharmacol Ther 2012; 17: 246–251
[269] Minambres E, Burón J, Ballesteros MA et al. Tracheal rupture after endotracheal intubation: a literature systematic review. Eur J Cardiothorac Surg 2009; 35: 1056–1062
[270] Miranda DR, Gommers D, Struijs A et al. Ventilation according to the open lung concept attenuates pulmonary inflammatory response in cardiac surgery. European Journal of Cardio-thoracic Surgery 2005; 28: 889–895
[271] Mitteilungen der Bundesärztekammer. Dt. Ärzteblatt 2008; 105(50)
[272] Moore RL. The response to respiratory resistance: A comparison of the effects produced by the partial obstruction in the inspiratory and the expiratory phases of respiration. J Exp Med 1927: 1065–1080
[273] Moran KT, Halpin DP, Zide RS et al. Long-term brachial artery catheterization: Ischemic complications. J Vasc Surg 1988; 8: 76–78
[274] Moro E. Das erste Trimenon. Eröffungsrede auf der Tagung der Gesellschaft für Naturgeschichte und Medizin. Heidelberg, 07.05.1918
[275] Morray JP, Geiduschek JM, Ramamoorthy C et al. Anesthesia-related cardiac arrest in children: initial findings of the Pediatric Perioperative Cardiac Arrest (POCA) Registry. Anesthesiology 2000; 93: 6–14
[276] Morris J, Cook TM. Rapid sequence induction: A national survey of practice. Anaesthesia 2001; 56: 1090–1097
[277] Motsch J, Böttiger BW, Bach A et al. Caudal clonidine and bupivacaine for combined epidural and general anaesthesia in children. Acta Anaesthesiol Scand 1997; 41: 877–883
[278] Motsch J, Wiedemann K, Roggenbach J. Airway management for one-lung ventilation. Anaesthesist 2005; 54: 601–622; Quiz 623–624
[279] Mousa SA, Shaqura M, Schäper J et al. Developmental expression of δ-opioid receptors during maturation of the parasympathetic, sympathetic, and sensory innervations of the neonatal heart: Early targets for opioid regulation of autonomic control. J Comp Neurol 2011; 519: 957–971

[280] Mousa SA. Cell adhesion molecules: Potential therapeutic and diagnostic implications. Mol Biotechnol 2008; 38: 33–40

[281] Müller M et al. Chirurgie für Studium und Praxis. 9. Aufl. Medizinische Verlags- und Informationsdienste. 2008/09: 386

[282] Müller S. Memorix Notfallmedizin. 9. Aufl. Stuttgart: Thieme; 2011

[283] Murphy FL, Kennell EM, Johnstone RE et al. The effect of enflurane, isoflurane, and halothane on cerebral blood flow and metabolism in man. Annual Meeting of the American society of Anesthesiologists: Abstracts of Scientific Papers 1974; 61–62

[284] Myles PS, Leslie K, McNeil J et al. Bispectral index monitoring to prevent awareness during anaesthesia: The b-aware randomised controlled trial. Lancet 2004; 363: 1757–1763

[285] Naber CK, Al-Nawas B, Baumgartner H et al. Positionspapier Prophylaxe der infektiösen Endokarditis. Kardiologe 2007; 1: 243–250

[286] Naeije R, Brimioulle S. Physiology in medicine: Importance of hypoxic pulmonary vasoconstriction in maintaining arterial oxygenation during acute respiratory failure. Crit Care 2001; 5: 67–71

[287] Nagao K. Therapeutic hypothermia following resuscitation. Curr Opin Crit Care 2012; 23

[288] Nagler R, Wolfson AW, Lowman RM et al. Effect of gastric intubation on the normal mechanisms preventing gastroesophageal reflux. N Engl J Med 1960; 262: 1325–1326

[289] Nagurney JT, Brown DF, Chae C et al. The sensitivity of cardiac markers stratified by symptom duration. J Emerg Med 2005; 29: 409–415

[290] Nassen C, Kranke P. Anästhesie und Analgesie in der Stillperiode: Kriterien der Medikamentenauswahl. Anaesthesist 2014; 63: 415–421

[291] Nentwig GH. Lokalanästhesie in der Zahnheilkunde. 2. überarb. Auflage. CD-ROM. Frankfurt: Aventis Pharma Deutschland; 2004

[292] Neuburger M, Kaiser H, Rembold-Schuster I et al. Vertical infraclavicular brachial-plexus blockade. A clinical study of reliability of a new method for plexus anesthesia of the upper extremity. Anaesthesist 1998; 47: 595–599

[293] Neumann P, Rothen HU, Berglund JE et al. Positive end-expiratory pressure prevents atelectasis during general anaesthesia even in the presence of a high inspired oxygen concentration. Acta Anaesthesiol Scand 1999; 43: 295–301

[294] Newland MC, Ellis SJ, Peters KR et al. Dental injury associated with anesthesia: a report of 161.687 anesthetics given over 14 years. J Clin Anesth 2007; 19: 339–345

[295] Newton-John H. Pulmonary oedema in upper airway obstruction. Lancet 1977; 2: 510

[296] Nimmagadda U, Chiravuri SD, Salem MR et al. Preoxygenation with tidal volume and deep breathing techniques: The impact of duration of breathing and fresh gas flow. Anesth Analg 2001; 92: 1337–1341

[297] Nitsun M, Szokol JW, Saleh HJ et al. Pharmacokinetics of midazolam, propofol, and fentanyl transfer to human breast milk. Clin Pharmacol Ther 2006; 79: 549–557

[298] Nollert U, Rossaint R, Werner C et al. Die anästhesiologie: Allgemeine und spezielle Anästhesiologie, Schmerztherapie und Intensivmedizin. Heidelberg: Springer; 2012

[299] Nyktari V, Papaioannou A, Volakakis N et al. Respiratory resistance during anaesthesia with isoflurane, sevoflurane, and desflurane: a randomized clinical trial. Br J Anaesth 2011; 107: 454–461

[300] Oczenski W. Atmen – Atemhilfen. Atemphysiologie und Beatmungstechnik. Stuttgart: Thieme; 2006

[301] Ogawa Y, Iwasaki K, Shibata S et al. The effect of sevoflurane on dynamic cerebral blood flow autoregulation assessed by spectral and transfer function analysis. Anesth Analg 2006; 102: 552–559

[302] Ooi R, Pattison J, Feldman SA. The effects of intravenous clonidine on ventilation. Anesthesia 1991; 46: 632–633

[303] Osterlund B, Gedeon A, Krill P et al. A new method of using gas exchange measurements for the noninvasive determination of cardiac output: Clinical experiences in adults following cardiac surgery. Acta Anaesthesiol Scand 1995; 39: 727–732

[304] Ott K. Lipid emulsion therapy for local anaesthetic toxicity (LipidRescue). Anaesthesist 2010; 59: 575–583

[305] Ovassapian A, Salem MR. Sellick's maneuver: To do or not do. Anesthesia & Analgesia 2009; 109: 1360–1362

[306] Pallati PK, Gupta PK, Bichala S et al. Short-term outcomes of inguinal hernia repair in octogenarians and nonagenarians. Hernia 2013; 17: 723–727

[307] Panesar SS, Noble DJ, Mirza SB et al. Can the surgical checklist reduce the risk of wrong site surgery in orthopaedics? Can the checklist help? Supporting evidence from analysis of a national patient incident reporting system. J Orthop Surg Res 2011; 6: 18

[308] Park JT, Lim HK, Jang Ky et al. The effects of desflurane and sevoflurane on the intraocular pressure associated with endotracheal intubation in pediatric ophthalmic surgery. Korean J Anesthesiol 2013; 64: 117–121

[309] Patel SI, Souter MJ. Equipment-related electrocardiographic artifacts: Causes, characteristics, consequences, and correction. Anesthesiology 2008; 108: 138–148

[310] Patton WC, Baker CL. Jr Prevalence of negative-pressure pulmonary edema at an orthopaedic hospital. J South Orthop Assoc 2000; 9: 248–253

[311] Pauca AL, Hudspeth AS, Wallenhaupt SL et al. Radial artery-to-aorta pressure difference after discontinuation of cardiopulmonary bypass. Anesthesiology 1989; 70(6): 935–941

[312] Perez RO, Bresciani C, Jacob CE et al. Negative pressure postextubation pulmonary edema complicating appendectomy in a young patient. Curr Surg 2004; 61: 463–465

[313] Perez-Barrero P, Gil L, Martínez C et al. Treatment with desmopressin before epidural anesthesia in a patient with type I von Willebrand disease. Rev Esp Anestesiol Reanim 2003; 50: 526–529

[314] Perry JJ, Lee JS, Sillberg VA et al. Rocuronium versus succinylcholine for rapid sequence induction intubation. Cochrane Database Syst Rev 2008: CD002 788

[315] Picard J, Meek T. Lipid emulsion to treat overdose of local anaesthetic: the gift of the glob. Anaesthesia 2006; 61: 107–109

[316] Pizov R, Segal E, Kaplan L et al. The use of systolic pressure variation in hemodynamic monitoring during deliberate hypotension in spine surgery. J Clin Anesth 1990; 2: 96–100

[317] Poeze M, Ramsay G, Greve JW et al. Prediction of postoperative cardiac surgical morbidity and organ failure within 4 hours of intensive care unit admission using esophageal doppler ultrasonography. Crit Care Med 1999; 27: 1288–1294

[318] POISE Study Group, Devereaux PJ, Yang H. Effects of extended-release metoprolol succinate in patients undergoing non-cardiac surgery (POISE trial): a randomised controlled trial. Lancet 2008; 371(9 627): 1839–1847

[319] Policies and managerial guidelines for national cancer control programs. Rev Panam Salud Publica 2002; 12: 366–370
[320] Priebe HJ. Cricoid pressure: An expert's opinion. Minerva Anestesiol 2009; 75: 710–714
[321] Priebe HJ. Ileuseinleitung–was tun, was lassen? Refresher course Nr. 39, 2013
[322] Priebe HJ. Use of cricoid pressure during rapid sequence induction: Facts and fiction. Trends in Anaesthesia and Critical Care 2012; 2: 123–127
[323] Prinzipien AA. Präoperative Evaluation erwachsener Patienten vor elektiven, nichtkardiochirurgischen Eingriffen. Anaesthesist 2010; 59: 1041–1050
[324] Putensen C, Theuerkauf N, Zinserling J et al. Meta-analysis: Ventilation strategies and outcomes of the acute respiratory distress syndrome and acute lung injury. Ann Intern Med 2009; 151: 566–576
[325] Putzu M, Casati A, Berti M et al. Clinical complications, monitoring and management of perioperative mild hypothermia: Anesthesiological features. Acta Biomed 2007; 78: 163–169
[326] Qureshi AI, Mohammad YM, Yahia AM et al. A prospective multicenter study to evaluate the feasibility and safety of aggressive antihypertensive treatment in patients with acute intracerebral hemorrhage. J Intensive Care Med 2005; 20: 34–42
[327] Qureshi AI, Tuhrim S, Broderick JP et al. Spontaneous intracerebral hemorrhage. N Engl J Med. 2001; 344: 1450–1460
[328] Raines DE. Anesthetic and nonanesthetic halogenated volatile compounds have dissimilar activities on nicotinic acetylcholine receptor desensitization kinetics. Anesthesiology 1996; 84: 663–671
[329] Rau J, Roizen MF, Doenicke AW et al. Propofol in an emulsion of long- and medium-chain triglycerides: The effect on pain. Anesth Analg 2001; 93: 382–384
[330] Reichlin T, Hochholzer W, Bassetti S et al. Early diagnosis of myocardial infarction with sensitive cardiac troponin assays. N Engl J Med 2009; 361: 858–867
[331] Reid CW, Slinger PD, Lenis S. A comparison of the effects of propofol-alfentanil versus isoflurane anesthesia on arterial oxygenation during one-lung ventilation. J Cardiothorac Vasc Anesth 1996; 10: 860–863
[332] Reinius H, Jonsson L, Gustafsson S et al. Prevention of atelectasis in morbidly obese patients during general anesthesia and paralysis: A computerized tomography study. Anesthesiology 2009; 111: 979–987
[333] Reith S, Marx N. Therapeutische Hypothermie nach Reanimation. Dtsch Med Wochenschr 2010; 135: 2355–2360
[334] Reyle-Hahn M, Kuhlen R, Schenk D et al. Complications in the recovery room. Anaesthesist 2000; 49: 236–251
[335] Reynolds F. Labour analgesia and the baby: good news is no news. Int J Obstet Anesth 2011; 20: 38–50
[336] Reynolds F. The effects of maternal labour analgesia on the fetus. Best Pract Res Clin Obstet Gynaecol 2010; 24: 289–302
[337] Richmond S, Wyllie J. Versorgung und Reanimation des Neugeborenen. In: Notfall + Rettungsmedizin 2010; 13: 665–678
[338] Roberts FL, Dixon J, Lewis GT et al. Induction and maintenance of propofol anaesthesia. A manual infusion scheme. Anaesthesia 1988; 43: 14–17
[339] Rodriquez D Jr, Brandson RD, Dorlac W et al. Effects of simulated altitude on ventilator performance. J Trauma 2009; 66: 172–177
[340] Rogers SN, Benumof JL. Halothane and isoflurane do not decrease pao2 during one-lung ventilation in intravenously anesthetized patients. Anesthesia & Analgesia 1985; 64: 946–954
[341] Rohrig S et al. Ultraschalleinsatz in der AINS und Curriculum „Anästhesie Fokussierte Sonografie“ der DGAI, Modul 5: Thorakoabdominelle Sonograhie. Anasthesiol Intensivmed Notfallmed Schmerzther 2011; 46: 772–781
[342] Roque H, Funai E, Lockwood CJ. Von Willebrand disease and pregnancy. J Matern Fetal Med 2000; 9: 257–266
[343] Rose JB, Watcha MF. Postoperative nausea and vomiting in paediatric patients. Br J Anaesth 1999; 83: 104–117
[344] Rossaint R, Werner C, Zwissler B. Die Anästhesiologie. Allgemeine und spezielle Anästhesiologie, Schmerztherapie und Intensivmedizin. 2. Aufl. Berlin: Springer; 2008: 683–685
[345] Rossaint W, Zwissler A. Die Anästhesiologie. Heidelberg: Springer; 2012: 529
[346] Rossaint W. Die Anästhesiologie. Heidelberg: Springer; 2004
[347] Rothen HU, Neumann P, Berglund JE et al. Dynamics of reexpansion of atelectasis during general anaesthesia. Br J Anaesth 1999; 82: 551–556
[348] Rozet I, Vavilala MS, Lindley AM et al. Cerebral autoregulation and CO_2 reactivity in anterior and posterior cerebral circulation during sevoflurane anesthesia. Anesth Analg 2006; 102: 560–564
[349] Ruben H, Knudsen EJ, Carugati G. Gastric inflation in relation to airway pressure. Acta Anaesthesiol Scand 1961; 5: 107–114
[350] Rundshagen I. Anästhesiologische Strategien bei Hochbetagten. Refresher course Nr. 39, 2013
[351] Rusca M, Proietti S, Schnyder P et al. Prevention of atelectasis formation during induction of general anesthesia. Anesth Analg 2003; 97: 1835–1839
[352] Russell WJ, James MFM. The effects on arterial haemoglobin oxygen saturation and on shunt of increasing cardiac output with dopamine or dobutamine during one-lung ventilation. Anaesth Intensive Care 2004; 32: 644–648
[353] Russell WJ, James MFM. The effects on increasing cardiac output with adrenaline or isoprenaline on arterial haemoglobin oxygen saturation and shunt during one-lung ventilation. Anaesth Intensive Care 2000; 28: 636–41
[354] Saarinen UM, Kajosaari M. Breastfeeding as prophylaxis against atopic disease: prospective follow-up study until 17 years old. Lacnet 1995; 346:1065-1069
[355] Sachs UJH, Bein G. Transfusionsassoziierte akute Lungeninsuffizienz (TRALI) - Diagnose, Therapie und Prävention. Anästhesiol Intensivmed Notfallmed Schmerzther 2007; 11-12: 774-781
[356] Saklad M. Grading of patients for surgical procedures. Anesthesiology 1941; 2: 281–284
[357] Sanchez-Luceros A, Meschengieser SS, Marchese C et al. Factor VIII and von Willebrand factor changes during normal pregnancy and puerperium. Blood Coagul Fibrinolysis 2003; 14: 647–651
[358] Sarnoff SJ, Burglund E, Sarnoff LC. Neurohemodynamics of pulmonary edema. III. Estimated changes in pulmonary blood volume accompanying systemic vasoconstriction and vasodilation. J Appl Physiol 1953; 5: 367–374
[359] Satoh JI, Yamakage M, Kobayashi T et al. Desflurane but not sevoflurane can increase lung resistance via tachykinin pathways. Br J Anaesth 2009; 102: 704–713

[360] Saxena N, Muthukumaraswamy SD, Diukova A et al. Enhanced stimulus-induced gamma activity in humans during propofol-induced sedation. PLoS One 2013; 8: e57 685
[361] Scalfaro P, Sly PD, Sims C et al. Salbutamol prevents the increase of respiratory resistance caused by tracheal intubation during sevoflurane anesthesia in asthmatic children. Anesth Analg 2001; 93: 898–902
[362] Schäfer M, Keilig S, Brack A et al. Opioid induced cough: Do we know its pathophysiology and can it be eliminated? Anasthesiol Intensivmed Notfallmed Schmerzther 2010; 45: 170–173
[363] Schaffartzik W, Herzog M, Wohlers C. Zahnschäden in der Anästhesiologie – Risikogruppen und Haftungsfragen. Anästhesiol Intensivmed Notfallmed Schmerzther 2010; 45: 274–277
[364] Scheller M, Bufler J, Schneck HJ et al. Enflurane blocks ion current through the nicotinic acetylcholine receptor. Anasthesiol Intensivmed Notfallmed Schmerzther 1995; 30: 370–374
[365] Schlembach D, Mörtl MG, Girard T. Management der postpartalen Blutung (PPH). Anästhesist 2014; 63: 234–242
[366] Schneppenheim R, Budde U. Classification of von Willebrand disease. Hamostaseologie 2004; 24: 27–36
[367] Schneppenheim R. Von Willebrand disease. Eur J Pediatr 1996; 155: 751–752
[368] Schnoor J, Ilgner J, Hein M et al. Perioperative management of patients with obstructive sleep apnea. Anaesthesist 2009; 58: 189–200
[369] Schultz MJ, Haitsma JJ, Slutsky AS et al. What tidal volumes should be used in patients without acute lung injury? Anesthesiology 2007; 106: 1226–1231
[370] Schulz-Stübner S. Lokalanästhetika. In: Rossaint R, Werner C, Zwissler B, Hrsg. Die Anästhesiologie. Heidelberg: Springer; 2008: 350–360
[371] Schumann R. Anaesthesia for bariatric surgery. Best Pract Res Clin Anaesthesiol 2011; 25: 83–93
[372] Schünke M, Schulte E, Schumacher U et al. Prometheus Lernatlas der Anatomie - Kopf, Hals und Neuroanatomie. 2. Aufl. Stuttgart: Thieme; 2009
[373] Schüttler J, Ihmsen H. Population pharmacokinetics of propofol: A multicenter study. Anesthesiology 2000; 92: 727–738
[374] Schüttler J, Biermann E, Der Narkosezwischenfall, 2., vollständig überarbeitete und erweiterte Auflage, 2010: 81–86
[375] Schwarz S, Schwab S, Bertram M et al. Effects of hypertonic saline hydroxyethyl starch solution and mannitol in patients with increased intracranial pressure after stroke. Stroke 1998; 29: 1550–1555
[376] Schwarzkopf K, Klein U, Schreiber T et al. Oxygenation during one-lung ventilation: The effects of inhaled nitric oxide and increasing levels of inspired fraction of oxygen. Anesth Analg 2001; 92: 842–847
[377] Schwarzkopf K, Schreiber T, Preussler NP et al. Lung perfusion, shunt fraction, and oxygenation during one-lung ventilation in pigs: The effects of desflurane, isoflurane, and propofol. J Cardiothorac Vasc Anesth 2003; 17: 73–75
[378] Scott DB. Toxic effects of local anaesthetic agents on the central nervous system. Br J Anaesth 1986. 58: 732–735
[379] Segal AZ, Chiu RI, Eggleston-Sexton PM et al. Low cholesterol as a risk factor for primary intracerebral hemorrhage: A case-control study. Neuroepidemiology 1999; 18: 185–193
[380] Semel ME, Resch S, Haynes AB et al. Adopting a surgical safety checklist could save money and improve the quality of care in U.S. hospitals. Health Aff 2010; 29: 1593–1599
[381] Senne I, Zourelidis C, Irnich D et al. Central anticholinergic syndrome and apnea after general anaesthesia. A rare manifestation of the central anticholinergic syndrome. Anaesthesist 2003; 52: 608–611
[382] Sessler DI. Temperature monitoring and perioperative thermoregulation. Anesthesiology 2008; 109: 318–338
[383] Shichino T, Murakawa M, Adachi T et al. Effects of isoflurane on in vivo release of acetylcholine in the rat cerebral cortex and striatum. Acta Anaesthesiol Scand 1997; 41: 1335–1340
[384] Sickmann K, Seider R, Dahm M et al. Negative pressure pulmonary edema. Anaesthesist 2005; 54: 1197–1200
[385] Sidi A, Paulus DA, Rush W et al. Methylene blue and indocyanine green artifactually lower pulse oximetry readings of oxygen saturation. Studies in dogs. J Clin Monit 1987; 3: 249–256
[386] Siebert JN, Posfay-Barbe KM, Habre W et al. Influence of anesthesia on immune responses and its effect on vaccination in children: review of evidence. Paediatr Anaesth 2007; 17: 410–420
[387] Sippel M, Putensen C, Hirner A et al. Tracheal rupture after endotracheal intubation: experience with management in 13 cases. Thorac Cardiovasc Surg 2006; 54: 51–56
[388] Slinger P, Scott WA. Arterial oxygenation during one-lung ventilation. A comparison of enflurane and isoflurane. Anesthesiology 1995; 82: 940–946
[389] Slinger PD, Kruger M, McRae K et al. Relation of the static compliance curve and positive end-expiratory pressure to oxygenation during one-lung ventilation. Anesthesiology 2001; 95: 1096–1102
[390] Smith SJ, Harten JM, Jack E et al. Pre-oxygenation in healthy volunteers: A comparison of the supine and 45° seated positions. Anaesthesia 2010; 65: 980–983
[391] Soltanifar S, Russell R. The national institute for health and clinical excellence (NICE) guidelines for caesarean section, 2011 update: Implications for the anaesthetist. Int J Obstet Anesth 2012; 21: 264–272
[392] Sørensen MK, Bretlau C, Gätke MR et al. Rapid sequence induction and intubation with rocuronium-sugammadex compared with succinylcholine: A randomized trial. Br J Anaesth 2012; 108: 682–689
[393] Spigset O, Hagg S. Analgesics and breast-feeding: safety considerations. Paediatr Drugs 2000; 2:223-238
[394] Steiner T, Diringer M, Rosand J. Intracerebral hemorrhage associated with oral anticoagulant therapy: current practices and open questions. Stroke 2006; 37: 256–262
[395] Steiner T, Schneider D, Mayer S et al. Dynamics of intraventricular hemorrhage in patients with spontaneous intracerebral hemorrhage: risk factors, clinical impact, and effect of hemostatic therapy with recombinant activated factor VII. Neurosurgery 2006; 59: 767–774
[396] Steiner T. Intrazerebrale Blutungen. In: Diener H-C, Weimar C, Hrsg. Leitlinien für Diagnostik und Therapie in der Neurologie. 5. Aufl. Stuttgart: Thieme; 2012
[397] Deutsche Gesellschaft für Anästhesie und Intensivmedizin. Handlungsempfehlung: Nervenlokalisation in der peripheren Regionalanästhesie. Anästh Intensivmed 2013; 54: 1–2
[398] Steinmann D, Priebe HJ. Cricoid pressure. Anaesthesist 2009; 58: 695–707
[399] Storm C, Nee J, Roser M et al. Mild hypothermia treatment in patients resuscitated from non-shockable cardiac arrest. Emerg Med J 2012; 29: 100–103

[400] Story DA, Leslie K, Myles PS et al. Complications and mortality in older surgical patients in australia and new zealand (the REASON study): A multicentre, prospective, observational study. Anaesthesia 2010; 65: 1022–1030

[401] Strauss JM, Giest J. Total intravenous anesthesia. On the way to standard practice in pediatrics. Anaesthesist 2003; 52: 763–777

[402] Strohl KP, Cherniack NS, Gothe B. Physiologic basis of therapy für sleep apnea. Am Rev Respir Dis 1986; 134: 791–802

[403] Sultan P. Is cricoid pressure needed during rapid sequence induction? Br J Hosp Med 2008; 69: 177

[404] Svensjö S, Bengtsson H, Bergqvist D. Thoracic and thoracoabdominal aortic aneurysm and dissection: an investigation based on autopsy. Br J Surg 1996; 83: 68–71

[405] Swenson BR, Gottschalk A, Wells LT et al. Intravenous lidocaine is as effective as epidural bupivacaine in reducing ileus duration, hospital stay, and pain after open colon resection: a randomized clinical trial. Reg Anesth Pain Med 2010; 35: 370–376

[406] Symons JA, Myles PS. Myocardial protection with volatile anaesthetic agents during coronary artery bypass surgery: A meta-analysis. Br J Anaesth 2006; 97: 127–136

[407] Taha SK, El-Khatib MF, Baraka AS et al. Effect of suxamethonium vs rocuronium on onset of oxygen desaturation during apnoea following rapid sequence induction. Anaesthesia 2010; 65: 358–361

[408] Tait AR, Malviya S, Voepel-Lewis T et al. Risk factors for perioperative adverse respiratory events in children with upper respiratory tract infections. Anesthesiology 2001; 95: 299–306

[409] Tait AR, Malviya S. Anesthesia for the child with an upper respiratory tract infection: still a dilemma? Anesth Analg 2005; 100: 59–65

[410] Takita K, Morimoto Y, Kemmotsu O. The height-based formula for prediction of left-sided double-lumen tracheal tube depth. J Cardiothorac Vasc Anesth 2003; 17: 412–413

[411] Takizawa D, Sato E, Hiraoka H. Changes in apparend systemic clearance of propofol during transplantation of living related donor liver. Br J Anaesth 2005; 95: 643-647

[412] Talab HF, Zabani IA, Abdelrahman HS et al. Intraoperative ventilatory strategies for prevention of pulmonary atelectasis in obese patients undergoing laparoscopic bariatric surgery. Anesth Analg 2009; 109: 1511–1516

[413] Tang L, Li S, Huang S, Ma H et al. Desaturation following rapid sequence induction using succinylcholine vs. Rocuronium in overweight patients. Acta Anaesthesiol Scand 2011; 55: 203–208

[414] Thomas G, Brimacombe J. Function of the Drager Oxylog ventilator at high altitude. Anaesth Intensive Care 1994; 22: 276–280

[415] Tournadre JP, Chassard D, Berrada KR et al. Cricoid cartilage pressure decreases lower esophageal sphincter tone. Anesthesiology 1997; 86: 7–9

[416] Toyoda K, Okada Y, Minematsu K et al. Antiplatelet therapy contributes to acute deterioration of intracerebral hemorrhage. Neurology 2005; 65: 1000–1004

[417] Tremblay LN, Slutsky AS. Ventilator-induced injury: From barotrauma to biotrauma. Proceedings of the Association of American Physicians 1997; 110: 482–488

[418] Tzou YW, Hwang SJ, Yu FK et al. Swallowing of fixed denture following general anesthesia – a case report. Acta Anaesthesiol Sin 1995; 33: 133–136

[419] Ulsenheimer K. WHO-Sicherheitskonzept – Ist Verantwortung teilbar? Anästh Intensivmed 2010; 51: 683–686

[420] Untergehrer G, Jordan D, Eyl S et al. Effects of propofol, sevoflurane, remifentanil, and (S-)ketamine in subanesthetic concentrations on visceral and somatosensory pain-evoked potentials. Anesthesiology 2013; 118: 308–317

[421] US Food and Drug Administration. Sugammadex, NDA 22-225. Anesthetic and Life Support Drugs Advisory Committee March 11, 2008. Im Internet: http://www.fda.gov/ohrms/dockets/ac/08/slides/2008-4346s1-01-Schering-Plough-corebackup.pdf; Zugriff am: 23.07.2014

[422] Vanderhaegen J, Naulaers G, Van Huffel S et al. Cerebral and systemic hemodynamic effects of intravenous bolus administration of propofol in neonates. Neonatology 2010; 98: 57–63

[423] Vanner RG, Pryle BJ. Regurgitation and oesophageal rupture with cricoid pressure: A cadaver study. Anaesthesia 1992; 47: 732–735

[424] Varughese J, Cohen AJ. Experience with epidural anaesthesia in pregnant women with von Willebrand disease. Haemophilia 2007; 13: 730–733

[425] Vavilala MS, Lee LA, Lee M et al. Cerebral autoregulation in children during sevoflurane anaesthesia. Br J Anaesth 2003; 90: 636–641

[426] Vercauteren M, Palit S, Soetens F. Anaesthesiological considerations on tocolytic and uterotonic therapy in obstetrics. Acta Anaesthesiologica Scand 2011; 53: 701–709

[427] Vester-Andersen T, Christiansen C, Sorensen M et al. Perivascular axillary block II: influence of injected volume of local anaesthetic on neural blockade. Acta Anaesthesiol Scand 1983; 27: 95–98

[428] Vogel J, Stübinger S, Kaufmann M et al. Dental injuries resulting from tracheal intubation – a retrospective study. Dent Traumatol 2009; 25: 73–77

[429] Volk T, Graf BM, Gogarten W. Empfehlungen zur Lipidbehandlung bei der Intoxikation mit Lokalanästhetika. Anästh Intensivmed 2009; 50: 698–702

[430] von Dossow V, Welte M, Zaune U et al. Thoracic epidural anesthesia combined with general anesthesia: The preferred anesthetic technique for thoracic surgery. Anesthesia & Analgesia 2001; 92: 848–854

[431] von Frei F, Erb T, Jonmarker C et al. Kinderanästhesie. 4. Aufl. Heidelberg: Springer-Verlag; 2009: 165–166

[432] von Sprung J, Whalley DG, Falcone T et al. The impact of morbid obesity, pneumoperitoneum, and posture on respiratory system mechanics and oxygenation during laparoscopy. Anesth Analg 2002; 94: 1345–1350

[433] von Ungern-Sternberg BS, Boda K, Chambers NA et al. Risk assessment for respiratory complications in paediatric anaesthesia: a prospective cohort study. Lancet 2010; 376: 773–783

[434] von Ungern-Sternberg BS, Boda K, Schwab C et al. Laryngeal mask airway is associated with an increased incidence of adverse respiratory events in children with recent upper respiratory tract infections. Anesthesiology 2007; 107: 714–719

[435] von Ungern-Sternberg BS, Habre W, Erb TO et al. Salbutamol premedication in children with a recent respiratory tract infection. Pediatr Anesth 2009; 19: 1064–1069

[436] von Ungern-Sternberg BS, Habre W. Pediatric anesthesia – potential risks and their assessment: part I and part II. Paediatr Anaesth 2007; 17: part I 206–215, part II 311–320

[437] von Ungern-Sternberg BS, Regli A, Bucher E et al. Impact of spinal anaesthesia and obesity on maternal respiratory function during elective caesarean section. Anaesthesia 2004; 59: 743–749

[438] von Ungern-Sternberg BS, Saudan S, Petak F et al. Desflurane but not sevoflurane impairs airway and respiratory tissue mechanics in children with susceptible airways. Anesthesiology 2008; 108: 216–224

[439] Vorstand der Bundesärztekammer. Querschnitts-Leitlinien (BÄK) zur Therapie mit Blutkomponenten und Plasmaderivaten. 2008 (ergänzt 2011)

[440] Walker RW, Ravi R, Haylett K. Effect of cricoid force on airway calibre in children: A bronchoscopic assessment. Br J Anaesth 2010; 104: 71–74

[441] Wallentine CB, Shimode N, Egan TD et al. Propofol in a modified cyclodextrin formulation: First human study of dose-response with emphasis on injection pain. Anesth Analg 2011; 113: 738–741

[442] Walther A, Bardenheuer HJ. Das Schlaf-Apnoe-Syndrom. Anaesthesist 2001; 50: 295–308

[443] Wang JY, Russell GN, Page RD et al. Comparison of the effects of sevoflurane and isoflurane on arterial oxygenation during one lung ventilation. Br J Anaesth 1998; 81: 850–853

[444] Wang JY, Russell GN, Page RD et al. A comparison of the effects of desflurane and isoflurane on arterial oxygenation during one-lung ventilation. Anaesthesia 2000; 55: 167–173

[445] Wappler F, Tonner P, Bürkle G. Anästhesie und Begleiterkrankungen. 2. Aufl. Stuttgart: Thieme-Verlag; 2011

[446] Warner ME, Benenfeld SM, Warner MA et al. Perianesthetic dental injuries. Frequency, outcomes, and risk factors. Anesthesiology 1999; 90: 1302–1305

[447] Warpechowski P, dos Santos AT, Pereira PJ et al. Effects of propofol on the cardiac conduction system. Rev Bras Anestesiol 2010; 60: 438–444

[448] Watanabe S, Noguchi E, Yamada S et al. Sequential changes of arterial oxygen tension in the supine position during one-lung ventilation. Anesth Analg 2000; 90: 28–34

[449] Watson AT, Visram A. Children's preoperative anxiety and postoperative behaviour. Paediatr Anaesth 2003; 13: 188–204

[450] Weber CF. Modern coagulation management reduces the transfusion rate of allogenic blood products. Anasthesiol Intensivmed Notfallmed Schmerzther 2012; 47: 418–424; Quiz 425

[451] Weimar C, Weber C, Wagner M et al. Management patterns and health care use after intracerebral hemorrhage. a cost-of-illness study from a societal perspective in Germany. Cerebrovasc Dis 2003; 15: 29–36

[452] Weinberg G, Ripper R, Feinstein DL et al. Lipid emulsion infusion rescues dogs from bupivacaine-induced cardiac toxicity. Reg Anesth Pain Med 2003; 28: 198–202

[453] Weinberg GL, Ripper R, Murphy P et al. Lipid infusion accelerates removal of bupivacaine and recovery from bupivacaine toxicity in the isolated rat heart. Reg Anesth Pain Med 2006; 31: 296–303

[454] Weise T. Knochenzement auf PMMA-Basis. Im Internet: http://www.somatex.com; Zugriff am: 30.06.2014

[455] Weiser TG, Haynes AB, Dziekan G et al. Effect of a 19-item surgical safety checklist during urgent operations in a global patient population. Ann Surg 2010; 251: 976–980

[456] Weiss M, Knirsch W, Kretschmar O et al. Tracheal tubetip displacement in children during head-neck movement – a radiological assessment. Br J Anaesth 2006; 96: 486–491

[457] Weiss M, Schmidt J, Eich C et al. Handlungsempfehlung zur Prävention und Behandlung des unerwartet schwierigen Atemwegs in der Kinderanästhesie. Anästhesiologie & Intensivmedizin 2011; 3: 54–63

[458] Weissmann N, Grimminger F, Olschewski A et al. Hypoxic pulmonary vasoconstriction: A multifactorial response? Am J Physiol Lung Cell Mol Physiol 2001; 281: 314–317

[459] Wenners A, Hilpert S. Borderline-Tumoren des Ovar. Gynäkologe 2012; 45: 296–303

[460] WHO's patient-safety checklist for surgery. Lancet 2008; 372: 1

[461] Wiedemann K, Männle C, Layer M et al. Anästhesie in der Thoraxchirurgie. Anästhesiol Intensivmed Notfallmed Schmerzther 2004; 39: 650

[462] Winnie AP. Interscalene brachial plexus block. Anesth Analg 1970; 49: 455–466

[463] Wolfl CG, Bouillon B, Lackner CK et al. Prehospital Trauma Life Support (PHTLS): An interdisciplinary training in preclinical trauma care. Unfallchirurg 2008; 111: 688–694

[464] Wolthuis EK, Choi G, Dessing MC et al. Mechanical ventilation with lower tidal volumes and positive end-expiratory pressure prevents pulmonary inflammation in patients without preexisting lung injury. Anesthesiology 2008; 108: 46–54

[465] Wongyingsinn M, Baldini G, Stein B et al. Spinal analgesia for laparoscopic colonic resection using an enhanced recovery after surgery programme: better analgesia, but no benefits on postoperative recovery: a randomized controlled trial. Br J Anaesth 2012; 108: 850–856

[466] World Health Organization. Cancer pain relief. Geneva: World Health Organization; 1986: 74

[467] Wrigge H, Uhlig U, Baumgarten G et al. Mechanical ventilation strategies and inflammatory responses to cardiac surgery: A prospective randomized clinical trial. Intensive Care Med 2005; 31: 1379–1387

[468] Wu XS, Sun JY, Evers AS et al. Isoflurane inhibits transmitter release and the presynaptic action potential. Anesthesiology 2004; 100: 663–670

[469] Wulf H, Eickbohm JE, Becker C. Zahntrauma bei Allgemeinanästhesien. Anästh Intensivmed 1993; 34: 55–58

[470] Yao YT, Li LH. Sevoflurane versus propofol for myocardial protection in patients undergoing coronary artery bypass grafting surgery: A meta-analysis of randomized controlled trials. Chin Med Sci J 2009; 24: 133–141

[471] Yasny JS. Perioperative dental considerations for the anesthesiologist. Anesth Analg 2009; 108: 1564–1573

[472] Yassen A, Olofsen E, Dahan A et al. Pharmacokinetic-pharmacodynamic modeling of the antinociceptive effect of buprenorphine and fentanyl in rats: Role of receptor equilibration kinetics. J Pharmacol Exp Ther 2005; 313: 1136–1149

[473] Yasuda N, Lockhart SH, Eger EI et al. Kinetics of desflurane, isoflurane, and halothane in humans. Anesthesiology 1991; 74: 489–498

[474] Yasuda N, Lockhart SH, Eger EI et al. Comparison of kinetics of sevoflurane and isoflurane in humans. Anesth Analg 1991; 72: 316–324

[475] Yldzdaş D, Yapcoglu H, Ylmaz HL. The value of capnography during sedation or sedation/analgesia in pediatric minor procedures. Pediatr Emerg Care 2004; 20: 162–165

[476] Yokota K, Toriumi T, Sari A et al. Auto-positive end-expiratory pressure during one-lung ventilation using a double-lumen endobronchial tube. Anesthesia & Analgesia 1996; 82: 1007–1010

[477] Young R, Ostertag H. Incidence, etiology and risk of rupture of aortic aneurysm. An autopsy study Dtsch Med Wochenschr 1987; 112: 1253–1256

[478] Zahnärztekammer Berlin. Erfinder des Zahnschemas, Joachim Viohl zum 80. Geburtstag. Mitteilungsblatt Berliner Zahnärzte (MBZ) 2013; 6: 38

[479] Zink W, Graf BM. Toxikologie der Lokalanästhetika. Pathomechanismen – Klinik – Therapie. Anaesthesist 2003; 52: 1102–1123

[480] Zöllner C, Stein C. Opioids. Handb Exp Pharmacol 2007; 177: 31–63

[481] Zupancich E, Paparella D, Turani F et al. Mechanical ventilation affects inflammatory mediators in patients undergoing cardiopulmonary bypass for cardiac surgery: A randomized clinical trial. J Thorac Cardiovasc Surg 2005; 130: 378–383

[482] Zylber-Katz E, Linder N, Granit L et al. Excretion of dipyrone metabolites in human breast milk. Eur J Clin Pharmacol 1986; 30: 359–361

Sachverzeichnis

U

V

W

Z